全国职业院校教育规划教材
全国高等职业教育新形态规划教材

供中医学、中医骨伤、针灸推拿、中医养生保健、中西医结合临床等相关专业使用

中医筋伤学

主编　宋朝功　邹来勇

全国百佳图书出版单位

中国中医药出版社

·北 京·

图书在版编目（CIP）数据

中医筋伤学 / 宋朝功，邹来勇主编 . -- 北京 : 中国中医药出版社, 2025. 9. -- (全国职业院校教育规划教材)(全国高等职业教育新形态规划教材).

ISBN 978-7-5132-9702-8

Ⅰ . R274.3

中国国家版本馆 CIP 数据核字第 20256KU048 号

中国中医药出版社出版

北京经济技术开发区科创十三街 31 号院二区 8 号楼

邮政编码　100176

传真　010-64405721

山东华立印务有限公司印刷

各地新华书店经销

开本 850×1168　1/16　印张 14.25　字数 451 千字

2025 年 9 月第 1 版　2025 年 9 月第 1 次印刷

书号　ISBN 978 - 7 - 5132 - 9702 - 8

定价　59.80 元

网址　www.cptcm.com

服 务 热 线　010-64405510

购 书 热 线　010-89535836

维 权 打 假　010-64405753

微信服务号　zgzyycbs

微商城网址　https://kdt.im/LIdUGr

官 方 微 博　http://e.weibo.com/cptcm

天猫旗舰店网址　https://zgzyycbs.tmall.com

如有印装质量问题请与本社出版部联系（010-64405510）

《中医筋伤学》
编委会

主　编　宋朝功　邹来勇

副主编　孟州令　周雪峰　李　炜

编　　委（以姓氏笔画为序）

尹晨东（湖南中医药高等专科学校）

邹来勇（抚州医药学院）

宋朝功（河南推拿职业学院）

李　炜（河南推拿职业学院附属医院）

周雪峰（重庆三峡医学高等专科学校）

孟州令（昆明卫生职业学院）

姚　斌（南阳医学高等专科学校）

郭少淳（河南推拿职业学院）

樊金辉（河南省洛阳正骨医院/河南省骨科医院）

前　言

　　"全国高等职业教育新形态规划教材"是为贯彻党的二十大精神和习近平总书记关于职业教育工作和教材工作的重要指示批示精神，落实《关于深化现代职业教育体系建设改革的意见》《国家职业教育改革实施方案》《关于推动现代职业教育高质量发展的意见》等文件精神，由中国中医药出版社联合全国多所高职高专院校及行业专家统一规划建设的，旨在提升医药职业教育对全民健康和地方经济的贡献度，实现职业教育与产业需求、岗位胜任能力的紧密对接，突出新时代中医药职业教育的特色。

　　中国中医药出版社直属于国家中医药管理局，为中央一级文化企业。中国中医药出版社是全国中医药行业规划教材出版基地，国家中医、中西医结合执业（助理）医生资格考试大纲和细则及实践技能指导用书授权出版单位，全国中医药专业技术资格考试大纲和细则授权出版单位，与国家中医药管理局中医生资格认证中心建立了良好的战略合作伙伴关系。目前，全国中医药行业高等职业教育规划教材已延续至第6版，覆盖了中医学、中药学、针灸推拿、中医骨伤、康复治疗技术、中医养生保健等专业，已构建起从基础理论到实践应用的较为完整的教学体系。

　　本套教材可供中医学、中医骨伤、针灸推拿、中医养生保健等专业学生使用，具有以下特点：

　　1. 坚持立德树人，融入课程思政内容和党的二十大精神。把立德树人贯穿教材建设全过程、各方面，体现课程思政建设新要求，推进课程思政与医药人文的融合，大力培育和践行社会主义核心价值观，健全德技并修、工学结合的育人机制，努力培养德智体美劳全面发展的社会主义建设者和接班人。

　　2. 加强教材编写顶层设计，科学构建教材的主体框架，打造职业行动能力导向明确的金教材。教材编写落实"三个面向"，始终围绕医药职业教育技术技能型、应用型人才培养目标，以学生为中心，以岗位胜任力、产业需求为导向，内容设计符合职业院校学生认知特点和职业教育教学实际，体现了先进的职业教育理念。

　　3. 与岗位需求对接，加强产教融合。教材突出理论与实践相结合，强调动手能力、实践能力的培养。鼓励专业课程教材融入产业发展的新技术、新工艺、新规范、新标准，满足学生适应项目学习、案例学习、模块化学习等不同学习方式的要求，注重以典型案例为载体组织教学单元，有效激发学生的学习兴趣和创新潜能。

4. 强调质量意识，打造精品示范教材。将质量意识、精品意识贯穿教材编写全过程。围绕现行教材出现的问题，以问题为导向，有针对性地对教材内容进行修订完善，力求打造适应职业教育人才培养需求的精品示范教材。

5. 加强教材数字化建设。打造精品融合教材，探索新型数字教材。将新技术融入教材建设，丰富数字化教学资源，满足职业教育教学需求。

6. 与考试大纲接轨。编写内容科学、规范，突出职业教育技术技能人才培养目标，与中医执业（助理）医生资格考试大纲一致，提高学生的执业考试通过率。

本套教材由 50 余所高等职业教育院校及三甲医院的资深教学专家和行业专家结合教学要求及行业需求精心编撰，体现了全国中医行业齐心协力、求真务实的工作作风，谨此向有关单位和个人致以衷心的感谢。

尽管所有组织者与编写者竭尽心智、精益求精，本套教材仍有一定的提升空间，敬请各教学单位、教学人员及广大学生多提宝贵意见和建议，以便修订时进一步提高。

中国中医药出版社

2025 年 5 月

编写说明

《中医筋伤学》是系统研究筋伤疾病病因病机、辨证施治及康复规律的一门课程，作为中医骨伤科学的重要分支，既是中医骨伤专业的核心必修课程，也是非骨伤专业的选修课程。随着社会人口老龄化及生活方式的改变，筋伤的发病率在逐年升高，病理变化也趋向复杂化。由于现代医学的飞速发展，中医筋伤学新理论、新技术、新疗法不断产生，人们对筋伤类疾病的认识也在发生改变。为适应新时代高职高专人才培养需求，本教材在传承中医经典理论的基础上，融入现代医学技术与教育理念，力求打造一部兼具科学性、实用性和创新性的行业规划教材。

根据高等职业学校中医骨伤专业教学标准，在本教材编写过程中，以"立足经典，守正创新"为宗旨，以中医思维为核心，系统梳理《黄帝内经》《医宗金鉴》等经典著作中筋伤诊疗的精髓，强化"筋骨并重""辨证施治""内外兼治"的学术特色；同时吸收现代解剖学、生物力学及影像学研究成果，结合数字化教学手段，将传统手法操作与多媒体技术深度融合，配套PPT课件、手法演示视频及习题库，构建"理－法－术－练"一体化的教学体系。本教材还融入了大医精诚、仁心仁术的职业精神，以提高学生的人文关怀能力与社会责任感，从而实现知识传授与价值引领的同频共振。

本教材内容编排以临床实际为导向，临床实用性贯穿始终，强调"解剖－病机－诊疗"的逻辑链条，结合生物力学分析损伤机制，将临床警示及操作禁忌等内容加入相关章节，突出筋伤常见病、多发病诊疗规范，为学生胜任基层医疗机构、中医馆等岗位奠定扎实基础。按部位分类疾病，强化局部解剖与发病机制的关联性；精简与《中医骨伤科学基础》重叠内容，突出筋伤学"以筋为主"的专业特质。治疗部分以"理法方药"为脉络，优化推拿、练功、针刀等特色疗法的操作规范，新增临床典型案例及并发症处理要点，强化理论与实践衔接。全书共五章。第一章绪论，简述了中医筋伤学基本概念、筋伤学发展史、筋伤学基础知识，重点突出了筋伤病诊断和治疗的基本技能培养；第二章至第五章分别介绍了各部位筋伤的诊治。

本教材的编写分工情况如下：第一章由宋朝功、邹来勇、李炜、郭少淳、樊金辉共同编写，第二章由孟州令、姚斌、周雪峰共同编写，第三章由姚斌、李炜、樊金辉共同编写，第四章由孟州令、尹晨东共同编写，第五章由李炜编写。

尽管编写团队精益求精，但中医筋伤学发展日新月异，疏漏之处在所难免，恳请各院校师生及临床医生提出宝贵意见，以待再版修订时臻于完善。

《中医筋伤学》编委会

2025 年 6 月

目　录

第一章 绪 论

第一节 中医筋伤学概论

一、中医筋伤学基本概念

（一）中医筋伤学

中医筋伤学是中医骨伤科学分化发展而形成的重要分支学科，是研究人体筋伤疾病的病因病机、诊断、鉴别诊断、辨证治疗和预防调摄的一门临床学科。

中医筋伤学以中医整体观念、脏腑经络学说、气血理论为指导，结合现代医学的解剖学、生理学、影像学等理论知识，辨病与辨证相结合，治疗与调摄相结合，具有独特的诊疗特色。

（二）筋

中医学中的"筋"，是对人体四肢和躯干软组织的统称，包括皮下浅深筋膜、肌肉、肌腱、腱鞘、韧带、关节囊、滑膜囊、椎间盘、关节软骨盘、周围神经及血管等软组织。筋的生理功能主要是维系骨骼、组成关节、维持关节稳定和运动关节。中医学中"筋"的概念，是在历代医家对"筋"的认识基础上，结合现代解剖学知识而不断发展起来的。

> **链接**
>
> 历代医家对"筋"的认识逐步深化，从最初的连接骨骼、关节的组织，到与肝、肾、气血等脏腑功能的关联，最终与现代解剖学结合，形成了系统的理论体系。这一过程体现了中医学理论的传承与创新。

（三）筋伤

筋伤，又称"伤筋"，是中医学对软组织损伤的总称，指因外力、劳损或外邪侵袭导致人体"筋"的结构损害或功能失调，表现为疼痛、肿胀、活动受限等症状的一类疾病。其范畴涵盖现代医学的肌肉、肌腱、韧带、筋膜、关节囊、滑膜、周围神经等组织的急慢性损伤。筋伤常是内外因素综合作用的结果。全身性的内在因素与局部筋伤的发生有密切的联系，局部筋伤也可引起全身性的病理变化。筋伤不一定伴有骨折、脱位，但是骨折、脱位一般都伴有不同程度的筋伤，骨折或脱位整复愈合后常遗留各种筋伤的症状。

链接

　　组织的共同特点：柔韧性高、代谢活跃、再生能力差异大（如肌肉修复快，神经修复慢）；影像学检查（X线、MRI、超声）常用于诊断软组织损伤或肿瘤；外科手术需精细处理（如避免神经血管损伤）；康复医学关注软组织修复（如理疗、运动训练）。

（四）"筋出槽""骨错缝"

　　这两个术语是在中医骨伤科学中特有的术语，是对筋的解剖位置发生异常变化和关节发生微小错位，并引起肢体功能障碍的筋伤疾病的统称。"筋出槽""骨错缝"是对该类筋伤疾病病机变化的概括，有助于指导该类疾病的诊断和治疗。

　　"筋出槽"是指筋的解剖位置发生异常变化，并引起肢体不适或功能障碍，可表现为筋歪、筋走、筋翻、筋卷、筋转等。筋居之所，谓之筋槽。正常生理情况下，手触摸筋的表面是顺滑的；病理情况下，用手触摸筋伤之处，常感觉到筋的柔顺性下降，张力增高，或触及凹槽、条索物并引起酸痛感，表明筋偏离原来的位置，称为筋出槽。

　　"骨错缝"是指骨关节发生微小错位，并引起肢体功能障碍。中医学把人体诸多小关节、微动关节或联动关节的正常间隙称为骨缝，因外伤或劳损等原因造成这类关节的微小错位，并引起肢体功能障碍者，称为骨错缝，临床上也称某关节紊乱，如腰椎小关节紊乱等。骨错缝与关节脱位有明显区别。骨错缝外力较小，如长期负重，一般X线检查无明显改变；关节脱位外力相对较大，如车祸等，关节移位明显，X线检查改变明显。

　　"筋出槽"与"骨错缝"均属于"筋骨失衡"的范畴，中医认为"筋骨并重"，筋与骨在生理上相互依存，病理上相互影响。筋主运动，骨主支撑，二者共同维持关节的稳定性和灵活性。治疗上强调局部与整体的动态平衡关系，注重恢复筋骨的协调性和功能状态，而非单纯解剖复位。在现代工农业生产、交通运输、体育运动、军事训练和日常生活中，筋伤的发病率较高，系统掌握筋伤诊断与治疗的知识和技能，是骨伤科临床、教学和科研人员不可缺少的条件。

考点与重点 筋与筋伤的概念

二、中医筋伤学的发展

（一）奠基时期

　　早在商代，甲骨文卜辞中就有"疾手""疾肘""疾胫""疾止"等病名记载，并有使用按摩、外敷药物治病的记录。《周礼·天官》曰"以酸养骨，以辛养筋"，记载了内服法治疗筋伤的理论。《吕氏春秋·古乐》曰"昔陶唐之始，阴多滞伏而湛积……民气郁阏而滞着，筋骨瑟缩不达，故作为舞以宣导之"，记录了治疗筋伤的运动疗法。

　　中医学奠基时期，战国、秦汉时期的《内经》《难经》《神农本草经》等经典，奠定了中医药学的理论基础，也奠定了筋伤诊治学的理论基础。《内经》记载了"筋"的概念及"筋膜""经筋""宗筋"等名称，《素问·痿论》曰"宗筋主束骨而利关节也"，指出人的筋附着于骨上，主要功能是连接关节、络缀形体、主关节运动。《素问·长刺节论》曰"病在筋，筋挛节痛，不可以行，名曰筋痹"；《灵枢·经筋》曰"经筋之病，寒则反折筋急，热则筋弛纵不收，阴痿不用"。《内经》对"筋"的阐述，不但所提出的有关概念一直沿用到现代，而且以后中国历代医家对于"筋"的生理、病理的论述都是在传承《内经》的基础上发展的。《神农本草经》载有的60多种治疗筋绝、腰痛、痹痛的药物，在筋伤疾病治疗中仍被沿用至今。汉代华佗创编了"五禽戏"，以"引挽腰体，动诸关节"，达到"谷气得消，血脉流通，病不得生，譬犹户枢不朽"的目的，西汉帛画《导引图》则记载了筋伤疾患运动疗法的 44 种术式。《内经》等医籍对筋伤诊治的理论和方法，一直有效地指导着筋伤学的临床实践，奠定了筋伤诊断与辨证论治的理论基础。

（二）继承发展时期

晋隋唐时期，随着中医学理论与临床的发展，中医筋伤学也得到进一步发展。晋代葛洪所著《肘后救卒方》，对筋伤肿胀、疼痛等症状采用活血化瘀药物内服外用的方法，这些方法一直沿用至今。隋代巢元方等编著了《诸病源候论》，其中"金疮伤筋断骨候""金疮筋急相引痛不得屈伸候"记载了人体运动障碍、循环障碍、神经麻痹等临床症状，并介绍了筋的断裂伤、开放性伤口的正确缝合方法。唐代孙思邈的《备急千金要方》不仅记载了筋伤的内外用药，还记载了"老子按摩法""天竺国按摩法"，归纳了擦、捻、抱、推、振、打、顿、捺、掘、筑共十种治疗筋伤的手法。蔺道人所著的《仙授理伤续断秘方》是我国现存的第一部中医骨伤科专著。该书强调的动静结合、筋骨并重、内外兼治和医患合作的治疗思想，逐渐成为筋伤治疗中所遵循的基本原则。

两宋金元时期，中医骨伤学进入加速发展时期。如李仲南著《永类钤方》、危亦林著《世医得效方》等，对元代以前的骨伤科成就进行了总结和发挥，逐步确立了治疗创伤的活血化瘀、养血舒筋、培元固肾的三期用药原则，奠定了筋伤治疗内外用药的基本原则。宋代张杲在《医说》中记载了采用脚踏转轴及竹管搓滚舒筋治愈骨折后膝、距小腿关节功能障碍的病例。

（三）系统完善时期

明清两代医家不断总结前人成就，充实提高理论，有关专著逐渐增多。明初太医院的骨伤科分为"接骨"和"金镞"两个专科，到隆庆五年（1571 年）改名为外科和正骨科（又名正体科）。薛己在《正体类要》中介绍了大量的骨伤科医案。朱橚等编撰的《普济方》、异远真人著的《跌损妙方》、李时珍著的《本草纲目》和王肯堂著的《证治准绳》等著作都收集了大量有关筋伤治疗的方剂、药物和医案等资料，对筋伤学的发展起到了承前启后的作用。吴谦等编著的《医宗金鉴·正骨心法要旨》系统总结了历代经验，明确记载了筋伤的诊断和手法治疗，该书把正骨手法归纳为"摸、接、端、提、推、拿、按、摩"八法，其中的"摸"法也是筋伤疾病诊断的主要手法，"推、拿、按、摩"等手法则主要用于治疗各种筋伤疾病。

（四）传承创新时期

中华人民共和国成立以后，在党和政府的正确领导下，中医药事业繁荣发展，筋伤学也进入传承创新盛世。1956 年以来，各省、市、自治区相继建立了高等中医院校和中医院，并设立了骨伤专业或骨伤系、骨伤科，培养了大批的专业人才。很多地区还建立了骨伤专科医院，骨伤科专业队伍有了很大发展。北京、天津、上海、洛阳、武汉等地先后成立了骨伤科研究所，在科学研究和人才培养方面发挥了重要作用。各地著名的中医骨伤科专家被聘到各级院校和医院从事教学和医疗工作。专家们不计名利，充分发扬为人民服务的精神，纷纷把自己的临床心得无私奉献，使过去靠"师授家传"的筋伤诊疗技术得以系统地整理、研究、提高，先后出版的专著有郭汉章的《实用正骨学》、郭春园的《平乐郭氏正骨法》、石筱山的《正骨疗法》、王子平等的《却病延年二十势》、朱兴恭的《临床正骨学》、李国衡的《伤骨诊疗》、杜自明的《中医正骨经验概述》，以及《刘寿山正骨经验》《陈氏祖传正骨疗法》《林如高正骨经验》《李墨林按摩疗法》等，可谓成果显著。20 世纪 70 年代起，筋伤学的现代研究逐步深入，由临床观察、总结发展到采用现代科学技术手段进行临床资料的研究分析，对筋伤的基础理论进行探讨，尤其是对手法疗效的机制探讨和外用中药的药理研究等取得了初步成果。全国各地的学术团体、专业学会相继成立，主要有中华中医药学会骨伤科分会、全国软组织疼痛研究会、中国传统医学手法研究会、全国颈肩腰腿痛研究会、世界手法医学联合会等。这些学术团体和研究会在国内外进行了广泛的学术交流和研讨，促进了筋伤学理论、临床诊断、治疗技术的提高和发展。

2019 年，中医骨伤科学专业本科正式开始招生，中医筋伤学是其中一门主干课程。60 多年来，筋伤学在临床研究、治疗技术创新、药物研发、基础研究方面成绩斐然，采用正骨推拿、牵引、中药和练功等方法综合保守治疗颈椎病、腰椎间盘突出症等，大幅度提高了临床疗效，使很多患者免除了手术之苦；清宫正骨流派历代手法、南少林理筋整脊手法、平乐正骨"以筋为先，以衡为用"的治疗理念等历史悠久、特色鲜明的筋伤治疗经验得到传承和发展，是中医筋伤学的宝贵遗产；小针刀疗法、银质针疗法等治疗技术丰富了筋伤的治疗手段，提高了疗效；椎间盘退变机制的系列基础研究夯实了筋伤保守治疗的理论基础。随着现代检查技术如 CT、MRI、关节镜等在临床上的普遍应用，筋伤的诊疗水平有了更进一步的提高，腰椎牵引床、颈椎牵引器等医疗器械的大量研发，以及具有促进骨关节、颈肩腰背痛康复作用的药物颗粒、胶囊、止痛膏等药物的大量研制，使筋伤病的诊疗水平得到较大提升。

医者仁心

习近平总书记指出，中医药学是中华文明的瑰宝。中医骨伤科体现了"天人合一""筋骨并重"的整体观念，是中华文明"和合"思想的体现；中医骨伤科专家通过援外医疗、国际学术交流，向世界展示了中华文明的医学智慧。

第二节　筋伤学基础知识

一、解剖学基础知识

（一）躯干部解剖

1. 颈部解剖　颈部介于头、胸和上肢之间，是脊柱活动范围最大的部位，既可前屈、后伸，又能左右侧屈、旋转，易发生损伤。

链接

颈部肌筋既是运动的动力，又有保护和稳定颈部的作用。当颈部遭受的持久外力超越肌筋应力时，便可引起筋伤。

（1）颈椎

1）钩椎关节：颈椎椎体较小，上面两侧偏后各有向上的骨性突起称钩突，与上一个椎体下面斜坡合成钩椎关节（图 1-1）。钩椎关节不是一个恒定的典型滑膜关节，5 岁后随颈段脊柱运动的发展而形成，其可限制椎体向侧方移位和增加椎体间的稳定性。但随年龄的增长，椎体钩突骨质增生越来越明显，会压迫位于其后方的神经根和椎动脉，导致颈椎病。

2）横突孔：颈椎横突上有上、下方向的孔道，即横突孔。椎动脉沿颈总动脉的后上方上升，进入第 6 颈椎横突孔，向上通过相应的横突孔上方穿出。横突孔的变异位置、大小及横突的长短与椎动脉型颈椎病的发生及相关症状的轻重有密切关系。

链接

中国人钩突平均值以 C_5 为最大，而颈椎病好发于 C_5、C_6，两者之间可能存在一定的关系。

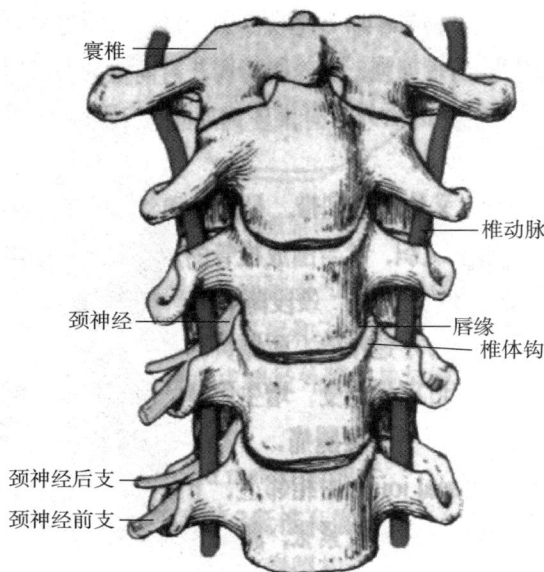

图 1-1　钩椎关节

（2）颈部韧带

1）前纵韧带：起于枕骨的前缘及椎体的前面，止于第 1 或第 2 骶椎的前面，是人体最长最宽的韧带，纵行的纤维包裹椎体和椎间盘，并紧密相连，其主要功能是防止脊柱的过度后伸运动。在颈部能对抗头颅的重量，增加颈椎的稳定性。

2）后纵韧带：位于椎管内椎体后面，起自第 2 颈椎，向上移行于覆膜，向下沿各椎体的后面至骶管。与椎体的上、下缘和椎间盘紧密相连，其主要功能是限制脊柱过度前屈运动。颈椎后纵韧带较宽，中间部分厚且坚韧，侧方较薄弱，且强度上不如前纵韧带。故在压力作用下，髓核可自韧带之侧方向椎管前外侧突出。

3）黄韧带：位于椎管内，是连接相邻椎弓板之间的韧带，起于上位椎弓板的前下方，止于下位椎弓板的上缘，外侧止于关节突，其主要功能是限制脊柱过度前屈运动。黄韧带由黄色的弹性纤维构成，富有弹性，当脊柱背伸时不皱褶，屈曲时不变形。当黄韧带变性，发生变形肥厚后，其弹性减弱。在脊柱背伸时，可能发生皱褶，凸入椎管内，有时可达椎管前后径的 30%，产生脊髓受压症状。

2. 胸背部解剖　胸背部为颈以下、腰以上的躯干部位。

（1）胸背部关节：各椎骨之间由上、下关节突相互构成胸椎关节突关节；胸椎体两侧接近上缘和下缘处各有一个半圆形的肋凹，与肋骨头互相构成胸肋关节；横突末端有横突肋凹与肋骨的肋结节形成肋横突关节。

（2）胸背部肌肉：浅层上部为斜方肌，下部为背阔肌；中层为大、小菱形肌，肩胛提肌及上、下后锯肌；深层为竖脊肌。

3. 腰骶部解剖　腰骶部是指躯干背部的下部，上起自第 12 胸椎及第 12 肋骨之下，下至腰骶关节下缘。

（1）腰椎：腰椎不仅承担着上半身的重量，而且是躯干部最重要的运动枢纽，可做前屈、后伸、侧屈和旋转等运动。这种承载和复杂的运动，极易导致局部损伤。

（2）腰椎横突：腰椎横突较细长，以第 3 腰椎为最长，第 2 腰椎和第 5 腰椎次之。因而第 3 腰椎横突所承受的腰肌牵拉力最大，常为腰痛的部位之一。

（3）腰骶关节：由第 5 腰椎与骶椎构成，该关节负重最大，较容易发生局部损伤。

（4）椎间盘：由中央部的髓核和周围部的纤维环构成（图 1-2）。椎间盘既坚韧又富有弹性，承受压力时被压缩，除去压力后又复原，具有"弹性垫"作用，可缓冲外力对脊柱的振动，也可增加脊柱的运动幅度。纤维环有保护髓核并限制髓核向周围膨出的作用，当纤维环破裂时，髓核容易向后外侧脱出，突入椎管或椎间孔，压迫相邻的脊髓或神经根引起相应症状，临床称为椎间盘脱出症。

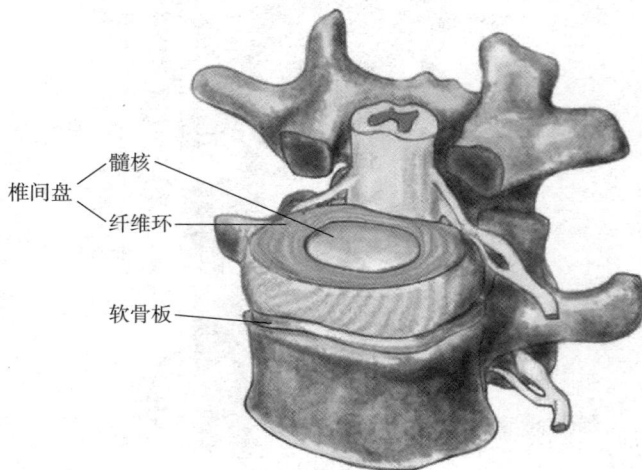

图 1-2　椎间盘

（5）腰背筋膜：分为前、中、后 3 层，在竖脊肌的外侧缘相融合，成为较厚的腰背筋膜，并向腹侧形成腹横筋膜（图 1-3）。前层覆盖于腰方肌的前面；中层位于竖脊肌与腰方肌之间，附于腰椎横突、髂嵴与第 12 肋之间；后层向上与项部深筋膜相连接，向下附着于骶外侧嵴，内侧附于腰椎棘突和棘间韧带。

图 1-3　腰背筋膜

（二）上肢部解剖

1. 肩部解剖　肩部是上肢与躯干的连接部，为上肢运动的基础。

（1）肩关节：由关节盂与肱骨头构成的球窝关节。肩关节囊较为松弛，允许大范围活动，但也导致其稳定性较差。关节囊上部附着于关节盂周缘，并将盂上结节包于囊内，由该结节起始的肱二头肌长头肌腱也被包于囊内，并经由结节间沟穿出关节囊，可随肱骨内收、外展，旋转活动，上下滑行。因此，在日常生活中，肩关节容易发生急性损伤及慢性劳损。

考点与重点　肩关节的结构特点

（2）肌腱袖：由冈上肌、冈下肌、小圆肌和肩胛下肌的肌腱连成腱板，围绕肩关节的上、后和前方，与肩关节囊愈着。肌腱袖有悬吊肱骨、稳定肱骨头、协助三角肌外展肩关节的功能，肩关节脱位或扭伤，常致其破裂。

2. 肘部解剖 肘部介于上臂与前臂之间，其主要功能是屈伸运动，活动范围为 0°～145°。

（1）肘关节：由肱骨远端与尺骨、桡骨近端组成。关节囊纤维层的前后部薄而松弛，两侧较厚，有坚强的桡、尺侧副韧带。前方有环状韧带，具有稳定桡尺近侧关节和防止桡骨头脱位的作用。

（2）提携角：肱骨的纵轴称臂轴，尺骨的长轴称前臂轴，该两轴的延长线在肘部构成向外开放的夹角，为 165°～170°，其补角为 10°～15°，称提携角（图1-4）。提携角在 0°～10° 时为直肘，小于 0° 时为肘内翻，大于 15° 时为肘外翻。上述3种情况均属肘部畸形。

考点与重点 提携角

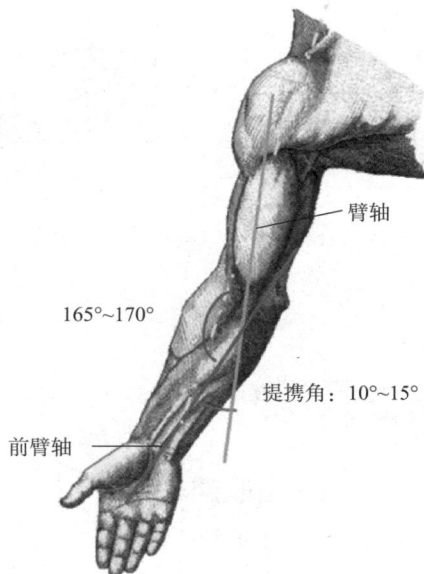

图1-4 提携角

3. 腕部解剖 腕部介于前臂与手之间，是前臂屈、伸肌腱及血管、神经分布到手的径路，具有传导压力等功能。

（1）腕浅层结构：屈腕时腕前中线为掌长肌腱，桡侧为桡侧腕屈肌腱，尺侧为尺侧腕屈肌腱。桡侧腕屈肌腱与桡骨茎突间可触及桡动脉，尺神经位于指浅屈肌腱和尺侧腕屈肌腱之间。

（2）腕深层结构：掌侧有腕掌侧韧带、腕横韧带。腕横韧带与腕骨沟共同构成腕管。通过腕管的结构有正中神经及指浅、深屈肌腱各4条，加上拇长屈肌腱，共9条肌腱。是腕管综合征的发病部位。

4. 手部解剖 手部位于腕的远端，是整个上肢的末端结构。

手功能位：为腕关节背伸 30°，掌指关节屈曲 30°～45°，指关节半屈位，而拇指微屈对掌位，各手指分开，第2～5指指尖均指向舟骨结节（图1-5）。当外伤包扎固定时，注意此姿势。长期包扎固定在非功能位易引起关节僵直，严重时可丧失手的功能。

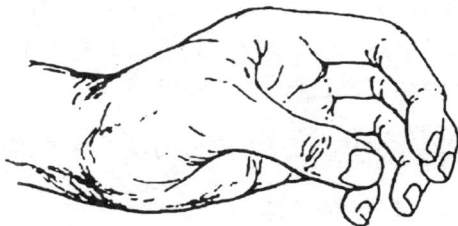

图1-5 手功能位

腕部和手部是人们不可或缺的最重要的运动器官之一，两者协同完成各种灵巧、精细的动作，它们活动量大，因此容易造成筋伤。

5. 上肢动脉干和神经干的体表投影

（1）腋动脉和肱动脉：上肢外展 90°，掌心向上，从锁骨中点至肘前横纹中点远侧 2cm 处的连线，为腋动脉和肱动脉的体表投影。大圆肌下缘为腋动脉和肱动脉的分界标志。

（2）桡动脉和尺动脉：肱骨内、外上髁连线中点稍下方至桡骨茎突前方的连线为桡动脉的投影，至豌豆骨桡侧的连线为尺动脉的投影。

（3）正中神经：在臂部与肱动脉伴行；在前臂位于从肱骨内上髁与肱二头肌腱连线中点，向下至腕远侧横纹中点略偏外的连线上。

（4）尺神经：在臂部为从腋窝顶点至肱骨内上髁与尺骨鹰嘴之间的连线。在前臂为肱骨内上髁与尺骨鹰嘴之间至豌豆骨桡侧的连线。

（5）桡神经：自腋后襞与臂的交点向外侧斜过肱骨后方，至肱骨外上髁的斜行连线为桡神经干的投影。桡神经浅支位于肱骨外上髁至桡骨茎突的连线上；桡神经深支位于肱骨外上髁至前臂背面中线的中、下 1/3 交界处的连线上。（图1-6）

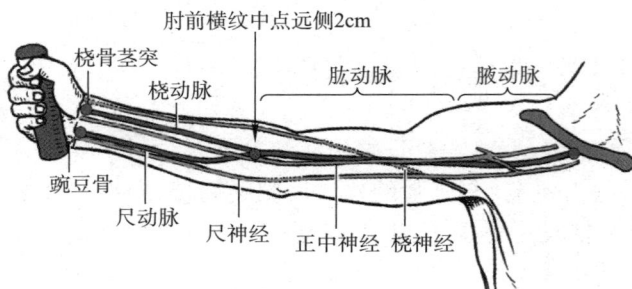

图1-6　上肢动脉干和神经干的体表投影

考点与重点　上肢动脉干、神经干的投影

（三）下肢部解剖

1. 髋部解剖

（1）髋关节：由股骨头和髋臼构成。髋关节囊坚韧致密，前部和上部较厚，更为坚韧；后部和下部较薄。髋关节囊的前方、下方及后方分别由髂股韧带、耻股韧带和坐股韧带所加强。可做屈、伸、收、展、旋内、旋外和环转运动，但活动受到一定限制。

（2）股三角：位于股前内侧区上1/3部，为底朝上、尖朝下的三角区，下续收肌管。

1）境界：上界为腹股沟韧带，外下界为缝匠肌内侧缘，内下界为长收肌内侧缘，前壁为阔筋膜，后壁凹陷，由外侧向内侧依次为髂腰肌、耻骨肌和长收肌及其筋膜。

2）内容：股三角内的结构由外侧向内侧依次为股神经，股鞘及其内容（股动脉、股静脉、股管），股深淋巴结和脂肪等。这些结构以股动脉为标志。股动脉位于腹股沟韧带中点的下方，外侧为股神经，内侧依次为股静脉、股管。根据上述的解剖关系，临床上可进行股动脉压迫止血、插管造影，股动、静脉穿刺及股神经阻滞麻醉等。

考点与重点　股三角的境界和内容

2. 膝部解剖

（1）膝关节：由股骨、胫骨、髌骨、半月板和韧带互相连接而成，主要功能是负重和屈伸。膝关节囊分为深浅两层，浅层为纤维层，深层为滑膜层。纤维层松弛菲薄，作用很小，关节的稳定性主要依靠囊内、外韧带加强。膝关节重要的囊外韧带有胫侧副韧带和腓侧副韧带；重要的囊内韧带有膝前、后交叉韧带等。膝关节囊内面有滑膜覆盖，形成人体最大的滑膜腔。滑膜有丰富的血管，滑膜细胞分泌滑液，营养无血管的关节软骨，使关节面减少摩擦，对保护膝关节的屈伸活动有重要作用。

（2）膝关节半月板：膝关节间隙内有内、外侧半月板。是位于股骨髁与胫骨平台之间的纤维软骨，边缘较厚而中央部较薄，能加深胫骨髁的凹度，以适应股骨髁的凸度，使膝关节稳定。正常膝关节有轻度外翻，故外侧半月板承受的压力也较大，易损伤。

> **链接**
>
> 半月板本身无血管组织，其营养供应几乎完全来自紧连关节囊的凸起部，若半月板仅在关节囊的附着处部分撕裂，则可在良好的条件下愈合；若半月板内侧部损伤，则恢复困难。

3. 踝部解剖

（1）踝关节：由胫腓骨下端的踝关节面与距骨滑车组成的关节。踝关节内侧副韧带呈三角形，又称三角韧带，能有效防止足跟外翻、距骨异常外翻及前后错动。外侧副韧带不如内侧副韧带坚韧，但能有效限制足的过度跖屈和内翻。

（2）踝部肌腱的支持带：由深筋膜在踝部增厚而成，具有较大临床意义的是屈肌支持带和腓骨肌上、下支持带。

1）屈肌支持带：呈带状，斜行于内踝与跟骨内侧面之间，并与跟骨共同构成"踝管"。

2）腓骨肌支持带：连于外踝至跟骨，分为上、下两带。腓骨肌上支持带约束腓骨长、短肌于外踝，腓骨肌下支持带约束腓骨长、短肌于跟骨外侧面。

4. 足部解剖 足部主要由 7 块跗骨、5 块跖骨和 14 块趾骨构成，受骨间韧带、足底韧带和背侧副韧带所约束，具有负重、行走功能，活动最频繁，因此容易发生筋伤。

5. 下肢动脉及神经干的体表投影

（1）股动脉：屈髋并稍外展、外旋位，由髂前上棘至耻骨联合的连线中点，画一直线至股骨内收肌结节，此线的上 2/3 为股动脉体表投影。

（2）胫前动脉：胫骨粗隆和腓骨小头之间的中点与两踝之间的中点画一连线，为胫前动脉体表投影。

（3）胫后动脉：自腘窝中点正下方 7 ～ 8cm 处至内踝与跟腱的中点，两者之间的连线为胫后动脉的体表定位。

（4）股神经：位于股鞘外侧，下行约 3cm 即分为多支，其中股神经前皮支分布于股前面下 2/3 的皮肤，隐神经在缝匠肌与股薄肌之间出现于膝关节内侧，肌支支配缝匠肌、股四头肌与耻骨肌。

（5）坐骨神经：位于股骨大转子与坐骨结节连线的中点稍内侧至腘窝上角的连线，此线上 2/3 为坐骨神经干，向下分为胫神经和腓总神经。

链接

胸背损伤在临床上常见，损伤程度不一。轻者常伤及胸廓的软组织和骨骼，重者伤及胸腔内的呼吸、循环系统的重要脏器，甚至有生命危险，因此临床上出现胸背部软组织损伤时，一定要注意是否合并骨折或胸腔内脏器的损伤。

二、经络腧穴学基础知识

（一）经络

1. 经络 经络是气血运行的通道，是脏腑与体表及全身各部的联系通路。

2. 经络的作用 《灵枢·经脉》指出："经脉者，所以能决生死，处百病，调虚实，不可不通。"概括地说明了经络系统在生理、病理和诊治疾病等方面的重要性。经络的作用有：沟通内外、网络全身，运行气血、调和阴阳，抵御病邪、反映证候，传导感应、调整虚实。

3. 经络系统的组成 经络系统，包括十二经脉、奇经八脉、十五络脉、十二经别、十二经筋和十二皮部。十二经脉是经络系统的主干，故又被称为"十二正经"，包括手三阴经（手太阴肺经、手厥阴心包经、手少阴心经）、手三阳经（手阳明大肠经、手少阳三焦经、手太阳小肠经）、足三阳经（足阳明胃经、足少阳胆经、足太阳膀胱经）、足三阴经（足太阴脾经、足厥阴肝经、足少阴肾经）。奇经八脉中任、督二脉因各有本经所属穴位，故与十二经相提并论，合称为"十四经"。

考点与重点 经络系统的组成

（二）十四经主要体表循行路线

1. 手太阴肺经 横出腋下→沿上臂内侧前缘→下行到肘窝中→沿着前臂内侧桡骨边缘进入桡动脉搏

动处→过鱼际→沿鱼际边缘→出拇指桡侧端。支脉：从列缺分出→经过腕后→食指桡侧指甲根角旁，与手阳明大肠经相接。

2. 手阳明大肠经 起于食指桡侧端→沿食指桡侧→通过第1、第2掌骨之间→向上进入拇长伸肌腱与拇短伸肌腱之间的凹陷中→沿前臂外侧桡侧缘→至肘外侧→沿上臂外侧上行→至肩端→沿肩峰前缘→向上会于督脉大椎穴→进入缺盆。支脉：上走颈部→经过面颊→进入下齿龈→回绕口唇→交叉于水沟→分布在鼻旁，与足阳明胃经相接。

3. 足阳明胃经 起于鼻翼两侧→上行到鼻根部→向下沿着鼻的外侧→入上齿龈→回出环绕口唇→向下交会于颏唇沟内承浆穴→再向后沿着颊后→出于下颌大迎处→沿着下颌角颊车→上行耳前→经过上关→沿发际至额。支脉一：从大迎前下走人迎→沿着喉咙→进入缺盆部→向下过膈，属于胃，联络脾脏。直行主干：经乳头，向下挟脐旁，进入少腹两侧气冲。支脉二：从胃下口分出→沿着腹里向下到气冲会合→由髀关直抵伏兔部→下至膝髌→沿着胫骨前嵴外侧→下经足背→进入足第2趾外侧端。支脉三：从足三里处分出→进入足中趾外侧。支脉四：从足背上分出→进入足大趾内侧端，与足太阴脾经相接。

4. 足太阴脾经 起于足大趾末端→沿着大趾内侧赤白肉际→过大趾本节后→上行至内踝前→再上腿肚→沿胫骨后交出足厥阴经之前→经膝、股部内侧前缘入腹→挟食管两旁→连系舌根→分散于舌下。支脉：从胃部分出→向上通过膈肌→注入心中，与手少阴心经相接。

5. 手少阴心经 起于心中→从心出来→向下通过膈肌→络于小肠。支脉：从心系→上夹食道→系目系。主干：从心系→上行至肺→横出于腋下→沿上臂内侧后缘、肱二头肌内侧沟走行→至肘窝内侧→沿前臂内侧后缘、尺侧腕屈肌腱之侧→到掌后豌豆骨部→入掌→经小指桡侧至末端，与手太阳小肠经相接。

6. 手太阳小肠经 起于手小指尺侧端→沿手背尺侧至腕部→出于尺骨茎突→直上前臂外侧尺骨后缘→经尺骨鹰嘴与肱骨内上髁之间→循上臂外侧后缘出肩关节→绕行肩胛部→交会于大椎穴→入缺盆。支脉一：沿颈部上面颊→至目外眦→转入耳中。支脉二：上行目眶下→抵于鼻旁→至目内眦，与足太阳膀胱经相接。

7. 足太阳膀胱经 起于目内眦→上额交会于巅→下行项后→沿肩胛部内侧→挟脊柱→到达腰部→从脊旁肌肉进入体腔。巅顶部支脉：从头顶到颞颥部。支脉一：向下通过臀部→进入腘窝内。支脉二：通过肩胛骨内缘直下→经过臀部下行→沿大腿后外侧→下行至腘窝中→下行穿过腓肠肌→出于外踝后→过第五跖骨粗隆→至小趾外侧端，与足少阴肾经相接。

8. 足少阴肾经 起于足小趾下→斜走足心→出于舟骨粗隆下→沿内踝后→进入足跟→再向上行于腿肚内侧→出于腘窝内侧半腱肌与半膜肌之间→上经大腿内侧后缘→通向脊柱→还出于前，沿腹中线旁开0.5寸及2寸→到达锁骨下缘→沿着喉咙→挟于舌根两侧。支脉：从肺出来→络心注于胸，与手厥阴心包经相接。

9. 手厥阴心包经 从胸中→浅出属于心包→下过膈肌→络三焦。支脉一：沿胸出胁部→从腋下3寸处向上→腋下→沿上臂内侧正中→进入肘窝中→向下行于前臂掌长肌腱与桡侧腕屈肌腱之间→进入掌中→沿着中指到指端。支脉二：从掌中分出→沿着无名指尺侧到指端，与手少阳三焦经相接。

10. 手少阳三焦经 起于无名指尺侧端→向上出于手背第4、第5掌骨之间→沿着腕背出于前臂伸侧尺、桡骨之间→向上过肘尖→过上臂外侧三角肌后缘→达肩部→向前入缺盆→通过膈肌→属于三焦。支脉一：从膻中向上→出缺盆→上直项部→沿耳后直上→出耳上到额角→下行至面颊→到达目眶下；支脉二：从耳后入耳中→出走耳前→交叉于面颊部→到目外眦，与足少阳胆经相接。

11. 足少阳胆经 起于目外眦→向上到额角返回下行至耳后→沿颈部向后交会大椎穴→向前入缺盆→下行腋部→沿胸侧→经季胁会于髋关节后→再向下沿大腿外侧→行于足阳明和足太阴经之间→经腓骨前直下到外踝前→进入足第四、五趾之间。支脉一：从耳后入耳中→出走耳前→到目外眦处。支脉二：从外眼角分出→大迎→眼下→经颊车下行颈部→会合于缺盆→下行胸中→通过膈肌→络肝属胆→沿胁里→处于腹股沟→经外阴毛际→横行入髋关节。支脉三：从足背处分出→沿第1、第2跖骨之间→至大趾端→回转通过爪甲→趾背丛毛，与足厥阴肝经相接。

12. 足厥阴肝经　起于足大趾爪甲毫毛部→足背→经内踝前→向上至内踝上 8 寸处→交出于足太阴经之后→上行沿股内侧→进入阴毛中→绕阴器→上达小腹→过膈→分布于胁肋→沿喉咙后面→向上入鼻咽部→连接目系→上出于前额→与督脉会合于巅。支脉一：下行颊里→环绕唇内。支脉二：复从肝分出→通过膈肌→上注于肺，与手太阴肺经相接。

13. 任脉　起于小腹内→下出于会阴部→向上行于阴毛部→沿着腹内向上经过关元等穴→到达咽喉部→再上行环绕口唇→经过面部→进入目眶下。

14. 督脉　起于小腹内→下出于会阴部→向后行于脊柱的内部→上达项后风府→进入脑内→上行巅顶→沿前额下行至鼻柱。

（三）十五络脉

十二经脉在四肢部各分出一络，再加躯干前的任脉络、躯干后的督脉络及躯干侧的脾之大络，共十五条，称"十五络脉"。十二络脉在四肢部从相应络穴分出后均走向相应表里经，躯干部的三络则分别分布于身前、身后和身侧。四肢部的十二络，主要起沟通表里两经和补充经脉循行不足的作用；躯干部的三络，起渗灌气血的作用。

（四）十二经筋

十二经筋，是指与十二经脉相应的筋肉部分，其分布范围与十二经脉大体一致。"筋"，《说文解字》解作"肉之力也"，意指能产生力量的肌肉。"腱"是"筋之本"，是筋附着于骨骼的部分。全身筋肉按经络分布部位同样分为手足三阴三阳，即十二经筋。经筋的作用是约束骨骼，活动关节，保持人体正常的运动功能，维持人体正常的体位姿势。

（五）常用腧穴

人体的腧穴有许多，但筋伤治疗中常用的、疗效较好的穴位有 60 多个，具体见表 1-1，临床上可根据病情选择应用。

表 1-1　常用针刺穴位定位与主治

部位	腧穴名称	定位	主治
头部	水沟	人中沟中上 1/3 与中 1/3 交点处	休克、晕厥、腰扭伤等
	印堂	与两眉中连线的中点	头痛、头重等
	百会	后发际直上 7 寸，或耳尖直上头顶正中	头痛、目眩等
	风府	枕骨下，后发际正中直上 1 寸	头痛、项强、眩晕等
	太阳	眉梢与目外眦之间，向后约 1 寸处凹陷中	头痛、眩晕等
	风池	枕骨下，胸锁乳突肌与斜方肌上端之间凹陷处	头痛、眩晕、项强等
	天柱	横平第 2 颈椎棘突上际，斜方肌外缘凹陷中	头项强痛等
肩臂部	肩井	大椎穴与肩峰连线中点	颈项强、肩背痛
	肩髎	当臂外展时，于肩峰后下方呈现凹陷处	肩关节痛、上肢疼痛、麻木、瘫痪等
	臂臑	曲池上 7 寸	肩臂痛、上肢瘫痪
	肩髃	当臂外展时，于肩峰前下方呈现凹陷处	肩关节痛、上肢疾病
	肩前	肩峰与腋前纹头之间，三角肌前方	同上
	肩中俞	大椎穴旁开 2 寸	肩背痛
	天宗	肩胛冈中点与肩胛下角连线上 1/3 与下 2/3 交点凹陷中	同上

续表

部位	腧穴名称	定位	主治
上肢	曲池	屈肘，当尺泽与肱骨外上髁连线中点	上肢疼痛、麻木等
	手三里	在阳溪穴与曲池穴连线上，肘横纹下 2 寸处	上肢病证、腰背痛
	合谷	第 1、2 掌骨间，当第二掌骨桡侧的中点处	头痛等
	支沟	腕背横纹上 3 寸两骨间	胁痹、项强、肩背痛等
	内关	腕掌横纹上 2 寸两筋间	胸痹等
	外关	腕背横纹上 2 寸两骨间	头痛、胁痛、手指麻木
	养老	腕背横纹上 1 寸，尺骨头桡侧凹陷处	风痹、落枕、肩臂痛、腰背痛等
	列缺	桡骨茎突后，腕横纹上 1.5 寸	头痛、颈项痛
	大陵	腕掌横纹正中，两筋间	胸痛、手指麻木
	落枕	手背第二、三掌骨间的前 1/3 与后 2/3 交界处	落枕、颈项强痛、急性腰扭伤
	腰痛点	当第二、三掌骨及第四、五掌骨之间	急性腰扭伤、手指麻木
	后溪	第 5 指掌关节后尺侧的远侧掌横纹头赤白肉际	头痛项强、落枕等
	腕骨	第 5 掌骨底与三角骨之间的赤白肉际凹陷中	项痛、腰脊不利等
腰股部	夹脊	第 1 至第 5 腰椎棘突下，后正中线旁开 0.5 寸	项背痛、上肢痛、下肢痛、腰痛等
	风门	第 2 胸椎棘突下旁开 1.5 寸	头痛、项强、腰痛
	肝俞	第 9 胸椎棘突下旁开 1.5 寸	脊背疼痛
	肾俞	第 2 腰椎棘突下旁开 1.5 寸	腰痛、肾虚
	命门	第 2 腰椎棘突下	腰痛、坐骨神经痛
	腰阳关	第 4 腰椎棘突下凹陷中	腰痛、下肢麻痹
	大肠俞	第 4 腰椎棘突下旁开 1.5 寸	腰脊疼痛等
	志室	第 2 腰椎棘突下旁开 3 寸	强壮腰膝
	腰眼	横平第 4 腰椎棘突下，后正中线旁开约 3.5 寸	腰腿疼痛
髋及下肢部	环跳	侧卧屈股，在股骨大转子最高点与骶骨裂孔的连线上，当外 1/3 与中 1/3 的交点处	下肢及坐骨神经痛、麻木
	秩边	平第 4 骶后孔，骶正中嵴旁开 3 寸	腰骶痛、下肢痿痹、坐骨神经痛
	殷门	承扶穴与委中穴的连线上，承扶穴下 6 寸	急性腰扭伤、坐骨神经痛
	委中	腘窝横纹中央	腰背部疼痛。坐骨神经痛、膝痛等
	承山	腓肠肌两肌腹之间凹陷的顶端	膝腿痛、腰背痛等
	昆仑	外踝与跟腱之间凹陷中	下肢病证、落枕、项强
	悬钟	外踝上 3 寸，腓骨后缘	落枕、项强、腰腿痛及足部损伤
	丘墟	外踝前下方凹陷中，距跟关节间	足部扭伤、胸胁痛
	伏兔	髂前上棘与髌骨外缘连线，膝上 6 寸	腿部麻木、髋膝关节屈伸不利
	梁丘	髌骨上缘外侧 2 寸	膝关节劳损等
	膝眼	屈膝，髌韧带两侧凹陷中	膝关节扭伤、劳损等
	足三里	犊鼻下 3 寸，胫骨前嵴外一横指	腰腿酸痛等虚证
	条口	犊鼻下 8 寸，犊鼻与解溪连线上	小腿病证、肩臂痛不能上举
	解溪	在足背与小腿交界处的横纹中央凹陷中	足部及踝关节伤痛
	太冲	第 1、2 跖骨间，跖骨结合部前方凹陷中	足部扭伤等

考点与重点　常用腧穴

三、病 因 病 机

（一）筋伤的病因

筋伤的病因是指引起筋伤的发病因素。因其比较复杂，中医学对此论述颇多，如《黄帝内经》（简称《内经》）中分为"坠落""击仆""举重用力""五劳所伤"等。历代医家对筋伤病因的分类有所不同，归纳起来仍为外因和内因两大类。

> **链接**
>
> 　　《素问》曰："久视伤血，久卧伤气，久坐伤肉，久立伤骨，久行伤筋。"这段描述认为久行、久坐、久卧、久立，或长期以不正确姿势劳动，或不良生活习惯致使人体某一部位长时间过度用力，会造成积累性损伤。

1. 外因

外因是指从外界作用于人体引起筋伤疾病的因素，主要是指外力伤害，但与外感六淫之邪也有密切关系。

（1）外力伤害：指在外界力的作用下，发生筋伤的因素。根据外力的性质不同，一般可分为直接暴力、间接暴力和持续劳损3种。

1）直接暴力：指直接作用于人体而引起筋损伤的暴力，如棍棒打击、撞压碾轧等，多引起筋的挫伤。筋伤状况取决于力的大小及作用部位。

2）间接暴力：指远离作用部位，因传导而引起筋损伤的暴力，如因肌肉急骤、强烈而不协调地收缩和牵拉，造成肌肉、肌腱、韧带的撕裂或断裂，多引起筋的扭伤。筋伤状况与受伤时姿势密切相关。

3）持续劳损：指因反复、长期地作用于人体某一部位的较小的外力作用所致，是引起慢性原发性筋伤的病因之一。例如，长期弯腰工作而致的腰肌劳损、反复的腕部活动而致的腕管综合征等，均属于这一类筋伤。

（2）六淫邪气侵袭

中医学对外感六淫之邪与筋伤疾患的关系早有认识。外感六淫，尤其是风、寒、湿邪与筋伤疾患关系尤为密切，如损伤后受六淫之邪侵袭，可使急性筋伤日久难愈，使慢性筋伤症状加重。

考点与重点　筋伤的外因

> **链接**
>
> 　　《仙授理伤续断秘方》指出："损后中风，手足瘫痪，不能举动，筋骨乖张，孪缩不伸。"说明六淫之邪乘虚侵袭，经络阻塞，气机不得宣畅，引起肌肉孪缩或松弛无力，而致关节活动不利，肢体功能障碍。

2. 内因　内因是指受人体内部因素影响而致筋伤的因素。无论是急性损伤还是慢性劳损，均与外力伤害有着密切关系，但是一般都有与之对应的内在因素及发病规律。《素问·评热病论》指出："邪之所凑，其气必虚。"这说明外在因素和人体内在因素有密切关系。因此，在研究病因时不能忽视机体内在因素对疾病的影响，必须注意内因在发病学上的重要作用。内在因素对筋伤的影响有以下4个方面。

（1）年龄：不同的年龄，机体发育状态不同，筋伤的好发部位和发生率亦不一样。《灵枢·天年》说："人生十岁，五脏始定，血气已通，其气在下，故好走。二十岁，血气始盛，肌肉方长，故好趋。

三十岁，五脏大定，肌肉坚固，血脉盛满，故好步……六十岁，心气始衰，苦忧悲，血气懈惰，故好卧。七十岁，脾气虚，皮肤枯。"由于年龄的差异，气血、脏腑的盛衰，动静各别，筋伤不一。即使受到相同的外力作用，不同年龄引起的筋伤也不相同。例如，老年人气虚血衰，少动而好静，则劳损和关节、筋膜、肌肉粘连或活动功能障碍的疾病较为多见，故有"年过半百，筋骨自痛"之说，如颈椎病、冻结肩和腰肌劳损等。

（2）体质：体质的强弱与筋伤的发生密切相关。《素问·经脉别论》在论述病因中指出："当是之时，勇者气行则已，怯者则着而为病也。"体质强者，筋骨强盛，对外界暴力和六淫之邪侵袭抵抗力就强，不易发生筋伤；体质弱者，筋骨痿软，对外界暴力和六淫之邪侵袭抵抗力就弱，较易发生筋伤。

（3）解剖结构：解剖结构与筋伤的发生及其发生部位有密切的关系。

1）解剖结构薄弱：解剖结构薄弱的部位易发生筋伤，如踝关节内侧韧带较外侧韧带强大，故踝关节外侧筋伤常见，而内侧筋伤少见。

2）解剖结构异常：解剖结构异常的部位易发生筋伤。因为解剖结构的异常，承受外力的能力相应减弱，致使局部结构平衡稳定性受到破坏，而引起筋伤疾患。如第1骶椎的隐性脊柱裂，由于棘突缺如，棘上韧带与棘间韧带失去了良好的依附，腰骶部的稳定性受到影响，这种解剖结构的先天异常就容易造成腰部劳损。

（4）职业：筋伤的发生与职业有一定关系。职业不同，所处的工作环境和工作性质不同，常见的筋伤疾病也不同。例如，网球运动员易患网球肘；腰部慢性劳损多发生在建筑工人、煤矿工人等；长期伏案工作的人容易发生颈部肌肉劳损和颈椎病；运动员、舞蹈演员或杂技演员则易发生扭挫伤。因此，从某种意义上讲，职业也可以说是筋伤的一种致病因素。

考点与重点 *筋伤的内因*

3. 内因与外因的关系　筋伤的病因较为复杂，内因和外因互为因果。不同的外因可以引起不同的筋伤疾患，但由于内因的影响，在同一外因情况下，筋伤的种类、性质和程度都可有所不同。所以，筋伤疾病的发生，外因虽然是重要的，但亦不能忽视内在因素。必须正确处理外因和内因的辨证关系，通过分析疾病的症状、体征来推理病因，从而提供治疗依据，即要做到"辨证求因""审因论治"。

（二）筋伤的病机

所谓病机，就是疾病发生发展转变的机理，也就是各种致病因素作用于机体，引起正邪相争，导致阴阳盛衰，而表现这一过程的基本机制和一般规律。中医学认为，筋伤可导致脏腑、经络、气血的功能紊乱，除了出现局部症状，常可引起一系列的全身反应。

链接

《正体类要》曰："肢体损于外，则气血伤于内，营卫有所不贯，脏腑由之不和。"这段话明确地指出了外伤与内损、局部与整体之间的相互关系，辨证地说明了损伤的病理机制和发展变化的规律。

1. 筋伤的气血病机　气是人体生命活动的源泉，是维持人体生命活动的最基本力量。它一方面来源于与生俱来的肾之精气，另一方面来源于从肺吸入的自然界之精气和由脾胃所化生的水谷之精气。气血相辅相成，循环脉中，周流不息，运行全身，外而充养皮肉筋骨，内而灌溉五脏六腑，气血与人体一切生理活动和各种病理变化密切相关。所以，气血与损伤的关系是筋伤病机的核心内容。当人体受到外力损伤后，常可导致气血运行紊乱而产生一系列的病理变化。《杂病源流犀烛·跌仆闪挫源流》说："跌仆闪挫，卒然身受，由外及内，气血俱伤病也。"阐明了跌仆、闪挫，卒然身受，虽为皮肉筋络损伤，但亦必损及气血，形成气滞、血瘀。《洞天奥旨》说："气血旺则外邪不能感，气血衰则内正不能拒。"说明了气血的盛衰与筋伤的关系。若气血虚弱之人，筋肉疾失养，失养则虚，虚则不耐疲劳，虽为较小的外力，或为风寒湿邪侵袭，皆可致筋的损伤。筋赖气血的濡养，气血虚弱可为筋伤的内因，外伤所致的筋伤也必然造成气血的损伤，损伤日久，亦可导致气血虚弱。因此，筋伤和气血有着密切的关系。

2. 筋伤的津液病机 津液是人体一切水液的总称，其清而稀者为津，浊而稠者为液。津液相互转化，有充盈孔窍、滑利关节、润泽肌肤、濡养脑髓的功能。津液的代谢正常与否与筋伤疾患的发生、发展有着密切的关系。当严重的筋伤发生时，除气血的损伤外，常有津液的损伤。伤筋而致血瘀时，由于积瘀生热，热邪灼伤津液，可使津液出现一时性消耗过多，而其滋润作用不能很好地发挥，出现口渴、咽燥、大便干结、小便短少、舌苔黄而干糙等症。由于重伤久病，常能严重耗伤阴液，除了可见较重的伤津证候，还可见全身情况差、舌色红绛而干燥、舌体瘦瘪、舌苔光剥、口干而不甚欲饮等症。

3. 筋伤的脏腑病机 脏腑是化生气血、通调经络、濡养皮肉筋骨、主持人体生命活动的主要器官。《杂病源流犀烛·跌仆闪挫源流》指出："虽受跌仆闪挫者，为一身之皮肉筋骨，而气既滞，血既瘀，其损伤之患，必由外侵内，而经络脏腑并与俱伤……其治之法，亦必于经络脏腑间求之。"说明了跌仆筋伤与脏腑的密切关系。

（1）筋伤与肝肾的关系：《内经》指出，五脏各有所主，如"肝主筋""肾主骨""肝肾同源"，说明肝、肾与筋的密切关系很早就广泛地运用于伤科临床中。

1）肝主筋：《素问·五脏生成》说："肝之合筋也，其荣在爪也。"《素问·六节藏象论》说："其华在爪，其充在筋。""肝主筋"，也就是认为全身的筋肉功能与肝有着密切的关系，运动属筋，而筋为肝所主，肝血充盈才能使肢体的筋得到充分的濡养，以维持正常的生理功能。

2）肾主骨：藏精生髓由于筋附于骨，故筋伤疾病与肾有着密切关系，肾虚亦常为筋伤疾患的内因。《灵枢·五癃津液别》曰："阴阳不和，则使液溢而下流于阴，髓液皆减而下，下过度则虚，虚故腰背痛而胫酸。"阐明了房劳伤肾、肾虚筋伤、腰痛胫酸的病机。《素问·痹论》说："肾痹者，善胀，尻以代踵，脊以代头。"特别是慢性腰痛与肾虚的关系更为密切。前人认为，腰为肾之府，肾虚则腰痛。如《诸病源候论·腰背病诸候》认为"肾主腰脚"，"劳损于肾，动伤经络，又为风冷所侵，血气击搏，故腰痛也"。同样，筋伤疾病亦可导致肾虚，如强力举重、闪挫日久等。

（2）筋伤与脾胃的关系：脾主肌肉、四肢，主运化；胃主受纳、腐熟水谷，为"水谷之海""六腑之大源"。脾胃功能协调，受纳五谷，转输水谷精微，以养五脏之气，对于气血的生成、维持人体正常的生命活动所必需的营养起着重要的作用。人体的筋肉等组织亦皆赖脾胃的营养，才能发达丰满。胃受纳失权，脾运化失司，则清阳不布，气血亏虚，常致筋肉失养，筋肉萎缩，甚则可发为筋痿、肉痿等。《素问·痿论》说："阳明者，五脏六腑之海，主润宗筋，宗筋主束骨而利机关也……阳明虚，则宗筋纵，带脉不引，故足痿不用也。"因此，古人有"治痿独取阳明"之说，说明四肢功能的正常与否，与脾胃有着密切的关系。

（3）筋伤与心肺的关系：肺主气，心主血脉。心肺功能的正常与否直接影响人体气血的循环和营养的输布。《素问·经脉别论》说："肺朝百脉，输精于皮毛……行气于府……留于四脏。"说明了肺有输布水谷精微的功能。心血与肺气相互依存，血的运行有赖于气之推动，而气的输布也需要血的运载。心肺功能协调，气血才能发挥温煦濡养周身的作用，筋骨损伤才能得到痊愈。

（4）筋伤的经络病机：经络是运行气血、联络脏腑、沟通表里上下及调节各部功能的通路。《灵枢·本脏》说："经脉者，所以行血气而营阴阳、濡筋骨、利关节者也。"经络有运行气血、营运阴阳、濡养筋骨、滑利关节的作用。临床跌仆闪挫所致筋伤常与经络有密切关系，如《圣济总录·伤折门》说："若因伤折，内动经络，血行之道不得宣通，瘀积不散，则为肿为痛，治宜除去恶瘀，使气血流通，则可以复元也。"指出了跌仆筋伤使经络受损，经络阻塞，气血之道不得宣通，导致气滞血瘀，为肿为痛的病机。在治疗方面，经络病机与筋伤病的辨证论治亦有着密切关系。如《伤科真传秘抄》说："若为伤科而不知此十二经脉之系统，则虽有良药，安能见效，而用药、用手法，亦非遵循于此不可也。"所以，治疗的方法亦必于经络、脏腑间求之。

（5）筋伤的筋骨病机：《素问·五脏生成》说："诸筋者，皆属于节。"说明人体之筋多附着于骨，联络于节，其主要功能为连属关节，络缀形体，主司关节运动。《灵枢·经脉》说："筋为刚。"言筋应坚韧刚强，才能发挥其束骨而利关节的功能。骨为奇恒之腑，为肾所主，《灵枢·经脉》说："骨为干。"《素问·脉要精微论》说："骨者，髓之府，不能久立，行则振掉，骨将惫矣。"扼要地指出了骨的作用，不但为立身之骨干，还内藏骨髓，与人的站立、行走等功能有着密切关系。

（6）筋伤的局部症状病机：筋伤引起肢体局部最常见的症状是疼痛、肿胀及功能障碍，其中肿痛在筋伤早、中、晚期均可出现。损伤早期气血瘀滞，脉络不通而产生疼痛；脉络受损，离经之血溢于腠理而形成血肿；气血运化失常，水湿停留于肢体而产生水肿。

四、分 类 方 法

临床上常见的分类方法主要有以下几种。

1. 根据伤筋后的时间分类

（1）急性筋伤：亦称为新伤，是突然暴力造成的损伤，一般指伤后不超过 2 周的新鲜损伤。急性筋伤的特点：一般有明显的外伤史，局部疼痛、肿胀、血肿及瘀斑、功能障碍等症状较明显。

（2）慢性筋伤：又称为陈伤、久伤、劳伤等，凡受伤后无论已经治疗或未经治疗，超过 2 周未愈者，均属于慢性筋伤。慢性筋伤的特点：外伤史不一定很清楚，临床症状及体征不如急性损伤明显，但与七情、六淫及劳累关系密切。

2. 根据伤筋的病因分类

（1）扭伤：任何关节（包括可动关节和微动关节）由于旋转、牵拉或肌肉剧烈而不协调地收缩等间接暴力，使其突然发生超出正常生理范围的活动时，会使肌肉、肌腱、韧带、筋膜或关节囊被过度扭曲、牵拉，或引起撕裂、断裂或移位，也可能引起关节的错缝。例如，踝关节因行走或奔跑于不平坦的道路上，或由高处跌下，或因踏入凹陷处，使足突然发生内翻或外翻，引起踝关节侧副韧带的损伤，即属于扭伤。

（2）挫伤：指因直接暴力、跌仆撞击、重物挤压等作用于人体而引起的闭合性损伤，以外力直接作用的局部皮下或深部组织损伤为主。轻则局部出现血肿、瘀血，重则肌肉、肌腱断裂，关节错缝或血管、神经严重损伤，可伤及气血、经脉，甚至伤及脏腑而造成内伤。如棍棒直接打击胸部或胸部受重物挤压而造成的胸壁软组织损伤，即属于挫伤。

（3）碾挫伤：由于钝性物体的推移挤压与旋转挤压直接作用于肢体，造成以皮下及深部组织为主的严重损伤，往往形成皮下组织的挫伤及肢体皮肤的撕脱伤。如上肢被绞入机器传动皮带内或被慢行的汽车车轮挤压等造成的损伤，即属于碾挫伤，常伴有不同程度的皮肤撕脱或皮肤套式撕脱等严重损伤。

（4）劳损筋伤：关节、肌肉、肌腱、筋膜等组织因过度活动或体位不正因素所引起的慢性积累性损伤。劳损多瘀、多虚，易感受风寒湿邪而发生瘀阻痹痛。劳损实质上为一种慢性无菌性炎症的病理改变。

（5）气虚筋弛：由于各种原因导致的气虚无力约束筋肉，出现筋肉痿软、筋弛缓、收缩无力。

（6）气激筋挛：因出血，瘀结不化，或关节固定时间较长，而发生粘连、筋膜挛缩、关节屈伸受限、舒转不能自如。

（7）痹阻筋胀：因外感风寒湿邪，导致瘀血阻滞，组织增生变性，肌腱较正常粗，称为筋胀（筋粗、筋聚）。阳气已衰，内风自动，阴寒加之，阳气不得布达，而见麻木筋胀；阳气虚馁，不能灌注四肢，最易偏废不用；脉微色萎，为元阳亏虚，阴寒盘踞。

3. 根据筋伤的程度分类

（1）筋伤血瘀：指软组织受损后，未发生完全断裂，成筋位明显异常者。由于损伤，血离经隧，小血管撕裂，浆液渗出，形成反应性肿胀，使气血循行不畅，血瘀不通，经络阻滞，但一般不引起严重的功能障碍。

（2）筋位异常：指肌腱、韧带、关节软骨盘等组织由于损伤发生位置改变，亦指筋歪、筋走、筋翻错缝等。临床如桡骨小头半脱位、腓骨肌腱滑脱等。由于筋位改变，导致关节功能发生障碍，若仔细触摸，可发现肌腱、韧带等组织有位置改变。

（3）筋撕裂伤：指由于扭、挫、牵拉等强大外力造成的某一部位的筋部分撕裂损伤，一般腰部、腕部、踝部及指骨间关节的扭伤多导致不同程度的撕裂伤。由于致伤外力的大小、作用方向和致伤的部位不同，筋伤程度也各异。例如，肌腱周围的筋膜被撕裂，使肌腱失去维系的组织，肌腱发生移位，即所谓的筋走、筋歪、筋离等。又如，肌肉、滑膜、关节囊撕裂，可因组织坏死、变性、瘢痕化而导致肌肉、筋膜的挛缩僵硬、痿软无力，即所谓的筋硬、筋缩、筋软、筋痿等。

（4）筋断裂伤：断裂伤的机制与撕裂伤相同，只是因体质、部位及致伤外力大小有别而造成了某些筋的全部断裂损伤。一般来说，造成断裂伤所受的外力要比造成撕裂伤所受的外力大，可导致严重的功能障碍和明显的局部疼痛、肿胀、瘀斑、畸形等临床表现。例如，从高处跳下者，如配合失调，足尖着地后跟腱仍强力收缩，或起跑弹跳使腓肠肌收缩过猛造成的跟腱断裂，除足的跖屈功能丧失外，因筋断而致的腓肠肌挛缩及跟腱断裂处的凹陷空虚更为明显。

（5）筋挛：可分为外感筋挛与内伤筋挛。出血，瘀结不化，或关节固定时间较长，而发生粘连、筋膜挛缩、关节屈伸受限，显示筋短（筋急、筋挛、筋卷、筋强）。多因感受外邪，或血少津亏，筋脉失于荣养所致。

（6）筋痿：以肢体挛急、屈不能伸，渐至痿弱不用为主要表现的一种病症，类似于西医学中重症肌无力、阳痿等。筋有关脏腑的病变也可导致筋的损伤。脾胃为后天之本，人体的筋肉等组织亦皆依赖脾胃的营养才能发达丰满。如胃受纳失权，脾运化失司，则清阳不布，气血亏虚，常致筋肉失养，临床可表现为筋肉萎缩、四肢倦怠、举动无力。

（7）筋胀：因瘀血阻滞，组织增生变性，肌腱较正常粗，而出现筋聚。

（8）骨错缝：指可动关节和微动关节在外力作用下发生的微细离位，也称为关节骨缝错开，多因扭伤、挫伤而发生。骨错缝可引起关节功能活动障碍和局部疼痛、肿胀等。

4. 根据损伤后皮肤、黏膜的完整性是否受到破坏分类

（1）开放性筋伤：由于钝性物体的碾挫或锐性器械的外力，造成肢体皮肤移开，皮下及深部组织与外界相通，称为开放性筋伤。如切割、爆炸等所致者，容易并发感染。

（2）闭合性筋伤：外力作用于肢体，造成伤筋，但皮肤保持其完整性，称为闭合性筋伤。如扭挫及撕裂所致者，多属于闭合性筋伤。

医者 仁心

中医经典始终强调"以人为本，生命至上"的核心理念。《内经》记载："天覆地载，万物悉备，莫贵于人。"《备急千金要方》记载："人命至重，有贵千金。"这些古籍都明确指出，人的生命是最为宝贵的，医学的目的是救死扶伤，维护人类的生命健康。医学生的学习不能拘泥于书本，而要亲自动手实践，并且不断充实现代解剖学知识，通过自身领悟不断改进，精益求精，方能做到"手摸心会，手到病除"。

第三节 筋伤的诊断

一、筋伤的检查方法

（一）筋伤一般检查法

1. 望诊 是通过对患者的神色形态、局部症状、舌象、分泌物及排泄物等进行观察，从而诊察病情的一种方法。

（1）全身望诊

1）望神气：通过观察患者生命活动的整体表现来诊断病情、判断筋伤疾病的轻重缓急。少神为精神不佳，双目失神，面色少华，肌肉松软，倦怠乏力等，多见于轻微筋伤或恢复期患者；失神为精神萎靡，双目晦暗，面色无华，形体羸瘦，动作艰难等，多见于严重筋伤或筋伤日久患者；神乱为神志不清或精神错乱，呼吸微促，面色苍白或发绀，四肢厥冷，汗出如油等，多见于筋伤危证。

2）望色泽：通过观察患者全身皮肤的色泽变化来判断病情。损伤病色见于不同脏腑和性质的疾病，主要表现：白色主失血、夺气、虚证、寒证；黄色主脾虚、湿证；赤色主损伤热证；青色主气滞、血瘀、疼痛、寒证；黑色主肾虚、水饮、血瘀、寒证。

3）望形体：通过观察患者体质形态、形体胖瘦强弱和异常表现来诊察病情。肺气亏虚多表现出皮肤枯槁、腠理疏松；脾胃气虚多表现出肌肉消瘦、软弱无力；肝血不足多表现出筋弱无力、关节不利；肾气不足多表现出骨骼细弱、关节畸形；心血不足多表现出面色无华、脉象虚弱。

4）望姿态：通过观察患者的动静姿态、异常动作及体位变化等来诊析病情。腰椎间盘突出症患者躯干多向健侧倾斜，重心集中于健肢，患肢不敢伸直，多出现跛行；急性腰部扭伤患者身体多向患侧倾斜，常以手扶腰部，行走困难；落枕患者颈部多向患侧倾斜，脸转向对侧，颈部僵直，活动不利，不敢转头。

（2）局部望诊

1）望肤色：通过观察患者局部皮肤的色泽来辨别病情。肤色青紫多见于新鲜出血者；肤色变黄，范围扩大多见于陈伤、瘀血开始吸收者；局部肤色变黑多见于组织坏死者；肤色发红且皮温增高多见于继发感染者；肤色苍白发凉多见于血液循环障碍者。

2）望肿胀：通过观察肿胀的部位、程度及变化来判断病情。局限性肿胀常为早期筋伤，肿胀不明显常为陈旧筋伤；肿胀伴波动感常提示有积血或积液等。如急性踝关节扭伤多见于踝关节前外侧和足背部等局部明显肿胀，严重者整个踝部肿胀。

3）望畸形：通过观察患者畸形的部位、形态及程度来判定病情。如尺神经损伤及前臂缺血性肌痉挛可出现爪形手，正中神经和尺神经损伤可出现猿手，桡神经损伤及前臂伸肌腱外伤性断裂可出现腕下垂，手指末节伸肌腱断裂可出现锤状指。

（3）舌部望诊

1）望舌色：淡红舌主气血调和，提示正常舌色；淡白舌主气血两虚、阳虚，提示气血不足或气血耗伤；红绛舌主热证及阴虚火旺，提示实热或阴虚内热；青紫舌主气血运行不畅，提示气滞血瘀。

2）望苔色：白苔主表证、寒证。薄白润苔为正常苔色、表证初期、里证病轻或阳虚内寒，白厚腻苔多为湿浊内盛、痰饮内停或饮食停积。黄苔主热证、里证。薄黄苔多见于风热表证或风寒化热入里，黄腻苔多见于湿热蕴结、痰饮化热或食积热腐。灰黑苔多见于热极伤阴、阳虚阴盛、肾阴亏虚或痰湿久郁。

2. 闻诊　是指医生通过听声音及嗅气味来观察病情、诊断疾病的一种方法。

（1）呻吟声：患者因痛楚多发出疼痛难忍的哼哼声。实证、剧痛多呻吟高亢有力，虚证多呻吟低微无力。腰腿痛多呻吟不能行走，用手抚摸疼痛处。

（2）关节摩擦音：多发生于退行性关节炎患者，关节活动时常可闻及此音。如髌骨软化症患者，研磨其髌骨时，可闻及关节摩擦音。

（3）腱鞘摩擦音：捻发音可检查腱鞘周围炎有渗出液时闻及，多发于前臂伸肌群、股四头肌及跟腱部。弹响声可在屈伸患有肌腱腱鞘炎的关节时闻及，多发生于拇指及中指。

（4）关节弹响声：可在活动关节内有游离体的关节时闻及。如膝关节半月板损伤，膝关节旋转伸屈活动时，可听到较清脆的关节弹响声。

3. 问诊　是指医生通过有目的的询问患者或陪诊者，获取疾病的起因、发展及治疗过程、现状和与疾病相关的情况来诊察疾病的一种方法。

（1）主诉：指患者就诊时感觉最痛苦的症状、体征及持续时间。筋伤疾病的主诉主要有病因（如摔伤）、症状（如疼痛、肿胀、功能障碍）及持续时间等。

（2）病因：筋伤的病因多种多样，问诊时要了解受伤的具体因素。例如，是直接打击还是间接暴力导致的受伤，暴力的方向、强度及患者体位。慢性损伤要询问患者的职业工种，生活及工作环境有无冷、热、潮湿等情况。

（3）体位：受伤时的姿势、部位及经过对于诊断筋伤疾病有重要的参考作用。例如，跌倒时，是站立还是坐着，是手背还是手掌着地，当时的疼痛、肿胀及肢体功能障碍情况。如损伤出血，则要询问创口情况及出血量等。

（4）时间：要详细问清楚患者受伤的日期及具体时间。如病情加重，要问清加重的时间，以判断是急性损伤还是慢性损伤。若患者已进行过治疗，要问清治疗的时间、地点、经过及效果。

（5）疼痛：疼痛是筋伤最常见的一种症状，要问疼痛的时间、部位、性质、程度等。如气滞多胀痛、瘀血多刺痛、慢性筋伤多酸痛，风湿多窜痛、血瘀多定痛、轻伤多痛轻、重伤多痛剧、慢性损伤多隐痛，神经受损多伴麻木感或放射性痛等。

（6）功能：应询问筋伤功能障碍发生的时间、程度及与损伤的关系。持续功能障碍多为损伤后组织粘连，如踝关节扭伤出血引起功能障碍；间歇性功能障碍多为某些障碍因素，如膝关节半月板损伤导致交锁征。

4. 切诊 包括脉诊和按诊。脉诊是指医生用手指触摸患者的动脉，获得脉象来诊断病情。按诊是医生用手触摸或按压患者部位，获得局部压痛、肿胀、软硬、冷热等异常改变来判断病变部位、性质和轻重等。

（1）脉诊：正常成年人呼吸频率每分钟16～20次，每次呼吸脉动4～5次，每分钟脉搏60～100次。筋伤中常见的脉象如下。

1）浮脉：轻按能够触得，重按反而减弱，上举之而有余，下按之而不足。浮脉主表证及虚阳外越证。多见于新伤瘀血肿胀而剧烈疼痛、大出血或长期慢性病正气不足者。

2）沉脉：轻按不能触及，重按才可获取，上举之而不足，下按之而有余。沉脉主里证。多见于气血内伤或腰脊损伤疼痛者。

3）迟脉：脉来搏动缓慢，每息不足4次。迟脉主寒证及邪热聚结里实证。多见于筋伤肌肉挛缩或瘀血凝滞者。

4）数脉：脉来搏动急促，每息超过5次。数脉主热证及虚证，数而有力多实热，数而无力多虚热。多见于损伤发热者。

5）洪脉：脉浮大有力，来盛去衰，来大去长。洪脉主热盛，多因邪热亢盛，气盛血涌导致。多见于伤后瘀血化热者。

6）细脉：脉细如线，应指明显，按之可得。细脉主气血两虚，诸虚劳损及痛甚。多见于气血不足、虚损或疼痛剧烈者。

7）滑脉：脉应指圆滑，往来流利，如盘走珠，回旋前进。滑脉主实热、痰饮等证。多见于气血壅实、胸部挫伤或妊娠者。

8）涩脉：脉应指如刀刮竹，形细行迟，往来艰涩，脉律及力度不均。涩脉主气滞血瘀、精伤血少等证。多见于出血血虚或血瘀气滞者。

9）弦脉：脉形端直而长，如按琴弦。弦脉主诸痛、痰饮等证。多见于剧烈疼痛、肝胆疾病或腰部受风寒疼痛者。

10）濡脉：脉应指无力，浮而细软，轻压即得，重按不显。濡脉主虚、湿困等证。多见于久病精血不足或阳气虚弱者。

11）结代脉：结脉为脉缓而不规则歇止，代脉为有规律的歇止。结脉主阴盛气结，代脉主脏气衰微。多见于气虚血弱、痹证疼痛或血行涩滞者。

12）促脉：脉率较快或快慢不定，间有不规则歇止。促脉主阳盛实热、邪实阻滞等证。多见于阳亢血行、热迫血行或气滞血瘀者。

筋伤脉法可归纳为四点：一是瘀血停滞者多实证，脉宜强大而实，不宜虚细而涩，脉洪大则顺，沉细则恶；二是出血过多虚证，脉宜虚细而涩，不宜强大而实，脉沉小则顺，洪大则恶；三是六脉模糊者，证虽轻但预后差；脉缓和有神者，证虽重预后好；四是重伤痛甚脉常弦紧，偶因疼痛显结代脉，并不是恶性的证候。

（2）按诊：按诊在筋伤疾病辨证中有至关重要的意义，是不可缺少的一环。检查时应与健侧比较，治疗前后检查应对比。

1）按诊方法

①轻触法：医生手指或手掌轻轻触诊患者皮肤，探查损伤肌肤的寒凉、发热、干燥、湿润等情况，分辨外感、内伤、感染、出汗等。

②触摸法：医生手指稍用力触摸患者伤处，探查损伤部位的肿胀、疼痛、大小、形态等情况，分辨病变部位、虚实等。

③按压法：医生用手重力按压患者局部部位，探查损伤深部的压痛或肿物的质地、大小、性质等，分辨病变症结、深浅等。

④叩击法：医生用手直接或间接叩击患者身体部位，利用叩击所产生的冲击力，检查病变的性质和程度。

2）按诊内容

①摸肤温：医生用手背测试患者病变部位皮肤温度，判断肤温改变是寒证或热证。瘀血化热则病变部位皮肤温度可升高，血运不通则病变部位皮肤温度可较低。

②按痛处：医生按压病变部位寻找疼痛点，判断疼痛的范围、程度及性质。如腰部表面压痛可能为腰部扭伤，深部压痛可能为腰椎间盘变性，压痛伴下肢放射性疼痛可能为神经受压。

③压肿块：医生按压病变部位的肿块，判断肿块的边界、质地及性质。如腕背囊肿缓慢长大，无明显不适感，多见于腱鞘囊肿。

④触畸形：医生触摸患者病变部位，判断畸形的位置、方向及性质。如落枕患者可触及颈部棘突向患侧侧弯及胸锁乳突肌痉挛。

⑤检声音：医生用手检查患者病变部位发出的异常声音，判定病变的性质。如检查跟腱滑囊炎，患者跟骨后上方局部隆起处可闻及捻发音。

⑥查活动：医生检查患者病变部位活动范围改变，判断异常活动的范围、程度及性质。如膝关节侧向活动异常，则常提示膝关节侧副韧带损伤。

5. 动诊 动诊主要检查患者关节运动的异常及行走姿势的改变，以判断运动方面的情况。

（1）关节运动：医生握住患肢远端或嘱患者主动做关节旋转、屈伸、收展等各方向运动，检查关节活动范围、异常活动及疼痛性质。

1）范围异常：关节活动范围过大，多见于损伤导致关节囊、韧带松弛甚至断裂或某些先天性疾病。关节活动范围受限，如主动、被动运动均受限，多见于关节僵硬；主动运动受限、被动运动不受限，常为神经肌肉病变。

2）活动异常：严重筋伤可出现异常活动。关节原不能活动的方向可活动，常见于韧带断裂，如膝关节侧副韧带断裂，膝关节内外侧异常活动。关节原可活动的方向不能活动，常见于肌肉痉挛，如肩关节周围炎粘连期，肩关节各方向活动异常。

3）疼痛异常：筋伤疼痛性质由于各种因素而表现不同。慢性劳损性疾病引起的疼痛为活动时加重，休息后减轻；增生性关节炎引起的疼痛为活动初较重，活动后减轻，休息后再活动则加剧；粘连或病损疾病引起的疼痛则伴有活动受限。

（2）行走姿势：嘱患者行走，观察其步态有无异常改变，主要判断下肢筋伤疾病。

1）疼痛步态：多见于下肢关节扭挫伤。为保护患肢，减少患肢承重负荷及时间，患足刚着地或点地，即变为健足起步，甚至患足不着地而跳跃式行走。

2）摇摆步态：多见于臀中肌麻痹。一侧臀中肌麻痹，患者行走时躯干向患侧倾斜；双侧臀中肌麻痹，患者行走时躯干左、右交替倾斜，称为"鸭步"。

3）后倾步态：多见于臀大肌麻痹。患者行走时挺腰并以手扶持患侧臀部，呈身体后倾的行走姿势。

4）前屈步态：多见于股四头肌瘫痪。为稳定膝关节，患者行走时用手压住患侧大腿前下方，呈现身体前屈行走姿势。

5）跟足步态：多见于胫神经麻痹、小腿后肌群瘫痪、跟腱完全断裂等。为稳步行走，患者行走时以足跟着地。

6）偏瘫步态：多见于脑部病变偏瘫引起筋挛缩。患者行走时悬髋外旋，膝伸直，足内翻下垂，故跨步时先抬高患侧骨盆，提起患肢弧形回旋迈步。

7）强直步态：多见于关节僵硬。如髋关节伸直位僵直，单侧患者行走时转动骨盆向前迈步；双侧患者行走时转动骨盆，膝、踝关节迈小步，腰椎前、后凸交叠，躯干前后明显摆动。

6. 量诊 医生通过测量患者肢体长度、周径、力线及关节活动度，判断肢体损伤的程度、性质等，诊断疾病并观察治疗前后的疗效。

（1）测量肢体长度：医生用皮尺等工具测量患者肢体的长度，诊断筋伤、骨折、脱位、骨病及畸形等程度、性质，进行鉴别诊断、判断疗效及指导康复。临床常用测量肢体长度的起止点如下。

1）躯干长度：起点为颅骨顶端，止点为尾骨末端。

2）上肢长度：起点为肩峰上端，止点为中指末端。

3）上臂长度：起点为肩峰上端，止点为肱骨外上髁。

4）前臂长度：起点为桡骨头，止点为桡骨茎突。

5）下肢长度：起点为髂前上棘，止点为内踝尖端。

6）大腿长度：起点为髂前上棘，止点为髌骨中心。

7）小腿长度：起点为髌骨中心，止点为内踝尖端。

（2）测量肢体周径：医生用皮尺测量患者肢体肿胀、萎缩的周径，对比健侧或治疗前后变化，判断疾病的程度、性质等。临床常用测量肢体肿胀、萎缩的周径点如下。

1）上臂周径：腋皱褶处、三角肌止点处。

2）前臂周径：前臂肿胀最粗处、萎缩最明显处。

3）大腿周径：髌上 10 ～ 15cm 处、髌上一横掌处。

4）小腿周径：小腿肿胀最粗处、萎缩最明显处。

（3）测量关节活动度：医生用量角器测量患者各关节活动的角度，判断筋伤等疾病导致患者关节活动改变的程度、因素、性质等。常用的测量方法为中立位 0° 法，即中立位至关节活动最大角度。一般各部位关节活动角度如下。

1）颈部活动度：面向前方，双眼平视，下颌内收，左右侧屈均 45°，前屈、后伸均 35° ～ 45°，左右旋转均 60° ～ 80°（图 1-7）。

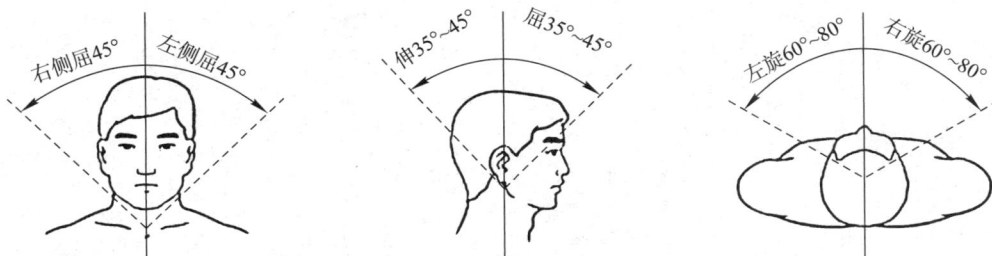

图 1-7　颈部活动范围

2）腰部活动度：医生双手固定患者骨盆，患者挺直站立，左右侧屈 30°，前屈 90°，后伸 30°，左右旋转均 30°（图 1-8）。

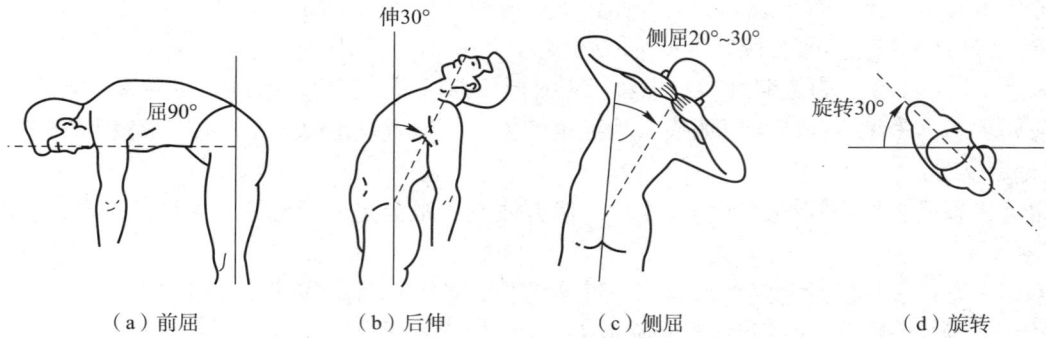

（a）前屈　　　　　（b）后伸　　　　　（c）侧屈　　　　　（d）旋转

图 1-8　腰部活动范围

3）肩部活动度：上臂下垂，屈肘 90°，前臂朝前，肩部前屈 90°，后伸 45°，内收 40°～ 45°，外展 90°，内旋 80°，外旋 30°，上举 90°（图 1-9）。

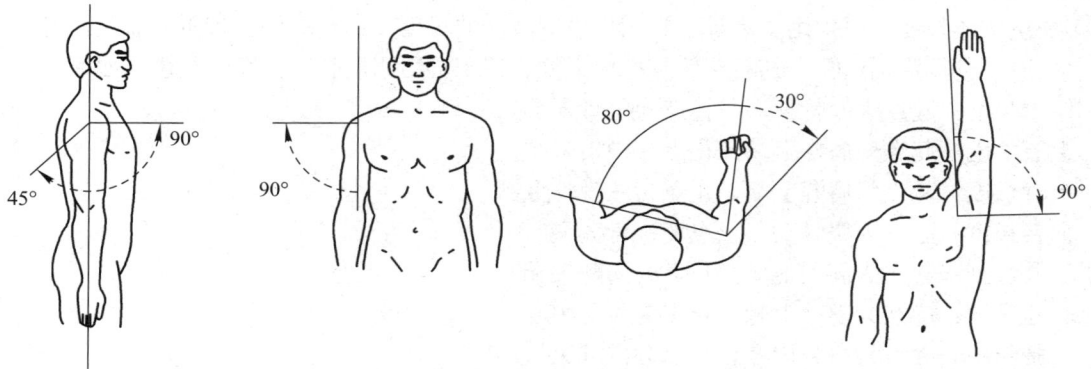

图 1-9　肩部活动范围

4）肘部活动度：前臂伸直，前屈 140°，后伸 10°，旋前 80°～ 90°，旋后 80°～ 90°（图 1-10）。

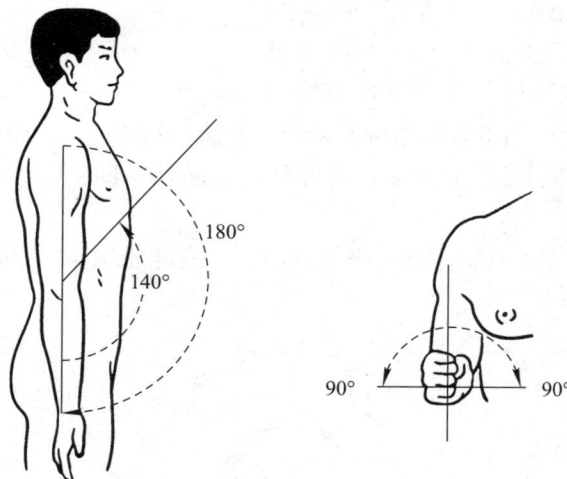

图 1-10　肘部活动范围

5）腕部活动度：伸直上肢，手掌向下，腕掌屈 50°～ 60°，背伸 35°～ 60°，尺偏 30°～ 40°，桡偏 25°～ 30°（图 1-11）。

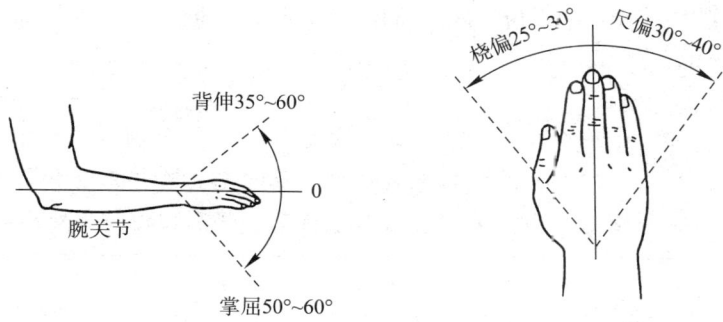

图 1-11 腕部活动范围

6）掌部活动度：伸直掌指，拇指向食指方向伸直，第一掌指关节外展 60°，对掌 60°，掌指关节屈曲 90°，过伸 30°。

7）指部活动度：伸直手指，近侧屈曲 90°，远侧屈曲 60°。

8）髋部活动度：髋部关节伸直，前屈 90°（膝关节伸直位）、145°（膝关节屈曲位），后伸 40°，内收 20°～30°，外展 30°～45°，内外旋转均 40°（图 1-12）。

图 1-12 髋部活动范围

9）膝部活动度：伸直膝关节。后屈 145°，前伸 15°，屈膝 90° 时小腿内外旋转均 20°（图 1-13）。

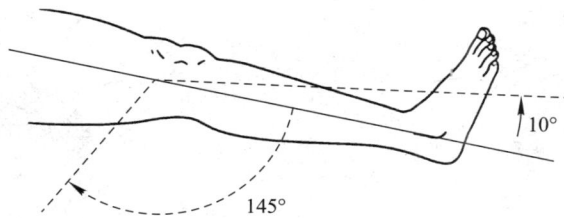

图 1-13 膝部活动范围

10）踝部活动度：踝关节屈曲 90° 中立位。背伸 20°～30°，跖屈 40°～50°，内外翻转为 30°（图 1-14）。

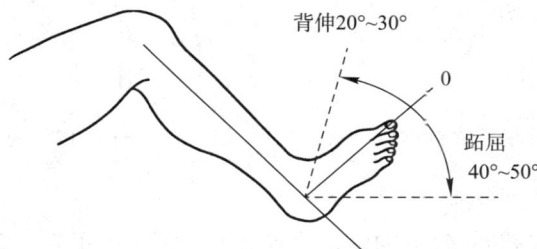

图 1-14 踝部活动范围

11）足部活动度：踝关节 90° 中立位。跚趾背伸 35°，跖屈 35°。

（二）筋伤特殊检查法

1. 头颈部特殊检查

（1）臂丛神经牵拉试验：神经根型颈椎病的检查方法。嘱患者正坐，头稍前屈，医生站在患者患侧，一手握住患侧腕部，另一手放在患侧头颞部，同时反方向牵拉。阳性表现为患侧上肢放射性疼痛、麻木感出现或加重（图 1-15）。

（2）椎间孔挤压试验：神经根型颈椎病的检查方法。嘱患者正坐，头稍向患侧的侧后方偏歪，医生站在患者身后，双手交叉置于患者头顶部并下压。阳性表现为患侧上肢放射性疼痛出现或加重（图 1-16）。

（3）椎间孔分离试验：神经根型颈椎病、颈部牵引治疗指征的检查方法。嘱患者正坐，医生站在患者身后，一手托住患者前下颌，另一手托住患者枕部，轻轻向上端托头部。阳性表现为患者颈部疼痛及患侧上肢放射性疼痛减轻。本试验阳性提示颈部牵引治疗效果较好。

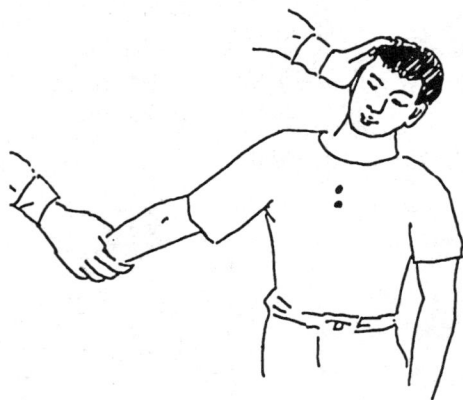

图 1-15　臂丛神经牵拉试验

（4）头顶叩击试验：颈椎病、脊柱损伤的检查方法。嘱患者正坐，医生站在患者身后，一手掌平放于患者头顶，另一手握空拳叩击放在头顶的手背。阳性表现为患者颈部疼痛、不适或患侧上肢放射性疼痛、麻木感出现或加重（图 1-17）。

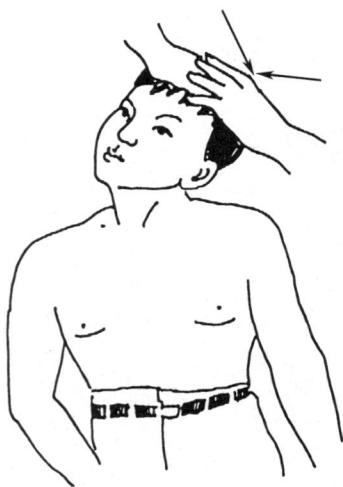

图 1-16　椎间孔挤压试验

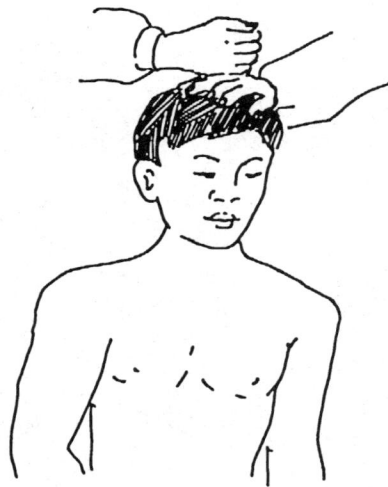

图 1-17　头顶叩击试验

2. 胸背部特殊检查

胸廓挤压试验：胸部筋伤与肋骨骨折的鉴别检查方法。嘱患者正坐，医生站在患者侧方，一手放在患者胸骨上并向后挤压，另一手放在相对的胸椎上并向前推按。阳性表现为肋骨骨折处有明显的疼痛，而胸部筋伤处无疼痛或疼痛不明显。

3. 腰骶部特殊检查

（1）仰卧挺腹试验：腰椎间盘突出症的检查方法。嘱患者仰卧，头或足用力将腹部向上挺起，深吸气后闭气再腹部鼓气；或仰卧挺腹，用力咳嗽；或仰卧挺腹，医生两手压迫患者颈静脉。阳性表现为患者腰痛伴下肢放射性疼痛。

（2）拾物试验：小儿脊柱结核致腰部前屈障碍的检查方法。嘱患者直立弯腰伸手拾取地上物品。阳性表现为患者不能弯腰，屈膝屈髋并手扶膝下蹲拾物。

（3）俯卧背伸试验：婴幼儿脊柱病变或强硬的检查方法。嘱患者俯卧及并拢下肢，医生提起患儿双足。阳性表现为患者脊柱过伸未呈弧形，大腿、骨盆及腹壁呈直线离开床面。

4. 肩与上臂部特殊检查

（1）疼痛弧试验：冈上肌肌腱炎的检查方法。嘱患者站立，医生一手置于患侧肩峰并固定，另一手握患腕部并外展上肢，或嘱患者主动外展患侧上肢。阳性表现为外展 60°～120° 范围时出现疼痛，不在此范围不出现疼痛（图 1-18）。

（2）落臂试验：肩袖损伤的检查方法。嘱患者站立，医生外展患侧上肢 90° 后松手，让患者慢慢下落患肢。阳性表现为患肢不受控制突然下落。

（3）冈上肌腱断裂试验：冈上肌腱断裂的检查方法。嘱患者站立，主动外展患侧上肢。阳性表现为肩外展 30°～60° 时，三角肌收缩但不能继续外展上肢；被动外展超过 60°，三角肌收缩则能继续外展上肢（图 1-19）。

（4）肱二头肌抗阻力试验：肱二头肌肌腱炎、肱二头肌长头肌腱滑脱的检查方法。嘱患者端坐并屈患肘 90°，用力屈肘，并作外展、外旋动作，医生一手扶住患侧肘部，另一手握住腕部给予阻力。阳性表现为肱二头肌腱结节间沟处疼痛、肱二头肌长头肌腱滑脱。

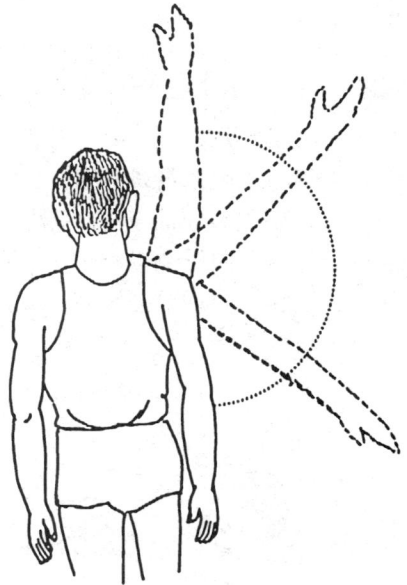

图 1-18 疼痛弧试验

5. 肘与前臂部特殊检查

（1）前臂伸肌紧张试验：肱骨外上髁炎的检查方法。嘱患者端坐，伸直肘关节，前臂旋前，手半握拳。医生一手扶住患肘，另一手置于掌背部并向掌侧按压，同时嘱患者背伸腕关节。阳性表现为肱骨外上髁疼痛。

（2）网球肘试验：肱骨外上髁炎的检查方法。嘱患者端坐，前臂旋前，手半握拳并掌屈腕关节，再伸直肘关节。阳性表现为肱骨外上髁疼痛（图 1-20）。

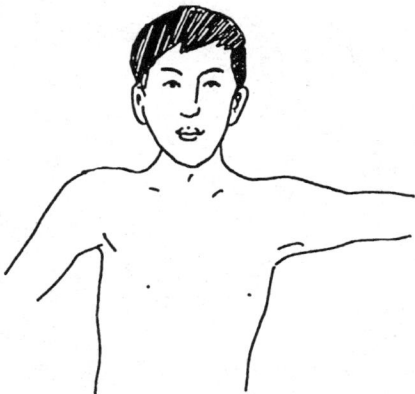

图 1-19 冈上肌腱断裂试验

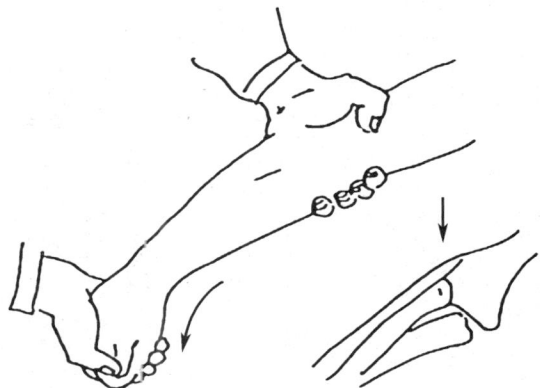

图 1-20 网球肘试验

（3）肘关节侧副韧带稳定性试验：肘关节侧副韧带损伤的检查方法。嘱患者端坐，伸直患侧上肢。检查外侧副韧带，医生一手置于患肘内侧部并外推肘部，另一手握住患侧腕部并内收前臂；检查内侧副韧带则相反。阳性表现为前臂出现内收、外展运动。

6.腕与手部特殊检查

（1）屈腕试验：腕管综合征的检查方法。嘱患者端坐，医生屈曲患侧腕关节，并按压正中神经 1～2 分钟。阳性表现为患侧食指、中指放射性疼痛，手掌麻木感加重。

（2）握拳试验：桡骨茎突狭窄性腱鞘炎的检查方法。嘱患者端坐，患侧前臂中立，拇指置于掌心并握拳。医生一手握患腕上部，另一手尺偏患腕。阳性表现为患侧桡骨茎突部剧烈疼痛（图 1-21）。

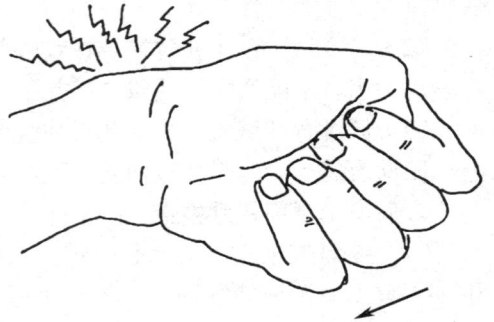

图 1-21　握拳试验

（3）腕三角软骨挤压试验：腕三角软骨损伤的检查方法。嘱医生端坐，医生一手握腕上部，另一手握手掌部，并尺偏腕关节，再屈伸腕关节。阳性表现为腕关节尺侧疼痛明显加重。

7.髋与大腿部特殊检查

（1）髋关节屈曲挛缩试验（托马斯征）：髋关节僵硬、强直或髂腰肌痉挛的检查方法。嘱患者取仰卧位，尽量屈曲健侧髋膝关节，使大腿贴近躯干，腰部紧贴于床面。阳性患髋不能伸直平放于床面或虽能伸直但腰部出现前凸（图 1-22）。

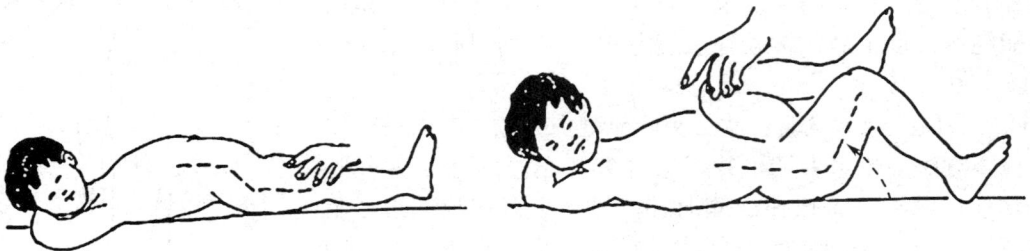

图 1-22　髋关节屈曲挛缩试验

（2）单腿独立试验：髋关节脱位或臀中、小肌麻痹，任何臀中、小肌无力的检查方法。嘱患者健肢单足站立，抬起患肢，患侧骨盆及该侧臀皱褶上升，即为阴性。阳性为患者以患肢单足站立，健肢抬起，则健侧骨盆及臀皱褶下降（图 1-23）。

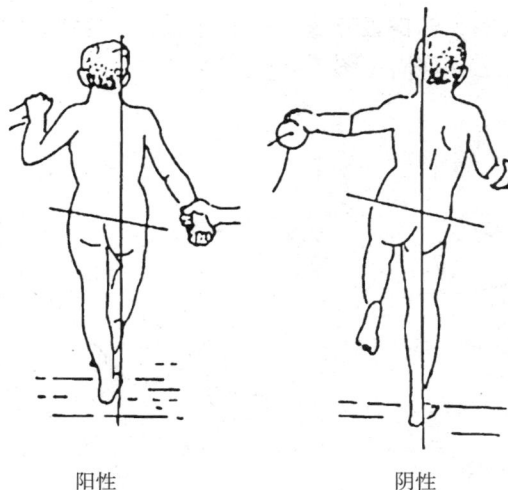

阳性　　　　　　　　阴性

图 1-23　单腿独立试验

（3）骨盆挤压及分离试验：骨盆骨折、骶髂关节病变的检查方法。嘱患者仰卧并伸直双下肢，医生向内挤压、向外推按患者两侧髂骨翼。阳性表现为患侧骨盆产生疼痛。

（4）骶髂关节扭转试验（床边试验）：骶髂关节病变的检查方法。嘱患者仰卧，患侧臀部靠近床边并屈膝屈髋健侧下肢，医生一手按压健侧膝部向腹壁贴近，另一手向下按压患侧下肢后伸。阳性表现为骶髂关节疼痛（图1-24）。

（5）骶髂关节分离试验（"4"字试验）：骶髂关节病变的检查方法。嘱患者仰卧并伸直健侧下肢，屈膝屈髋并外展外旋患侧下肢，并将患踝置于健膝上，呈"4"字形。医生向下按压患侧膝部及健侧髂前上棘。阳性表现为骶髂关节疼痛（图1-25）。

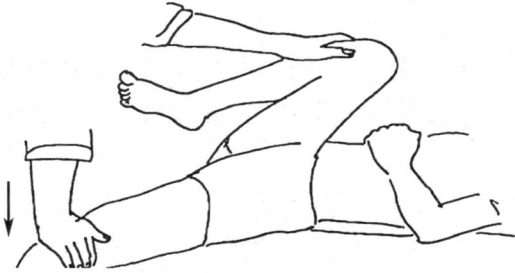

图1-24　骶髂关节扭转试验

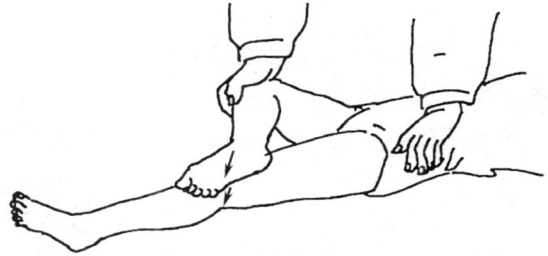

图1-25　骶髂关节分离试验

（6）髂胫束挛缩试验：髂胫束挛缩、阔筋膜张肌挛缩的检查方法。嘱患者健侧卧位并健侧屈髋屈膝，医生站立于患者背后，一手扶定骨盆，另一手握患踝部并屈膝90°，前屈、外展、再后伸患髋，后放踝部让其下落。阳性表现为患肢未落在健肢后方，而是落在健肢前方或保持外展不下落。

（7）梨状肌紧张试验：坐骨神经受压的检查方法。嘱患者仰卧位并伸直患侧下肢，医生将患肢内收内旋再迅速外展外旋。阳性表现为坐骨神经内旋时有放射性疼痛，外旋时减轻。

（8）股神经紧张试验：股神经根受压的检查方法。嘱患者俯卧，医生一手固定骨盆，另一手提患侧小腿后伸。阳性表现为大腿前面疼痛。

（9）直腿抬高试验：坐骨神经受压的检查方法。嘱患者仰卧并伸直双下肢，医生一手扶踝部，另一手扶膝部，抬起患侧下肢。阳性表现为患肢抬高角度低于70°时出现下肢后侧放射性疼痛（图1-26）。

（10）直腿抬高加强试验：坐骨神经受压的检查方法。嘱患者仰卧并伸直双下肢，医生一手扶踝部，另一手扶膝部，抬高患侧下肢，待出现疼痛后稍放低下肢至无痛时，突然背伸踝关节。阳性表现为患肢后侧放射性疼痛（图1-27）。

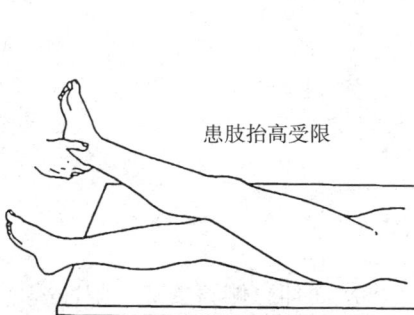

患肢抬高受限

图1-26　直腿抬高试验

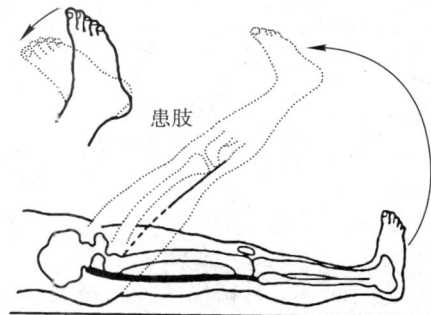

患肢

图1-27　直腿抬高加强试验

（11）屈髋伸膝试验：坐骨神经痛的检查方法。嘱患者取仰卧位，医生使患者下肢尽量屈髋屈膝，然后逐渐伸直膝关节。阳性表现为伸膝时出现下肢放射痛（图1-28）。

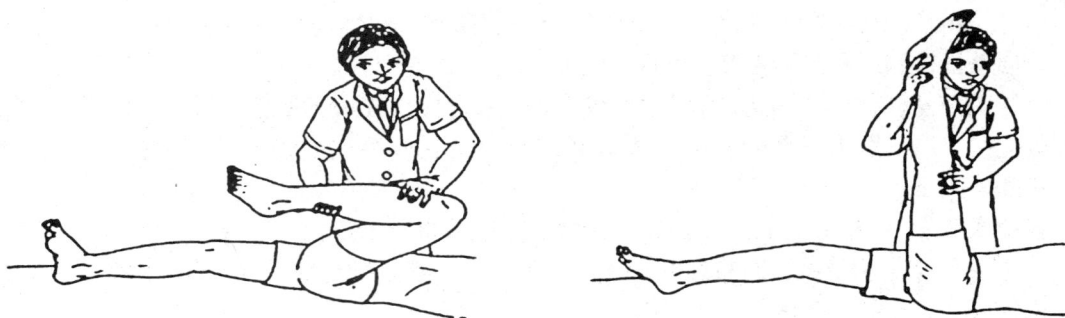

图 1-28　屈髋伸膝试验

（12）髋膝屈曲试验：腰部筋伤、劳损或腰椎椎间关节、腰骶关节、骶髂关节有病变，或腰椎结核的检查方法。嘱患者取仰卧位，医生用双手抓住患者双膝部，使其髋、膝关节尽量屈曲，并向头部推压，使臀部离开床面。阳性表现为腰骶部疼痛（图 1-29）。

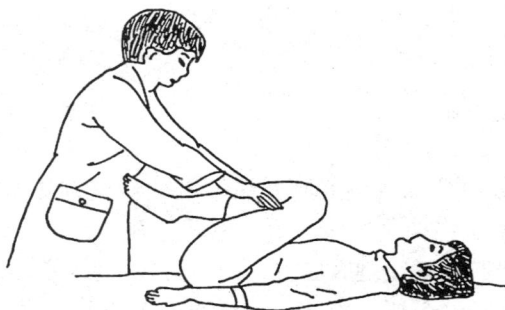

图 1-29　髋膝屈曲试验

8. 膝及小腿部特殊检查

（1）回旋挤压试验：半月板损伤的检查方法。嘱患者仰卧并伸直双下肢，医生一手握患膝，另一手握患足，尽量屈曲患膝及髋。检查内侧半月板，则内收、外旋小腿，再缓慢伸直膝关节。检查外侧半月板，则外展、内旋小腿，再缓慢伸直患膝。阳性表现为伸直膝关节时有明显疼痛及弹响声（图 1-30）。

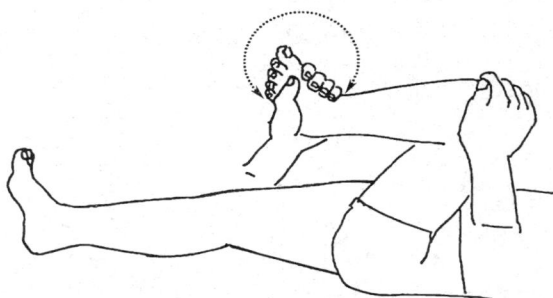

图 1-30　回旋挤压试验

（2）交锁征：半月板损伤的检查方法。嘱患者端坐或仰卧，多次屈伸患侧膝关节。阳性表现为患膝突然疼痛并不敢屈伸。

（3）膝关节分离试验：膝关节侧副韧带断裂或松弛的检查方法。嘱患者仰卧，伸直患膝。检查内侧副韧带，医生一手放于患膝外侧并内推膝部，另一手握住患部小腿下部并外展小腿；检查外侧副韧带则相反。阳性表现为膝部疼痛并异常松动（图 1-31）。

（4）研磨试验：半月板损伤、侧副韧带损伤的检查方法。嘱患者俯卧并屈曲患膝 90°，医生双手握住患者伤肢的足部。检查半月板则垂直向下挤压，并外展、外旋或内收、内旋小腿；检查侧副韧带则垂直向上提拉，并旋转小腿。阳性表现为膝部损伤处疼痛（图1-32）。

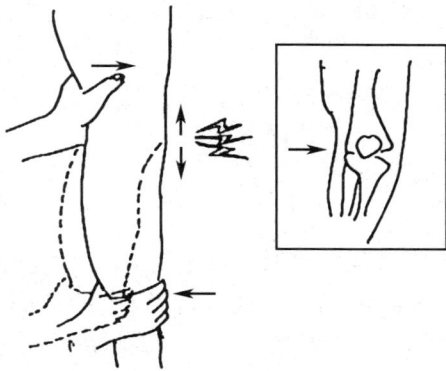

图1-31　膝关节分离试验　　　　　　　　图1-32　研磨试验

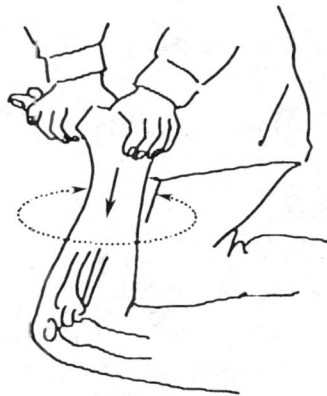

（5）抽屉试验：交叉韧带断裂或松弛的检查方法。嘱患者仰卧并屈曲患膝90°，医生坐于床上抵住患足，双手握住患侧小腿上部，前后推拉小腿。阳性表现为前交叉韧带断裂或松弛则小腿过度前移，后交叉韧带断裂或松弛则小腿过度后移（图1-33）。

（6）浮髌试验：膝关节滑膜炎的检查方法。嘱患者仰卧并伸直膝关节，医生一手挤压髌上囊的液体到关节腔，另一手拇、中指固定髌骨并食指下压髌骨。阳性表现为挤压髌骨有漂浮感（图1-34）。

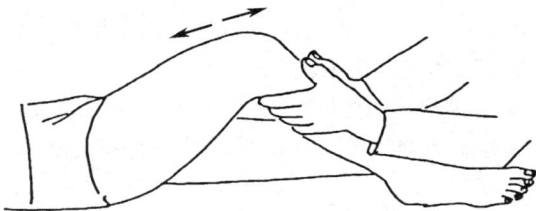

图1-33　抽屉试验　　　　　　　　　　图1-34　浮髌试验

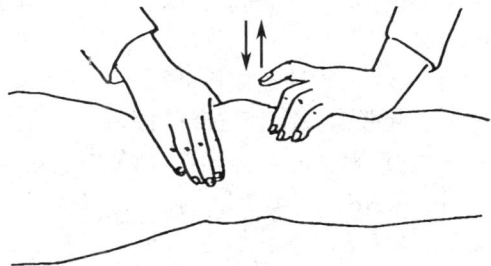

9. 踝与足部筋伤

（1）捏小腿三头肌试验：跟腱断裂的检查方法。嘱患者俯卧并将患足垂于床沿下，医生单手捏挤患侧小腿三头肌肌腹。阳性表现为患侧踝关节不能跖屈。

（2）跟腱挛缩试验：小腿三头肌挛缩的检查方法。嘱患者端坐并自然下垂小腿。阳性表现为比目鱼肌挛缩，则屈膝位踝关节跖屈不能背伸；腓肠肌挛缩，则伸膝位踝关节跖屈不能背伸；双肌挛缩，则伸、屈膝位踝关节均跖屈不能背伸。

（三）筋伤神经检查法

1. 感觉检查

（1）痛觉：疼痛正常、敏感、迟钝或消失的检查方法。医生用针从无感觉区向正常区刺激患侧皮肤。

（2）触觉：触觉正常、敏感、迟钝或消失的检查方法。嘱患者闭目，医生用棉签轻轻刺激患侧皮肤。

（3）温度觉：冷、热感觉的检查方法。医生将5～10℃冷水及40～45℃热水分别放入玻璃试管中，分别刺激患侧皮肤。

（4）位置觉：嘱患者闭目，医生屈伸患者手指或足趾，让患者描述手指或足趾的位置及活动方向。

（5）振动觉：嘱患者闭目，医生振动音叉后，将其末端放在患者骨突处皮肤，患者描述振动感觉及时间。

（6）实体觉：嘱患者闭目，医生放置不同物体，患者用手触摸分辨物体的大小、形状、方向、硬度等。

（7）两点分辨觉：嘱患者闭目，医生以两脚规的两个尖端触及身体的不同部位，患者描述两点间的距离。

2. 反射检查

（1）生理反射

1）腹壁反射：胸神经损伤的检查方法。嘱患者仰卧并放松腹直肌，医生用钝物由外向内轻划腹壁，引起腹肌收缩。$T_7 \sim T_8$、$T_9 \sim T_{10}$、$T_{11} \sim T_{12}$ 神经损伤分别表现为上、中、下腹壁反射消失。

2）提睾反射：腰神经损伤的检查方法。嘱患者仰卧并伸直双下肢，医生用钝物由下向上划男性大腿内侧上方皮肤，引起同侧提睾肌收缩及睾丸上升。$L_1 \sim L_2$ 神经损伤则提睾反射消失。

3）肛门反射：骶神经损害的检查方法。嘱患者俯卧或侧卧，医生一手轻拉一侧臀肌，另一手用钝物轻划肛门或会阴部，引起肛门外括约肌收缩。S_1 神经损伤则肛门反射消失。

4）肱二头肌反射：颈神经损伤的检查方法。嘱患者站立或端坐，前臂旋前半屈曲，医生一手拇指放在肱二头肌腱上，另一手用叩诊锤叩击拇指，引起肱二头肌收缩带动前臂屈曲。$C_5 \sim C_6$ 神经损伤则肱二头肌反射消失。

5）肱三头肌反射：颈神经损伤的检查方法。嘱患者端坐并前臂旋前半屈曲，医生一手握住前臂，另一手用叩诊锤叩击鹰嘴肱三头肌腱处，引起肱三头肌收缩带动前臂伸直。$C_7 \sim C_8$ 神经损伤则肱三头肌反射消失。

6）膝反射：股神经损伤的检查方法。嘱患者仰卧或端坐并屈曲膝关节至120°，医生用叩诊锤叩击髌韧带，引起股四头肌收缩带动膝关节伸直。$L_2 \sim L_4$ 神经损伤则膝反射消失。

7）跟腱反射：胫神经损伤的检查方法。嘱患者卧位或跪位，医生一手握住足部，并使踝关节轻度背屈，另一手用叩诊锤叩击跟腱，引起小腿三头肌收缩带动踝跖屈。$S_1 \sim S_2$ 神经损伤则跟腱反射消失。

（2）病理反射

1）霍夫曼征（Hoffmann 征）：上运动神经元损伤的检查方法。医生一手托住患者腕部，另一手食指和中指夹住患者中指，拇指快速轻弹中指指甲。阳性反应为全部手指屈曲。

2）巴宾斯基征（Babinski 征）：锥体束损伤的检查方法。医生用钝物划患侧足底外侧。阳性反应为踇趾背屈，其余四趾呈扇形分开。

3）戈登征（Gordon 征）：锥体束损伤的检查方法。医生用手挤压患侧腓肠肌。阳性反应为踇趾背屈，余四趾呈扇形分开。

4）奥本海姆征（Oppenheim 征）：锥体束损伤的检查方法。医生用拇指、食指自上而下压挤患侧胫骨前缘。阳性反应为第一趾背屈，余四趾呈扇形分开。

5）髌阵挛：中枢神经损伤的检查方法。医生用拇指、食指按住患侧髌骨上缘，迅速向下推动髌骨。阳性反应为髌骨连续性的交替上下颤动。

6）踝阵挛：中枢神经损伤的检查方法。医生一手托住患侧腘窝，另一手握住其患侧足部，迅速推足使踝背屈并抵住。阳性反应为踝关节连续性的交替伸屈颤动。

3. 运动检查

（1）肌容积：医生观察患者肌体外形，测量肢体周径，记录肌肉有无萎缩、肿胀、挛缩、畸形等。

（2）肌张力：嘱患者放松肢体，检查其被动运动时的阻力。上运动神经元损伤，肌张力增强，被动活动关节有阻力；下运动神经元损伤，肌张力减低，肌力减退或消失。

（3）肌力：嘱患者放松肢体，检查其主动运动时的力量。医生检查神经损伤平面以下主要肌肉的肌力。通常肌力分为 0 ~ 5 级，其标准见表 1-2。

表 1-2　肌力分级

级别	表现	程度
0 级	肌肉无收缩，肌力消失	完全瘫痪
1 级	肌肉收缩微弱，肌力不能带动关节活动	接近瘫痪
2 级	肌力能水平移动关节，不能对抗地心引力	重度瘫痪
3 级	肌力能对抗地心引力活动关节，不能对抗阻力	轻度瘫痪
4 级	肌力能抗一定阻力运动关节，不能抗强大阻力	接近正常
5 级	肌力能抗强大阻力运动关节，肌力正常	完全正常

（四）筋伤辅助检查法

1. 实验室检查　血常规是筋伤最常用的实验室检查方法，大失血可见红细胞及血红蛋白明显减少，出血不止可见血液成分明显降低，急性感染可见白细胞总数明显增高、中性粒细胞增高；关节软骨、韧带、滑膜囊等严重损伤可见血性关节液，慢性损伤性滑膜炎及滑囊炎可见淡黄色黏稠液等。

2. X 线检查　X 线片显示软组织增厚，层次结构模糊多见于软组织炎症、水肿，软组织中肿物阴影多见于血肿、脓肿；软组织透亮密度减低影多见于软组织内积气；条状或块状钙化致密影多见于软组织钙化；密度增高的异物影多见于软组织异物等。脊髓受压可用椎管造影，以判断肿瘤、椎间盘突出部位；关节内病变可用关节造影，如判断膝关节半月板、交叉韧带损伤等。

3. 计算机体层扫描（computed tomography，CT）　CT 主要用于检查脊椎、骨盆、四肢骨与关节的病变，诊断椎间盘突出病变的准确率≥90%，可明确突出位置、程度、性质（膨出、突出、脱出）、脊髓或神经根压迫情况。

4. 磁共振成像（magnetic resonance imaging，MRI）　MRI 主要用于检查脊髓、椎间盘、关节、软组织肿瘤及原发性肌肉疾患等，在显示骨关节内部结构、软组织病变及范围、解剖关系等方面优于 CT，是骨坏死类疾病首选的影像学检查方法。

5. 关节镜检查　多用于膝、肩、肘、腕、髋等关节，如观察关节滑膜的充血及水肿程度，了解半月板损伤的部位、形态和程度等；也用于治疗，如摘除关节内游离体、切除半月板及修复交叉韧带等。

6. 肌电图检查　采用电子仪器记录肌肉静止或收缩时的电活动，应用电刺激检查神经、肌肉兴奋及传导功能等。肌电图主要用来检查神经与肌肉疾病，如腓深神经受损，可见胫前肌异常肌电图。

二、筋伤的辨证方法

（一）六诊辨证

采用望、闻、问、切、动、量六诊及相关辅助手段进行全面检查，结合患者的临床表现，辨证分析病情。

1. 全身临床表现　慢性及轻微筋伤可无全身临床表现。筋伤出血，瘀血化热，常有低于 38.5℃的发热，体温一般 5 ～ 7 天可恢复正常；严重挤压筋伤可导致肌肉坏死，可伴有酸中毒、高血钾及低钙等，甚至出现急性肾衰竭；严重内脏损伤或失血过多的筋伤，由于疼痛、缺血等可出现意识障碍，甚至休克及死亡。

2. 局部临床表现

（1）疼痛：多由于挤压、冲撞、击打等直接暴力及传导、扭转、杠杆等间接暴力导致筋脉损伤，进而引发气血不通，不通则痛。急性筋伤疼痛较剧烈，多呈锐痛、刺痛等。慢性筋伤疼痛较缓和，多呈酸胀痛、隐痛等。软组织挫伤者，可出现受伤部位钝痛、胀痛等。刺激或增生物压迫神经者，可出现神经支配区域麻木感、放射性疼痛等。

（2）肿胀：多由外力导致，其肿胀程度与受伤时间、外力大小、损伤程度等密切相关。受外力小、程度轻的损伤或慢性筋伤者，局部肿胀较轻；反之，局部肿胀较重。伤后血管未破者形成渗出性肿胀，较大面积的碾挫伤，渗出液较多，波动感明显，多在浅表层肿胀，临床上称为潜行剥脱伤。血管破裂者形成出血性肿胀，出血量较多，局部可有波动感。

（3）功能障碍：损伤后肌肉、肌腱、关节囊粘连挛缩而引起关节活动障碍者，其关节主动活动与被动活动均受限。受伤后因神经系统损伤而引起肢体功能丧失者，其支配区域可出现感觉障碍。肌肉、肌腱、韧带等损伤而引起活动范围受限者，多见于肌肉、肌腱、韧带等撕裂伤；超过正常运动范围者，多见于肌肉、肌腱、韧带等断裂。

（4）畸形：筋伤后可出现畸形，多由于肌肉韧带断裂、收缩或神经损伤所致，如桡神经损伤可出现腕下垂，前锯肌损伤可出现翼状肩畸形。筋伤畸形应与骨折脱位畸形相区别，如腋神经损伤后三角肌萎缩可出现方肩畸形，肩关节前脱位亦可出现方肩畸形。

（5）肌肉萎缩：肌肉萎缩为慢性筋伤的常见症状，多由肌肉本身疾患或神经系统功能障碍所致。如疼痛、活动受限及包扎固定等因素，使患肢活动减少、气血运行不畅，时间久者可致肌肉失用性萎缩，多见于下肢股四头肌萎缩。

（二）八纲辨证

八纲是指阴、阳、表、里、寒、热、虚、实八个纲领。八纲辨证是指根据病情，应用八纲分析，辨别疾病深浅位置、疾病寒热性质、正邪盛衰转化及病情阴阳属性。

1. 阴阳辨证　阴阳是证候分类的大纲及辨证归类的疾病纲领。阴阳辨证是基本的辨证方法，其范围包括疾病的性质及临床证候等。

（1）阴虚证：多由于体内津液、精血等缺乏导致不能制约阳气，缺乏滋润、濡养等作用而表现为虚热现象。病因有筋伤日久、消耗阴液，可导致气滞、血瘀、水停、动风等病变。

（2）阳虚证：多由于体内阳气不足，缺乏气化、温煦、推动等作用而表现虚寒现象。病因有急性损伤、急性化脓性感染、水火烫伤等，可导致气滞、血瘀、水肿、痰饮等病变。

2. 表里辨证　表里是指病位的内、外及深、浅。表里辨证要分辨病情轻重、深浅及疾病的变化趋势。筋伤初期，邪多在表，病较轻浅；筋伤后期，邪多入里，病较深重。

（1）表证：多由外损皮肉兼外感风寒、急性化脓性感染初期等引起。表现为鼻塞流涕、发热恶寒、头痛不适、周身酸痛、局部红肿热痛等症状。

（2）里证：多由内伤气血、经络、脏腑等引起。表现为神昏烦躁、大热大汗、项强抽搐、便秘尿赤、斑疹隐隐、二便不利等症状。

3. 寒热辨证　寒热是指疾病的性质。寒热辨证是辨别疾病性质的纲领，需要辨别机体阴阳的偏盛，阳盛则热，阴盛则寒。

（1）寒证：多由骨关节慢性劳损，外邪乘虚侵入，或素体虚衰、伤后阴寒入里等所致。表现为面色苍白、肢冷喜温、脓水清稀、大便溏薄、小便清长等症状。

（2）热证：多由伤后积瘀化热，或开放性损伤后热毒蕴结、深窜入里等所致。表现为面红目赤、红肿热痛、口渴喜冷饮、便秘尿赤等症状。

4. 虚实辨证　虚实是指机体正气强弱及邪气盛衰。虚实辨证是辨别正邪盛衰的纲领。辨证的基本要求是要辨别正邪的虚实，实宜攻邪，虚宜补正。

（1）虚证：多由损伤后期、慢性化脓性骨髓炎等所致。表现为形体瘦弱、神疲体倦、面色萎黄、声低气短、食少便溏、自汗或盗汗等症状。

（2）实证：多由损伤初期、邪闭经络、胸腹内伤蓄瘀等所致。表现为体质壮实、呼吸气粗、大便秘结、小便短赤、胸腹胀满、疼痛拒按等症状。

（三）气血辨证

气血辨证指辨析疾病中气血亏虚、运行障碍等，如气虚、血虚、气滞、血瘀。跌仆、劳累等可引起气血不足或运行失常，导致疾病的发生。

1.气病辨证

（1）气虚：多由慢性损伤、严重损伤恢复期、年老体弱等所致，表现为精神倦怠、少气懒言、呼吸气短、语声低微等症状。

（2）气滞：多由闪挫、劳损、情志内伤等所致，表现为气机郁滞之经络阻塞，可见胀闷疼痛、胀多于痛、痛无定处等。

（3）气逆：多由外邪入侵、饮食不节、情志内伤等所致，表现为肺气上逆而咳嗽、喘促；胃气上逆而嗳气呃逆、恶心呕吐；肝气上逆而头痛、眩晕等。

（4）气闭：多由严重的损伤、强烈疼痛等所致，表现为突然昏厥、不省人事、四肢逆冷、筋脉拘挛等。

2.血病辨证

（1）血虚：多由失血过多、脾胃功能虚弱、严重筋伤累及肝肾等所致，表现为面色萎黄、头昏眼花、心悸怔忡，失眠多梦、肢体痿软无力等。

（2）血瘀：多由气虚气滞、外感寒邪、外力损伤等所致，表现为皮下青紫、肿胀疼痛、针刺样疼痛、痛有定处等。

（3）血热：多由损伤后积瘀化热、金刃创伤、邪毒感染等所致，表现为心烦躁、出血、面红目赤、舌绛等。

（4）血寒：多由外受寒邪所致，表现为手足冷痛、拘紧疼痛、得温痛减、皮肤发凉等。

三、筋伤的并发症

（一）早期并发症

1.休克 多由严重暴力引起大出血或剧烈疼痛等所致，表现为面色苍白、四肢湿冷、脉搏加快、脉压减少、尿量减少，甚至昏迷等。

2.感染 多由开放性损伤、伤口污染等所致，表现为局部红肿热痛化脓、伤口渗液、异味，甚至全身发热、乏力等。

3.骨折 多由肌肉强烈收缩导致撕脱性骨折，或肌肉持续收缩所致，表现为骨折处明显压痛、畸形等。

4.脱位 多由肌肉牵拉导致韧带松弛、关节失稳所致，表现为脱位处活动不利、压痛明显、畸形等。

5.筋膜间隔区综合征 多由筋膜间隔区的肌肉、神经缺血、缺氧所致，表现为局部明显肿胀、活动功能严重受限、被动活动疼痛剧烈、感觉异常等。

（二）晚期并发症

1.关节僵直 多因损伤血管导致血肿机化，或长时间固定导致筋粘连，表现为关节的主动运动及被动运动受限，甚至出现关节僵直。

2. 肌肉萎缩　多由固定疼痛、肢体活动不足导致肌肉失于濡养而萎缩，也可慢性筋伤压迫神经导致肌肉萎缩，表现为局部肌肉失用性萎缩。体质虚弱导致筋肉失养，表现为广泛的肌肉萎缩。

3. 骨质疏松　多由肢体长期固定、活动减少，导致局部骨组织脱钙，引起失用性骨质疏松，表现为肢体活动不利、痿软无力、腰酸背痛等。

4. 肢体肿胀　多由经脉受损、气血不畅，血瘀末端所致，表现为患肢远端或局部肿胀、局部皮肤温度升高，肢体末端温度降低等。

5. 创伤性关节炎　多由筋伤后关节失稳、关节面撞击或磨损导致骨质增生、关节退行性改变，表现为关节活动不利、疼痛甚至肿胀。

6. 钙化、骨化　多由韧带、肌肉、关节囊等损伤出血，血肿机化导致组织增生、钙化、骨化等。表现为关节僵硬、活动受限、持续性疼痛、肿胀、X 线可见骨化影。临床上以肘、膝、肩关节及脊柱等部位为多见。

7. 管腔狭窄　多由慢性筋伤使筋增生肥厚，导致腱鞘、支持带管腔狭窄，如椎管内黄韧带增生导致椎管狭窄，屈指肌腱增生导致扳机指等。

8. 关节游离体　多由关节内软骨损伤，导致小软骨脱落形成关节游离体，如膝关节损伤导致边缘半月板脱落游离。

医者 仁心

　　元代著名骨伤专家危亦林，字达斋，江西抚州南丰人，他积累五世医学经验编纂了《世医得效方》。该著作专设"正骨兼金镞科"，系统地整理了当时骨伤科的成就。危亦林开创了许多骨折脱位的诊断分类、整复固定等方法，首创了悬吊复位法治疗脊柱骨折，发明了"架梯法"整复肩关节脱位，创制了麻醉药草乌散。《世医得效方》提供了中医骨伤疾病的治疗经验，为我国骨伤科学的发展作出了重大贡献。

第四节　筋伤的治疗

　　筋伤后的病情、病程及预后的差异较大，加之某些筋伤的确切诊断和治疗比较困难，因此，临床上多采用综合性的治疗方法。

　　急性筋伤，初期一般慎用手法，以内服外用活血化瘀、消肿止痛药物，包扎固定，早期宜以适当功能锻炼为主。若肌腱、韧带完全断裂，应考虑早期手术修复。筋伤后出现骨错缝、筋出槽等，应及时进行手法治疗，包扎固定，并适当休息。2～3天后出血渐止，瘀血肿胀逐渐消退，应及时进行肌肉收缩活动，并逐日增加活动量，以防止发生粘连，引起后遗症。

　　慢性筋伤，根据辨证施治原则，结合患者伤情，采用综合治疗措施，以手法及功能锻炼为主，配合针灸、封闭、理疗、电疗、离子导入、牵引等。总之，筋伤的治疗方法很多，现将筋伤的治疗原则和常用的几种治疗方法介绍如下。

一、治　疗　原　则

（一）筋骨并重

　　筋骨并重是指在治疗过程中，要把对筋伤、骨伤的治疗放在同等重要的位置。筋与骨在生理和病理上有密切关系，肝主筋，肾主骨，故有"肝肾同源"之说。筋伤与骨伤可同时发生，也可单独发生，并能相互影响。如筋的损伤性痉挛可使骨关节处于交锁或错位，反之，骨关节错位也可改变筋的正常生理位置而使筋受损伤。因此，临床治疗时需注意"筋骨并重"，既要治疗筋的损伤，又要治疗骨关节的损伤,此为"筋柔才骨正,骨正才筋柔"。

(二)动静结合

动静结合是指在筋伤的治疗中,要正确地处理固定与功能锻炼、休息与肢体活动的辩证关系,这对加速伤筋的修复、减少后遗症的发生、促进肢体功能的恢复有着重要的意义。固定是治疗筋伤的一种重要手段,合理的固定可以使受伤的筋处于良好位置,从而达到减轻疼痛、消除肿胀、促进伤筋修复的目的。功能锻炼是提高筋伤疾患疗效的另一重要方法,可防止筋肉萎缩、关节僵硬、骨质疏松等,进而促进肢体功能的恢复。伤筋的固定应注意把固定的时间和范围减小到最低限度,做到既能有效控制不利于伤筋修复的活动,又能让机体和其他未受伤肢体在正确的时间、合理的范围内进行必要的功能锻炼。

(三)内外兼顾

内外兼顾的治疗原则主要是指内损与外伤要兼顾,局部与整体要兼顾。《正体类要》云:"肢体损于外,则气血伤于内,营卫有所不贯,脏腑由之不和。"说明损伤作用于肢体,可引起局部气血失调,由外涉及于内,导致脏腑经络功能失调,以致病变由局部影响到全身。就筋伤而言,同样会引起气血脏腑功能失调,因而,在筋伤的辨证施治过程中,要考虑到损伤虽然是在外部的筋,但是因气血不和还可以引起内部脏腑经络功能失调。因此要做到既重视局部的外治法,又重视整体的内治法,达到局部与整体兼顾的目的。

(四)急慢有别

筋伤在临床上有急性、慢性之分。急性筋伤因暴力所致,气滞血瘀,肿痛明显;慢性筋伤多因反复损伤或治疗不当,迁延日久,缠绵难愈,脏腑气血虚弱,筋骨失养,风寒湿邪乘虚而入,致四肢拘挛,活动不灵。两者在病因病机上的区别,决定了它们在治法上的差异。急性筋伤多以行气活血、消肿止痛为主,慢性筋伤则宜补益扶正,兼以祛除外邪。由于急性筋伤可医失治、误治而发展成慢性筋伤,慢性筋伤也可由外力等诱因而急性发作,临床上常可见病证实中夹虚、虚中夹实、虚实夹杂,变证多端。故治疗之法,应重视辨证,具体分析,"病无常形,治无常法,医无常方,药无常品",绝不能拘泥于一方一法。

(五)防治结合

防治结合的治疗原则主要是指对筋伤的治疗应与预防保健密切结合。部分筋伤为人们缺乏足够自我预防保健知识所引起,如体虚筋骨不坚、过度疲劳、外感风寒湿邪等,日常注意调摄对预防筋伤意义重大。对于慢性筋伤,治疗中常因体虚或外感病邪出现功能恢复缓慢或留下后遗症的情况,因此要积极预防,避免以上情况的出现。另外,在筋伤治疗期间,配合持之以恒、合理的肢体功能锻炼和药物调补,可加强气血运行,促进化瘀生新,使筋骨关节得到滋养,有利于筋伤的修复。

二、手 法 治 疗

(一)作用与机制

1.舒筋活络,消肿止痛 筋伤后无论急性期或慢性期,肿胀、疼痛往往是其主要症状。由于伤后血离经脉,经气受阻,气血流通不畅,而出现局部肿胀,"不通则痛"而产生疼痛。手法则可以促进局部血液和淋巴的循环,加速局部瘀血的吸收,改善局部组织代谢,理顺筋络,并可以提高局部组织的痛阈,使气血通畅,从而起到舒筋活络、消肿止痛的作用。

2.整复错位,调正骨缝 肌肉、肌腱、韧带受外力的作用,可以造成纤维撕裂或引起肌腱滑脱,使所伤之筋离开正常位置。关节在外力的作用下也可以产生错缝。采用手法推之整复归位可以使损伤的软组织纤维抚顺理直，错缝的关节和筋回纳到正常位置，使关节的功能活动正常，疼痛缓解或消失。例如，腰椎后关节错缝，并使关节囊及邻近的韧带因受牵拉而损伤，用斜扳法或旋转复位法纠正错缝后，疼痛即可减轻或消失，腰椎功能亦可恢复正常。

3. 解除痉挛，放松肌肉　筋伤后所产生的疼痛，可以反射性地引起局部软组织痉挛，这虽然是机体对损伤的一种保护性反应，但如果不及时治疗或治疗不当，痉挛的组织就有可能刺激神经，加重痉挛。痉挛日久形成不同程度的粘连、纤维化或瘢痕化而加重原有损伤，形成恶性循环。手法可以直接作用于痉挛的软组织，使之放松，从而打破和终止疼痛与肌肉、筋脉痉挛的恶性循环，消除肌肉的紧张和痉挛。

4. 修复筋伤，松解粘连　筋伤的后期，损伤的软组织常形成不同程度的粘连、纤维化或瘢痕化，使肢体关节功能活动障碍。手法可以通过两方面对此进行改善：一是舒筋手法，即运用手法直接作用于损伤部位，加强损伤组织的血液循环，促进新陈代谢，促进损伤或变性组织的修复。二是通过被动运动手法，对关节因粘连而僵硬者，起到松解粘连、滑利关节的作用。

5. 散寒除痹，调和气血　风寒湿邪是筋伤的病因之一，《素问·痹论》曰："风寒湿三气杂至，合而为痹也。其风气胜者为行痹，寒气胜者为痛痹，湿气胜者为著痹也……痹在于骨则重，在于脉则血凝而不流，在于筋则屈不伸，在于肉则不仁，在于皮则寒。"手法具有舒筋通络、利关节、活血脉而除痹痛的作用。临床上对风、寒、湿所致的腰痛及关节痛，应用手法结合其他治疗方法往往能较迅速地获效。

6. 防治痿废，促进修复　由于长期外固定、卧床或神经损伤等原因，可导致气血循行迟滞，血不荣筋，造成筋骨痿软无力，受损组织恢复缓慢。手法可以循经取穴，并施以补泻手法，能够直接加速气血循行，促进新陈代谢，改善肌肉、筋腱的营养，并可起到调和脏腑、经络、气血的作用，从而达到防治痿废、促进组织修复的目的。

（二）原则与要求

使用手法治疗筋伤疾病必须根据辨证施治与整体观念的原则。筋伤有轻重之别，又有皮肉、筋骨、关节之分，解剖位置也各有所异，所以要根据不同的病情运用相适应的手法。手法之轻重、巧拙，直接关系到损伤的恢复，正确使用，就能及时治愈，否则就得不到良好的效果，甚至适得其反。因此，在使用时要掌握其治疗原则和要求。

1. 充分了解病情　使用手法前，必须有明确的诊断，对扭挫伤要了解损伤程度，有无断裂、粘连等情况，这对于手法轻重的选择是很重要的。如有筋的完全断裂伤时则不能使用手法，如有粘连时则手法使用要得当，不能生拉硬拽。

2. 对手法的步骤做出计划　使用手法前，对某一种疾病先使用什么手法、后使用什么手法，要做出适当的安排；患者应采用何种适当体位，医生选择何种适当的位置，是否要助手配合，如何配合，要做出统筹的安排。

3. 用力要轻重适当　使用手法时，避免用力过猛、过重而加重原有的损伤。用力通常要由轻到重。对于急性损伤、局部肿胀严重的患者手法要轻，对于慢性劳损的患者手法可相对重一些。在治疗过程中要注意观察患者的表情，询问其自我感觉，随时调整手法强度。

4. 手法练习要认真严格　手法操作时，动作要做到熟练、灵活、敏捷、准确，尽量使患者不受痛苦或少受痛苦。因此要求医生必须刻苦练习手法，提高手法质量，以提高治疗效果。

5. 思想要集中　使用手法时必须聚精会神，从容沉着，以取得患者的信赖和配合，做到让患者放心，减轻患者的紧张心情。

6. 重视解剖关系　使用手法时要注意局部的解剖关系，如关节的正常活动范围，避免手法操作过度而加重损伤。注意操作部位有无重要血管、神经等，以避免损伤。还要注意保护皮肤，避免损伤。

7. 掌握其适应证和禁忌证　使用手法，要正确选择手法的适应证，规避手法禁忌证。

（三）适应证与禁忌证

1. 适应证

（1）肢体各部位的扭伤，如腰扭伤、指关节扭伤等。

（2）微动关节错缝、关节半脱位及滑膜嵌顿。如骶髂关节错缝、腰椎小关节紊乱等。

（3）各种损伤后遗症，如骨折、脱位、筋伤后期出现的筋僵、筋挛、筋结、筋痿，以及关节活动不利、关节僵硬等。

（4）慢性劳损性筋伤，如腰肌劳损等。

（5）脊柱、四肢关节退行性病变所致的肢体关节疼痛、功能活动受限等。

（6）内伤气滞血瘀、胸腹疼痛肿满者，以及因风、寒、湿邪凝结于筋骨之间导致肢节疼痛、关节不利者。

（7）伤后合并痹证、痿证者。

2. 禁忌证

（1）诊断尚不明确的急性脊柱损伤伴有脊髓症状的患者。

（2）有严重的心、肝、脾、肺、肾等器质性病变和脑部疾病的患者。

（3）凝血功能障碍，常出现皮下组织及消化道、呼吸道、泌尿系统出血者。

（4）可疑或已确诊的骨与软组织恶性肿瘤、关节结核、骨髓炎、软组织化脓性感染，以及严重脆骨病、严重骨质疏松症患者。

（5）施术部位有严重的皮肤破损，或皮肤有传染性疾病及感染者。

（6）急性筋伤初期局部疼痛剧烈，或肿胀严重并仍有出血者。

（7）肌腱、韧带等大部分或完全断裂者。

（8）妇女妊娠期，尤其有习惯性流产史的患者。

（四）常用手法

手法是人类古老的医疗方法之一，早在《内经》里就有推拿、按摩的记载。其中《素问》有9篇、《灵枢》有5篇论及。"通则不痛，痛则不通。""按之则热气至，热气至则痛止矣。"这些重要的论述至今指导着临床。根据施术机制，可将其归纳为20种基本手法。手法技术要求具备持久、有力、均匀、柔和、深透的特性，运用时才能柔中有刚，刚中有柔，刚柔相济，运用自如。

1. 推法 是用指、掌或其他部位着力于人体一定部位或穴位上，做单方向直线（或弧线）推进的手法，称为推法（图1–35）。此法具有疏经通络、消瘀散结、活血止痛、缓解痉挛的作用，应用较广泛，如用于治疗风湿痹痛、筋肉拘急疼痛等。

操作要领：操作时着力部位要紧贴体表。压力要均匀适中，用力时要稳而着实，推进速度要缓慢均匀，一般操作5～10遍即可。

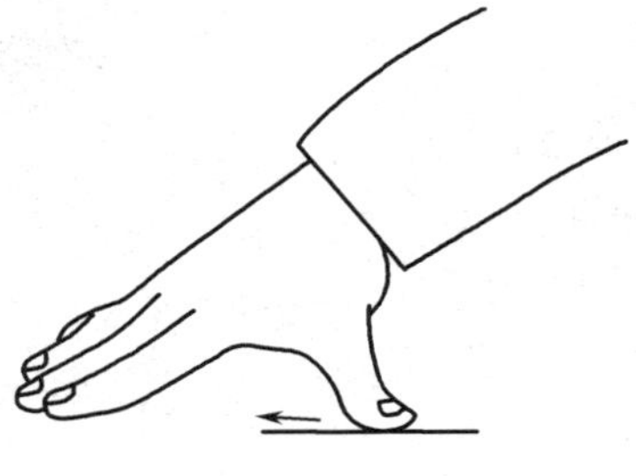

A. 指推法 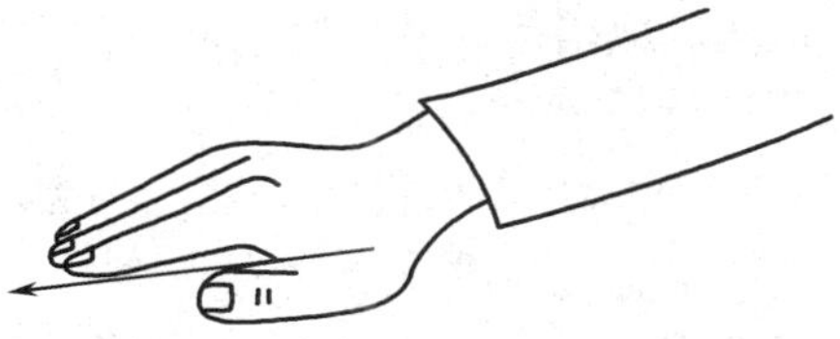　　B. 掌推法

图1–35　推法

2. 摩法　是用手指或手掌附在体表的一定部位，做环形而有节奏地抚摩的一种手法（图1-36）。这是推拿手法中最轻柔的一种，作用力温和而浅，仅达皮肤及皮下，具有活血散瘀、消肿止痛的作用，适用于各部位的软组织损伤。

操作要领：操作时肘关节微屈，腕部放松，指掌自然轻放在体表的一定部位上，然后做缓和协调的环旋抚摩，顺时针或逆时针方向均可。频率为每分钟100次左右。

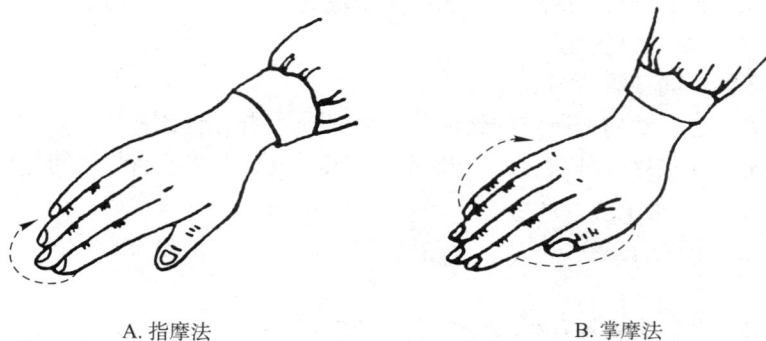

A. 指摩法　　　　　　　　　　　　B. 掌摩法

图1-36　摩法

3. 揉法　是用指、掌、肘或肢体其他部位吸定于体表一定部位或穴位，做轻柔缓和的环旋运动，并带动该处皮下组织的手法（图1-37）。其作用力可达皮下组织，也可深达肌层，具有解痉镇痛、松解软组织粘连的作用。多在疼痛局部、软组织粘连性疾病或强手法后应用此法。

操作要领：指或掌的着力部位要吸定治疗部位或穴位，并带动皮下组织一起运动，不能在体表有摩擦。

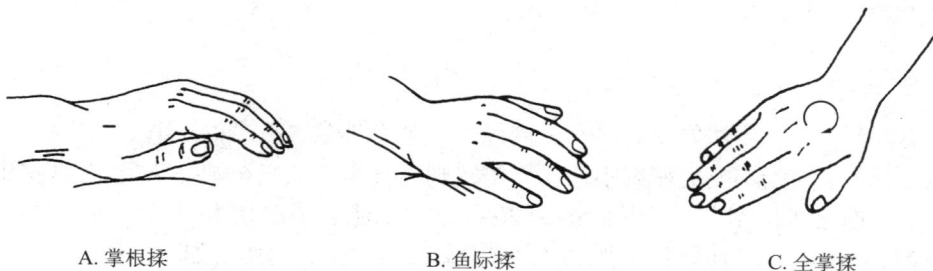

A. 掌根揉　　　　　　B. 鱼际揉　　　　　　C. 全掌揉

图1-37　揉法

4. 拿法　是指拇指与其他四指相对，捏住某一部位或穴位提拿揉捏的一种手法（图1-38）。此法具有疏通经络、解痉止痛、松解软组织粘连、解除疲劳的作用，常用于颈肩、四肢等部位，治疗颈肩痛、四肢关节酸痛等症。

操作要领：腕部要放松，以指腹面着力，提拿方向应与肌腹垂直，在拿起肌肉组织后应稍待片刻再松手复原，力量要轻重适宜，以局部酸胀、微痛或放松后感觉舒适为度，提拿揉捏动作应连绵不断，可来回进退，5～10次为宜。根据治疗部位的大小，可分别使用三指拿、四指拿、五指拿。

5. 按法　是用手掌、肘尖或足部着力在体表某一部位，逐渐用力向下压按的一种手法（图1-39）。此法具有疏通筋脉、解除筋脉拘急、调整小关节紊乱的作用，临床应用较为广泛。

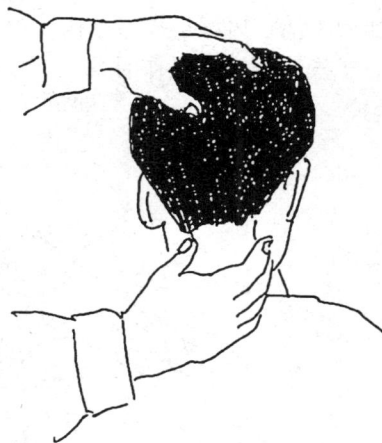

图1-38　拿法（五指拿）

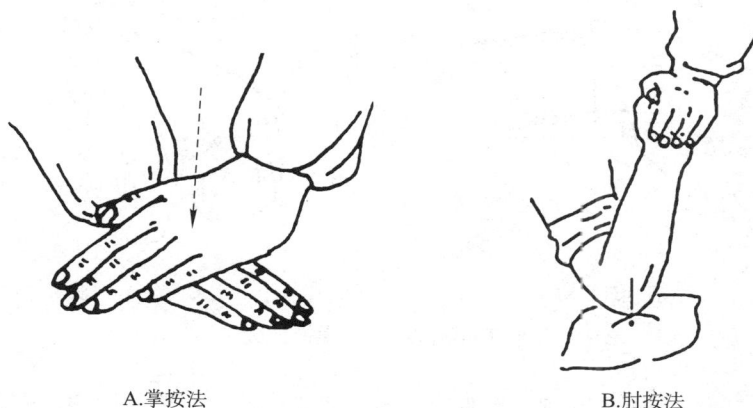

A.掌按法　　　　　　　　　　　B.肘按法

图 1-39　按法

操作要领：按压方向要垂直，用力由轻到重，稳而持续，使刺激充分透达组织深部。

6. 擦法　是以侧掌、第五掌指关节背侧或小指、无名指、中指的掌指关节突起部，吸附于体表一定部位或穴位，通过腕关节的屈伸运动和前臂的旋转运动，使产生的功力轻重交替、持续不断地作用于治疗部位的手法（图 1-40）。此法临床应用十分广泛，具有促进血液循环、舒筋通络、解痉止痛、消除肌肉疲劳的作用。

操作要领：肩关节放松，上臂与胸壁距离保持 5～10cm，肘关节屈曲至 120°～140°，腕关节屈伸的幅度要大，使手背擦动幅度控制在 120° 左右，即当腕关节屈曲时向外擦动约 80°，伸展时向内擦动约 40°，擦动时着力面要吸附于治疗部位，不可跳动或来回摩擦，压力均匀适中，动作协调而有节律性，频率每分钟 120～160 次。

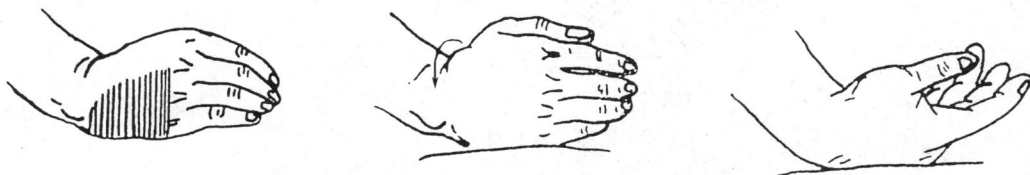

图 1-40　擦法

7. 一指禅推法　是以拇指指端、指面或偏峰吸定于体表一定部位或穴位，运用腕部的连续不断往返摆动，使所产生的功力通过拇指关节的屈伸运动持续作用于体表的手法（图 1-41）。本法具有舒筋通络、松解粘连、滑利关节、解痉止痛的作用。

操作要领：本法的操作要领贯穿一个"松"字。沉肩、垂肘、悬腕、掌虚、指实、紧推慢移，压力适中，蓄力于掌，发力于指，操作时要吸定于体表，手法动作灵活，刺激柔和有力，刚柔相济，才称得上一指禅功。频率为每分钟 120～160 次。

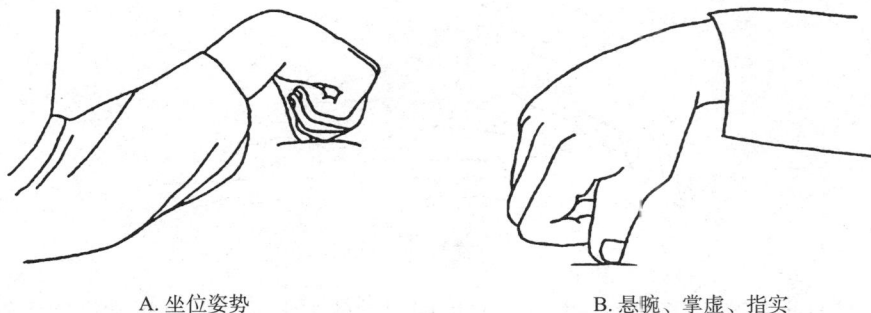

A. 坐位姿势　　　　　　　　　　B. 悬腕、掌虚、指实

图 1-41　一指禅推法

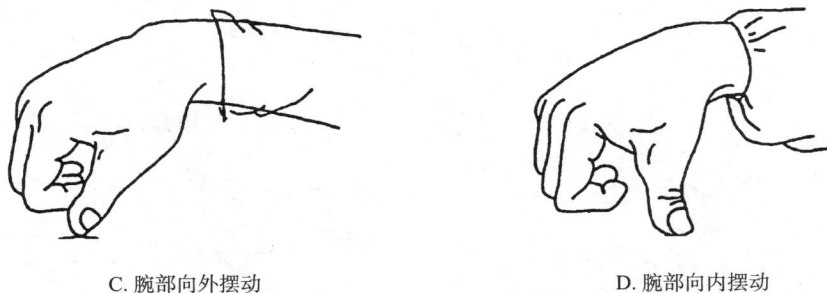

C. 腕部向外摆动   D. 腕部向内摆动

图 1-41（续） 一指禅推法

8. 搓法 是以双手掌置于肢体两侧，相对用力做方向相反的来回快速搓揉，或以拇指尺侧面及食指桡侧面在患部搓动的方法（图 1-42）。此法具有疏通经络、行气活血的作用，多在治疗软组织损伤、肌肉拘紧痹痛或在强手法之后应用。

操作要领：施术时要根据需要到达的组织层面运用力度，柔和渗透，以产生温热感为宜。

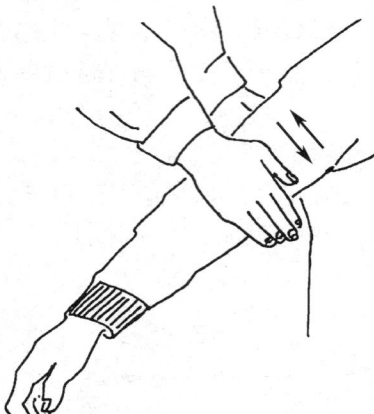

图 1-42 搓法

9. 散法 是以掌根部着力于体表，腕部做快速的左右摆动推进动作的方法（图 1-43）。本法具有舒筋活血、散瘀消肿、解痉止痛的作用，常用于腰背、下肢的风湿痹痛、肌肉拘急疼痛及作为强手法的善后治疗。

操作要领：注意掌根部紧贴治疗部位，并施加一定压力于皮下组织，避免在表皮上摩擦。速度由慢渐快地向前推进，反复数遍。

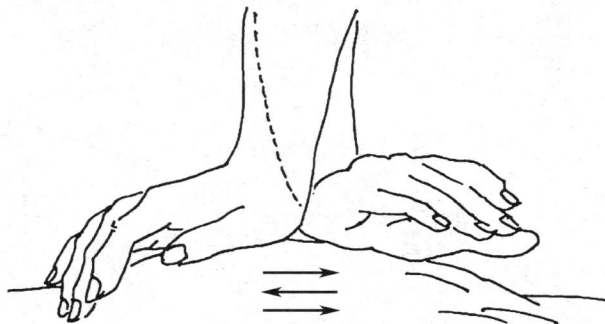

图 1-43 散法

10. 捋顺法 是以手掌着力于肢体，上下方向来回运动的方法，从肢体远端推向近端称为捋法，反之称为顺法（图 1-44）。二者常综合应用。本法能捋顺筋脉，缓解软组织痉挛，常用于治疗四肢的软组织损伤、痉挛痹痛，以及强手法后的辅助治疗。

操作要领：将患者的肢体保持在适当放松的姿势下进行牵引，捋顺的手要求有一定的捏合力。

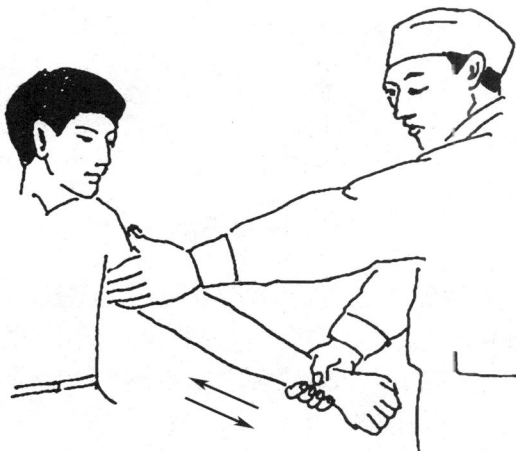

图 1-44 捋顺法

11. 弹拨法 弹，是用拇指和食指指腹相对提捏肌肉或肌腱，再迅速放开使其弹回的一种方法。拨，是以指端置于肌肉、肌腱等组织一侧，做与其走行垂直方向的滑动。二者可单独使用，也可结合应用（图 1-45）。本法具有舒筋活络、畅通气血、解除软组织粘连等作用，常用于浅表部位的肌肉、肌腱损伤、粘连和肥厚增粗等症。

操作要领：力量应由轻渐重，动作要有柔和感和弹性感，操作数次即可。

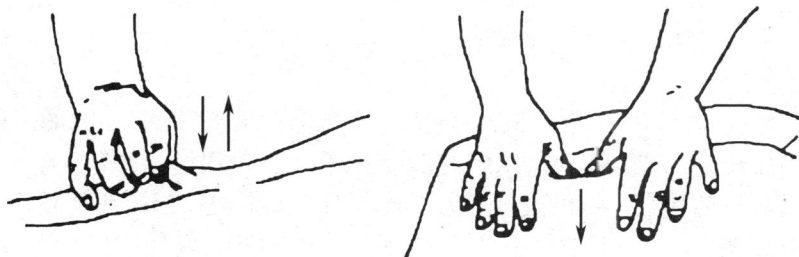

图 1-45 弹拨法

12. 归挤法 归挤即归合相挤之意，是以双手掌或双侧拇、食指施力于患处，对称用力向中间挤合的一种手法（图 1-46）。本法具有消散筋结，舒筋止痛，调节掌间、跖间诸关节紊乱的作用。

操作要领：要尽量摆正骨骼之间的空间相对位置后再顺着复位的方向归挤。

13. 点穴法 是以手指着力于某一穴位，逐渐用力下压的一种以指代针的手法（图 1-47）。本法具有方便易行、刺激既有力又柔和、力量强弱易控制、全身各经络的穴位都可应用的特点。

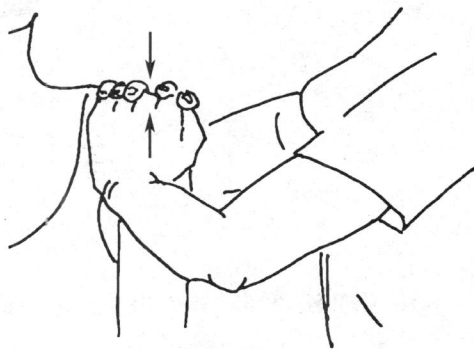

图 1-46 归挤法

操作要领：要求指端在穴位处放稳后缓慢加力，由轻到重，稳而持续，使刺激充分达到机体组织的深部。临床上常将其与揉捻法配合应用，使其刚中兼柔。选穴时一般选取阿是穴或循经取穴。

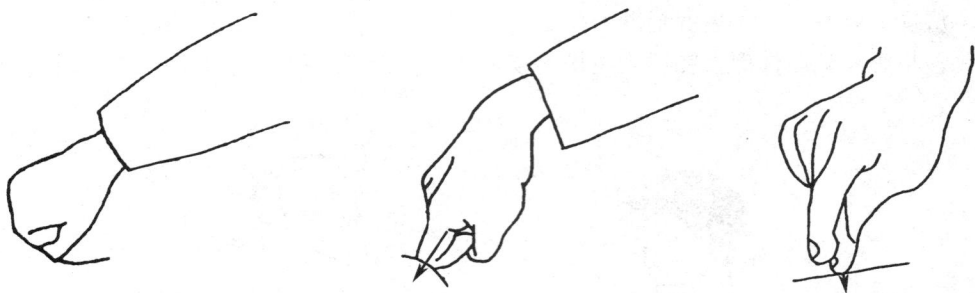

图 1-47　点穴法

14. 击打法　是指以拳、指或掌背击打患处而治疗疾病的一种手法（图 1-48）。此法具有舒散筋骨、解痉镇痛、消除疲劳的作用，多用于治疗筋肉酸痛、痉挛拘紧，或用于强手法的后续治疗。

操作要领：本手法属"刚劲"手法，刺激性较大，在应用时一定要注意技巧。可单手进行，也可双手交替进行，随起随落，轻松自然，使手法刚中有柔，避免生敲硬打。根据治疗部位的不同，可分别选用空拳击法、掌击法、拍打法、扇打法、劈法等。

图 1-48　击打法

15. 振法　是指以振动力作用于损伤部位，使该部位产生震颤感而治疗疾病的一种手法（图 1-49）。此法具有缓解痉挛、祛瘀镇痛的作用，常用于治疗筋肉拉伤、韧带损伤、关节扭伤。

操作要领：指、掌自然伸直，不可过分用力下压。功力要集中在指端或掌心，前臂与手部静态用力，身体其他部位均要放松，呼吸自然，不可屏气。用力均匀适中，动作连贯持续，振动幅度要小，频率要快，每分钟 200～300 次。

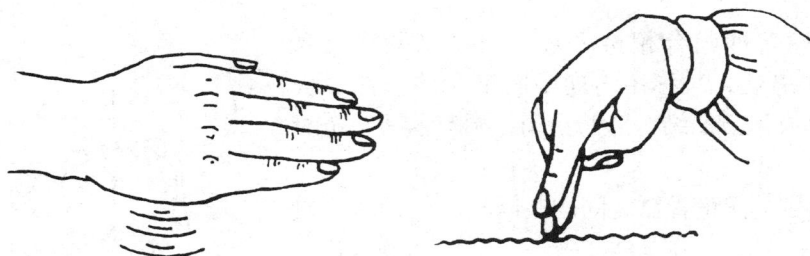

图 1-49　振法

16. 屈伸法　屈则屈曲折返，伸则拔伸牵拉，是帮助活动受限的关节伸展或屈曲的一种被动运动手法（图 1-50）。此法具有松解关节粘连、解除软组织痉挛或关节内组织的嵌顿及滑利关节的作用，适用于各部位关节功能受限、僵直、疼痛等症。

操作要领：要在关节正常活动范围内运用屈伸法。对于功能受限的关节，要充分估计其可能增大的幅度，然后用缓慢、均衡、持续的力量，徐徐加大其可能的活动范围，绝不可使用暴力或蛮劲，以避免加重组织损伤，甚至导致骨折、脱位。

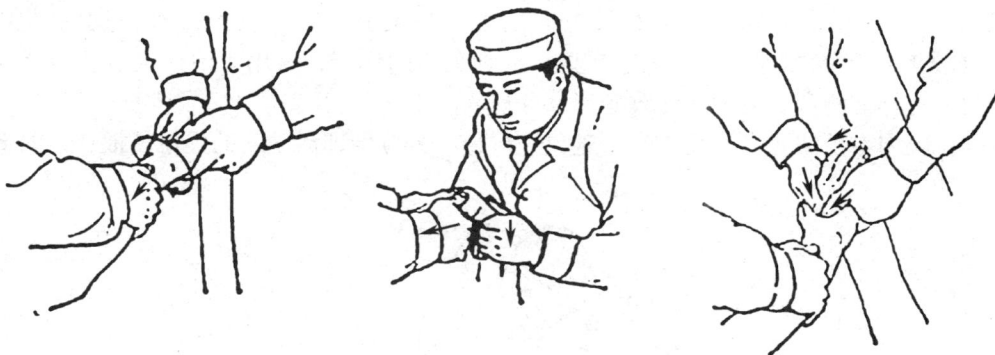

图 1-50 屈伸法

17. 旋转法 是双手向相反方向用力，被动旋转躯体的一种手法（图 1-51）。本法可纠正小关节的微细错动，滑利关节，解除粘连，多用于颈椎及胸腰椎的病证，如脊柱小关节紊乱症、椎间盘突出症、急性腰扭伤等，尤其对于因颈腰椎小关节紊乱所致的颈肩腰腿痛有良好的治疗效果。

操作要领：施术要求稳妥正确，用力巧妙，因势利导，切勿用力过猛或超出生理活动范围。本手法可分为一般旋转法、快速旋转法和定位旋转法。并常与扳法联合使用。

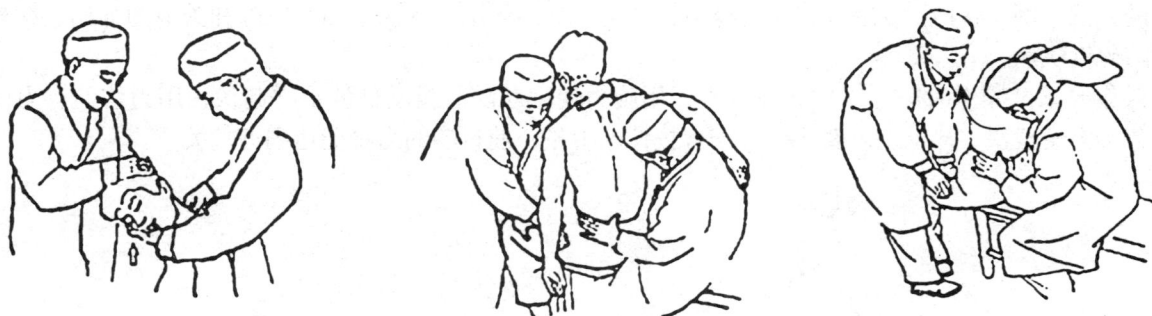

图 1-51 旋转法

18. 摇法 是以关节为轴，使肢体做环转运动的一种手法（图 1-52）。本法具有舒筋活血、滑利关节、松解粘连、增强关节活动度等作用。通过本法以预防和治疗关节部位的痉挛、粘连、僵直等活动障碍性病证，以及关节酸痛不适等功能性疾病。

操作要领：操作时，需根据不同关节选择恰当的体位。摇的动作要稳妥，幅度由小到大，速度不宜过快，应在生理活动允许的范围内进行，适可而止，不可过度。摇法有单手摇和双手摇之分，常与拔伸法联合使用。

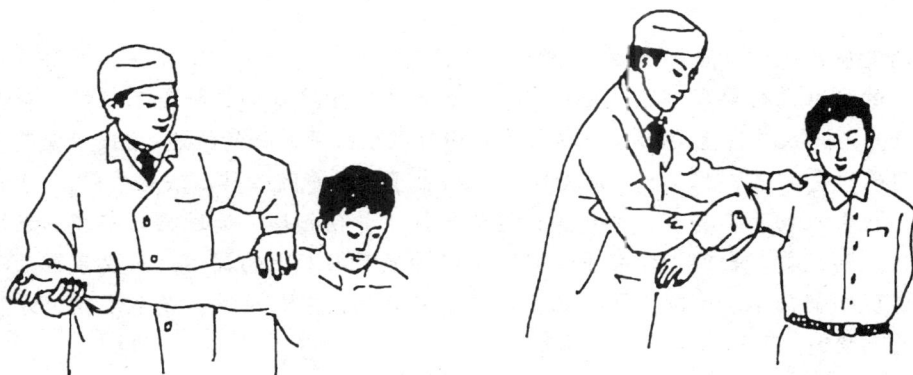

图 1-52 摇法

19. 扳法 是用双手向同一方向或相反方向用力，使关节得以伸展的一种被动活动关节的手法（图1-53）。本法具有解除粘连、纠正关节错位、滑利关节的作用，常用于治疗关节功能活动受限、颈肩腰腿痛等病，对脊柱侧弯、生理弧度改变等也有整复作用。

操作要领：应用本手法要求稳妥准确，避免进行超出关节生理活动度的强拉硬扳，以防造成不应有的损伤。

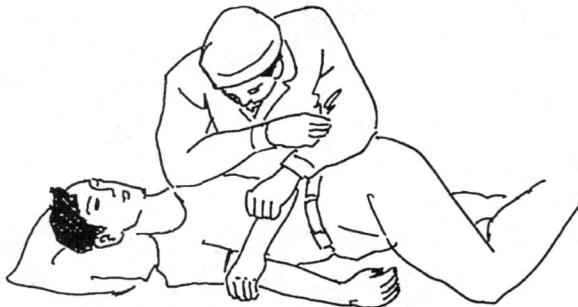

图1-53 扳法

20. 抖法 是用双手或单手握住患肢远端，在牵引力作用下做小幅度的上下连续颤动，使关节有舒松感的方法（图1-54）。该法具有疏通经络、滑利关节的作用，常用于四肢肌肉和关节的损伤、粘连或功能障碍性疾病。

操作要领：操作时医生握住患肢末端，用腕力使患肢随着抖动似波浪样起伏，用力均匀有力而持续，节奏由慢至快，抖动幅度要小，并配合拔伸的力量，使抖动的力量能达到近端关节。

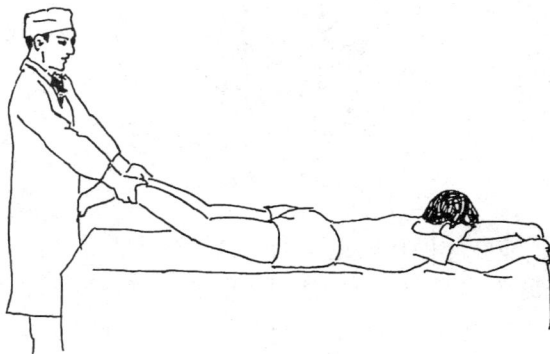

图1-54 抖法

医者仁心

　　医生的本质就是"工匠"，早在《内经》中就将医生分为上、中、下三工，每一位医生都应以"上工"的标准严格要求自己，把患者的健康作为一生追求的目标，不断提高自身的专业技能。手法作为筋伤疾病的重要治疗手段，是骨伤科医生必须掌握的技能。《医宗金鉴》对手法治疗提出了明确的要求："一旦临证，机触于外，巧生于内，手随心转，法从手出。"古往今来，各骨伤流派的代表人物无不具有工匠精神，他们专注于骨伤领域，通过临床实践，领悟规律，追求手法的极致和完美。我们在学习手法时，不能拘泥于书本上的描述，而要亲自动手实践，并且不断充实现代解剖学、生物力学知识，通过自身的领悟不断改进，精益求精，方能对不同手法融会贯通，做到"手摸心会，手到病除"。

三、固　定　疗　法

为了维持损伤治疗后的良好位置，减轻疼痛，加速肿胀吸收，防止骨错缝的再移位，让损伤的组织有一个静止舒适的休息位置，对有些筋伤患者采取适当的外固定方法，称为固定疗法。固定用具有绷带、胶布、纸板、石膏、器具等。固定方法很多，使用时要根据损伤的部位、严重程度及类型，选择适当的方法及用具。

（一）固定疗法的作用

1. 维持手法治疗后的效果　错缝关节不稳定的患者在手法治疗复位后，固定可维持治疗后的效果，防止骨错缝的再度发生。例如踝关节错缝，在手法治疗后多采用外固定。

2. 利于消肿止痛、解除痉挛　筋伤后局部出血形成血肿，或伤筋后由于神经反射引起血管壁渗透功能增加，血管内外组织渗透压平衡失调，产生大量的液体积存于组织间导致肿胀，必要的固定可使肢体处于功能休息位，加速血肿及渗出液的吸收，解除组织痉挛疼痛。

3. 为筋伤的修复创造有利条件　固定是一种制动，可使受伤的肢体减少活动或不再活动，给筋伤的修复创造一个有利的修复环境，从而可以保障筋伤的正常自行修复能力，使筋伤早日痊愈。

（二）固定疗法的注意事项

1. 选择适当的固定方法和用具　固定的方法和用具应根据筋伤的部位、受伤的机制、筋伤后的情况及治疗后的效果而选择。其原则是：能起到良好的固定作用，保持损伤处正常的血运，不影响筋伤的愈合过程，对损伤周围的软组织无损伤，能将合理的固定和有效的运动结合起来。

2. 注意观察固定后肢体的血运情况　固定是对肢体的一种制动，对肢体的血运会有一定的影响，因此在固定后要密切注意观察肢体远端的血运情况，注意肢体的温度、颜色、感觉、肿胀程度，以及手指或足趾的活动情况，如果发现有血液循环障碍，必须马上纠正，及时放松固定。

3. 预防压迫性溃疡的发生　固定时要注意对肢体骨骼隆起部位的保护，在骨骼隆起部位要事先放置衬垫以保护软组织。在固定过程中如果发现固定部位有异常渗出时，应及时检查，以防止发生压迫性溃疡。

4. 适当抬高患肢　固定后要适当抬高患肢，以利于肢体肿胀的消退，可用软枕或沙袋垫在伤肢的下面，或将伤肢置于支架之上。

5. 掌握固定的时间　严格掌握合适的固定时间是保证固定疗效的重要措施，时间太短达不到治疗目的，时间过长则伤肢可能发生粘连、僵直。一般伤筋的固定需要 2～6 周。

6. 指导患者积极练功　固定后指导患者进行积极的功能锻炼，可加快肿胀的消退，防止关节的粘连、僵直和肌肉萎缩。

（三）固定方法

1. 绷带固定法　绷带固定法是治疗筋伤的常用固定方法。用绷带在损伤部位缠绕包扎固定时，要根据损伤部位、性质及损伤机制的不同，选择合适的缠绕方法。如踝关节外翻扭伤，易造成内侧韧带损伤，应在内翻位固定；内翻扭伤，则易造成外侧韧带损伤，应在外翻位固定。内侧韧带损伤用绷带从内向外先在踝上缠绕几圈作为固定支点，然后通过足背外侧从足底绕过，再从内踝向上缠绕到踝上，整个过程如缠绕"8"字，一般缠绕 6～10 圈，外侧韧带损伤的缠绕固定方法则相反。

2. 弹力绷带固定法　本法除具有一般绷带的特点外，还有维持患肢固定时间长、利于某些分离组织的靠拢或压迫止血的优点。如桡尺远侧关节损伤分离时，可在复位后用弹力绷带在桡尺远侧关节部位缠绕 6～10 圈固定。筋伤后出现局部或关节囊血肿，早期用弹力绷带加压包扎固定可以止血，之后再在无菌操作下抽出瘀血或渗出液后加压包扎，可防止血肿再次形成，并可使组织紧密贴近，利于修复。在关节或有主要动脉通过的部位固定时，注意不要缠得过紧，以免影响血液循环。

3. 胶布固定法　是用胶布在损伤部位进行粘贴的一种固定方法。此法具有材料简单、应用方便的特点，多用于韧带、肌腱撕裂等损伤。胶布固定法是用数条胶布沿损伤组织纤维的纵轴方向交叉固定，这样可以给损伤组织以支持。也可以在胶布固定的基础上缠绕绷带，加强固定效果。

4. 纸板固定法　纸板固定法主要用于小关节扭伤治疗或错缝复位后。具体方法：将纸折叠成一定厚度，再根据损伤部位裁成一定的形状，置于损伤部位，外边用绷带捆绑；或用硬纸板裁成一定形状，内用棉衬包裹，放在损伤部位包扎。纸板固定的优点是制作简单、经济、轻便，不影响气血的流通，不易发生压疮。

5. 石膏固定法　传统石膏绷带，是选取合适型号的石膏绷带并将它放入 40℃ 温水中，待其在水中停止冒泡后取出，挤去多余水分，缠绕在损伤的肢体上即形成管型石膏或做成多层石膏托。高分子石膏绷带，由多层经聚氨酯、聚酯浸透的高分子纤维构成，有固化快、强度高、透气性好、X 线透视性好、不怕水等特点。使用时选择合适型号绑带。施术者戴上乳胶手套，将绷带放入常温水中，然后取出，挤去多余水分，按需要方式缠绕即可。注意操作应在 2～3 分钟完成。石膏绷带固定的优点是能够根据肢体的形状而塑形，干后十分坚固，不易变形，固定效果可靠。石膏固定法主要用于严重的软组织损伤需要制动的患者，如某些韧带、肌腱的断裂伤等。

6. 器具固定法　是指用具有一定硬度和支撑作用的托板、支架等器具，用于四肢及躯干等部位的一种固定方法，具有制动、固定、保护、支撑及矫形等作用。早在我国古代就发明了通木、腰柱、竹帘等器具固定，近现代随着器具材料的逐渐发展，以其稳定、拆装简便等优势被广泛应用。

四、练 功 疗 法

练功疗法又称功能锻炼，我国古代称为"导引术"，是指在医生指导下，通过患者自我主动锻炼，从而达到防治疾病、促进肢体功能恢复的一种辅助治疗方法。是筋伤治疗不可缺少的重要组成部分。

（一）作用

1. 活血化瘀，消肿止痛　筋伤后均存在不同程度的经络不通、气滞血瘀，而产生肿胀、疼痛。练功可以推动气血的流通，促进血液循环，从而行气活血，祛瘀生新，消肿止痛。

2. 防止肌肉萎缩　筋伤后肢体活动受限，后期多数患者都有不同程度的肌肉萎缩，练功可以通过主动或被动活动增强肌肉力量，促进气血运行，从而治疗和防止肌肉萎缩。

3. 濡养关节经络　急性损伤后期和慢性损伤，局部气血不荣，筋失所养，而致肢体酸痛麻木、关节不利等，练功可以通畅气血，濡养筋脉、肌肉，滑利关节，增强其活动度。

4. 防止关节粘连和骨质疏松　导致关节粘连和骨质疏松的原因是多方面的，但其主要原因之一是患者长期制动和缺乏活动锻炼。练功可以通畅气血，舒筋活络，从而预防和治疗关节粘连；同时，练功有利于增加骨的血液供应，改善骨的营养，对骨质疏松起到预防和治疗作用。

5. 恢复肢体功能，巩固治疗效果　练功可以促进人体气血生化和运行，逐步改善损伤组织濡养失司的状况，有利于损伤组织的修复；同时，练功可使气血旺盛，筋骨强健，从而提高机体抗损伤的能力，促进肢体功能恢复和巩固治疗效果。

（二）注意事项

（1）选择适宜的功法：充分了解损伤的病理特点和各种练功的治疗作用，因人、因病制订周密的练功计划，选择适宜的练功方法，合理安排练功内容，确定适宜的运动强度和运动量，才能使练功取得良好的疗效。

（2）注意动作的准确性：正确的练功姿势是练功疗伤祛疾、强壮身体的保证。否则，不但起不到防病疗伤的作用，而且有可能加重原有损伤。因此，在指导患者练功时要详细讲解练功的目的、意义、主要目标和动作要领，以易于患者接受与积极配合。

（3）练功要循序渐进：练功应以恢复和增强机体功能为核心，以恢复、增强肌肉力量和恢复关节活动度为重点，循序渐进。练功时间应由短到长，次数应由少到多，动作应由简单到复杂，幅度应由小到大，负重应由轻到重，运动强度和运动量应逐渐增加。每日以 2 ～ 3 次为宜。若练功过程中出现疼痛加剧、伤情加重，须立即改变练功方法，调整练功内容、强度和运动量，或暂时停止练功。

（4）要注意防寒保暖：练功时要注意四时气候变化，随天气变化而增减衣服，天凉时要注意防寒保暖，尤应避免风邪等六淫时邪侵袭机体。虽有"夏练三伏，冬练三九"之说，但必须根据每个人的体质和疾病的不同情况区别对待。

（5）全神贯注，持之以恒：患者在练功过程中要全神贯注，谨防因分心走神而造成新的损伤或加重伤情。同时，应指导患者练功要持之以恒，方能取得预期的疗效，半途而废将会前功尽弃。

（6）定期复查，评定疗效：适时调整，定期复查患者伤情和功能恢复情况，评定练功疗效，并根据伤情、功能恢复及练功疗效等，及时调整练功内容和强度等。同时，也可使患者看到练功效果，有助于坚定患者练功的信心。

（7）练功过程配合熏洗、热敷、理疗及外用中药等疗效更佳。

（三）各部位练功术式

1. 颈部练功术式（颈部"米"字功）

动作：坐位或站立位，双眼平视前方。以头部为"笔"，缓慢书写"米"字，依次进行上下、左右、左上、左下、右上、右下的动作，动作应缓慢、连贯、平稳，以颈部肌肉有轻微拉伸感为宜（图 1-55）。

作用：可放松颈部肌肉、改善血液循环、缓解疼痛、增强颈椎稳定性等。

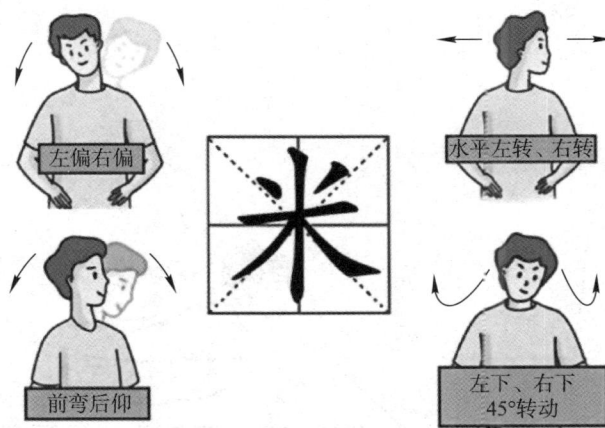

图 1-55 颈部活动法

2. 腰背部练功术式

（1）腰部屈伸法（又称"风摆荷叶式"）

动作：两足微开站立，两手叉腰，躯干前屈后伸、侧屈活动，幅度由小到大，活动时腰肌要放松（图 1-56）。

作用：可辅助治疗腰部软组织损伤，防止各种原因引起的腰部功能活动受限。

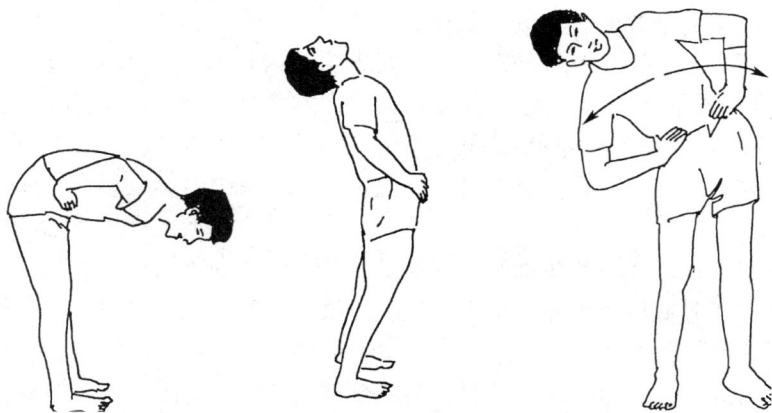

图 1-56 腰部屈伸法

（2）腰部回旋法（又称"浪里荡舟式"）

动作：两足分开比肩稍宽，两手叉腰。做腰部环转运动，先向左环转一周，再向右环转一周。范围由小到大，速度由慢到快，左右各环转 5 ～ 10 次（图 1-57）。

作用：促使腰骶关节和骶髂关节动作自如，疏通周围经络、气血，凡下腰部或腰骶关节筋伤疾病与骶髂关节损伤均可使用。

（3）背肌练习法（又称"飞燕式"）

动作：俯卧位，两腿伸直，两手贴在身侧，同时抬头后伸，双臂后伸，双下肢直腿后伸，使腰部尽量后伸（图 1-58）。

作用：可增强腰背肌肉力量，是腰背肌功能锻炼最常用的方法。

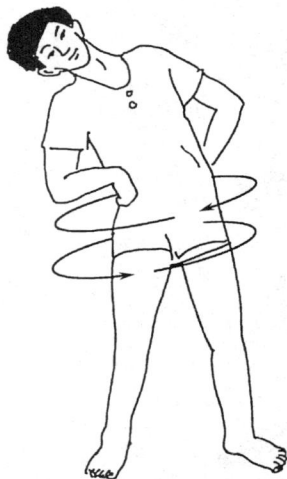

图 1-57 腰部回旋法

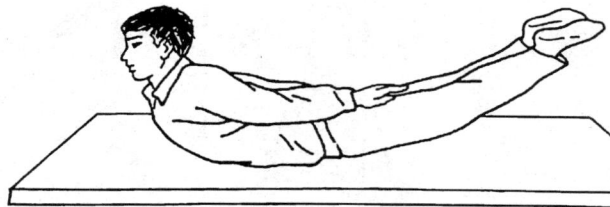

图 1-58 背肌练习法

3. 上肢练功术式

（1）肩臂旋转法（又称"车轮环转式"）

动作：两足分开比肩稍宽站立，一手叉腰，另一只手握拳做肩部环转运动。先向前环转数次，再向后环转数次（图 1-59）。

作用：主要作用于肩关节以及肩关节周围的软组织，对于肩关节周围炎及骨折、脱位后的肩关节粘连有松解舒展的作用。

（2）手指爬墙法（又称"蝎子爬墙式"）

动作：两足分开，面对墙壁站立，双手五指分开扶在墙上，五指用力缓缓向上爬行，使上肢逐渐高举，然后五指再用力缓缓向下爬行回归到原处（图 1-60）。

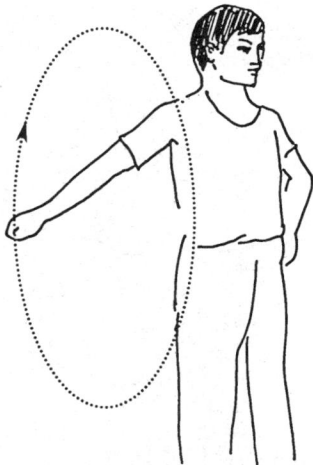

图 1-59 肩臂旋转法   图 1-60 手指爬墙法

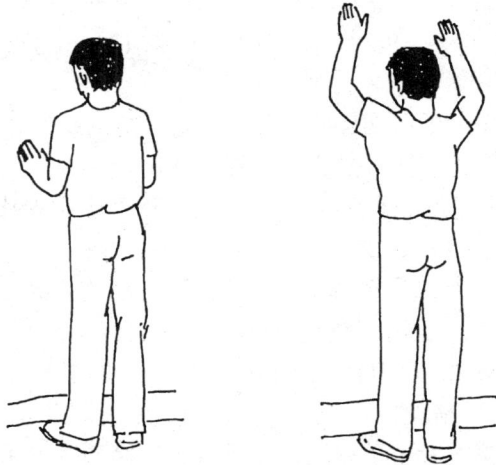

作用：锻炼肩关节高举运动。防治因肩周炎和肩骨折、脱位引起的粘连。

（3）旋前旋后法（又称"仙人摇扇式"）

动作：屈肘，上臂贴于胸侧，双手握拳。前臂反复做旋前旋后活动，如同摇扇子的动作一样（图 1-61）。

作用：可舒筋活络，松解粘连。治疗脱位、骨错缝及因筋伤骨折而引起的粘连，恢复前臂旋前旋后的功能。

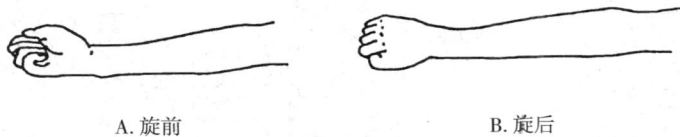

A. 旋前   B. 旋后

图 1-61 旋前旋后法

（4）手滚圆球法

动作：坐位或站立位，手握两个圆球，手指活动使圆球滚动或交换位置，反复数次至数十次。

作用：此法可锻炼手指的灵活性。

4. 下肢练功术式

功用：防治下肢因急性损伤和慢性劳损所致的疼痛和髋、膝、踝关节活动功能受限。

（1）蹬空练习法（又称"蹬空增力式"）

动作：仰卧位，先做踝关节屈伸活动，然后屈膝屈髋用力向斜上方进行蹬足动作（图 1-62）。

作用：可舒筋活血，润滑与松弛筋膜，灵活膝关节，增强膝关节周围筋肌力量，锻炼膝关节及踝关节的功能活动，并有松解坐骨神经粘连的作用。

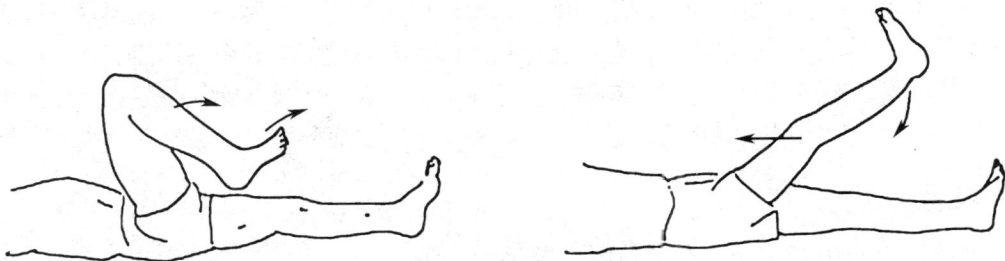

图 1-62 蹬空练习法

（2）直腿抬高法（又称"坠举千斤式"）

动作：仰卧位，两腿伸直，伤肢做直腿抬高动作，然后放下，反复活动。也可在踝部加500～1000g的重量后练习（图1-63）。

作用：可增强股四头肌的肌肉力量，防治肌肉萎缩。

（3）旋转摇膝法（又称"白鹤摇膝式"）

动作：站立位，两膝并拢半屈曲，双手扶在双膝上，做膝部环转动作（图1-64）。

作用：锻炼膝关节的功能活动，调节膝关节的筋络，使膝关节灵活平衡。适用于膝关节各种扭伤的后期，膝关节劳损、增生，关节酸痛、活动滞涩，以及上、下楼梯不便者。

（4）搓滚舒筋法

动作：练习者坐于凳上，患足蹬于竹筒或圆形木棒上，膝关节活动，使竹筒或圆形木棒在足底前、后之间来回滚动。反复数十次至数百次（图1-65）。

作用：可锻炼膝、踝关节的屈伸功能。

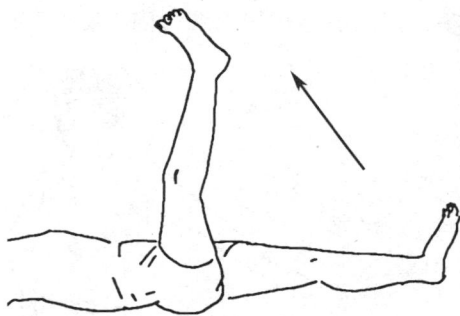

图1-63　直腿抬高法

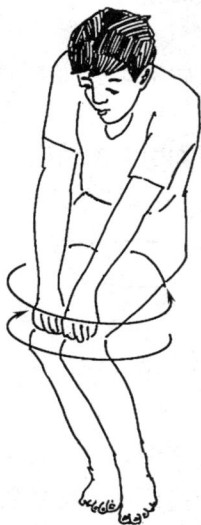

图1-64　旋转摇膝法

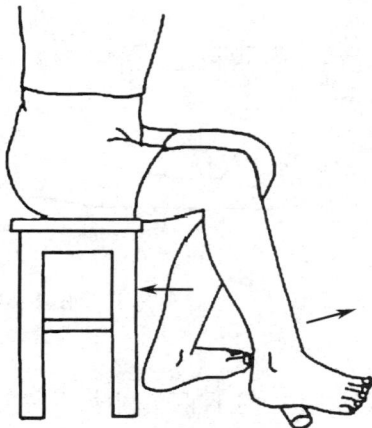

图1-65　搓滚舒筋法

五、药物疗法

药物疗法是治疗筋伤的主要方法之一。应以辨证论治为基础，贯彻四诊合参、整体观念、内外兼顾的原则。根据损伤的轻重、缓急、虚实等具体情况采用不同的治疗方法。新伤当以化瘀、通络、止痛为主；若迁延日久，经络阻塞，血不荣筋，致筋膜僵硬，治疗以养血荣筋为主；若关节筋膜陈旧性损伤反复发作、留瘀未化者，当活血和营、舒筋通络；若患肢肉削形瘦，气血失养，治当重补气血；若筋伤而风寒湿乘虚侵袭，则以温经通络为主，辅以化瘀祛风湿；若筋伤感染或血瘀化热、腐筋蚀骨而见局部红肿热痛、高热烦躁或血热妄行者，当清热解毒、凉血止血；若筋伤合并脾气不健，运化无力，湿痰内生，导致痰瘀互结，治疗当以祛湿化痰、散瘀通络为主。药物治疗分为内治法与外治法两大类。

（一）内治法

内治法是通过内服中药使局部与整体得以兼治的一种方法。根据筋伤的发展过程，一般分为初、中、后三期，因此，治疗应从整体着眼，将筋伤的发生、发展、转归的连续性及阶段性与三期辨证用药结合起来。

1. 初期治法 筋伤初期（伤后1～2周）气血瘀滞，疼痛、肿胀较为明显，根据"结者散之"的原理，治疗应活血化瘀，消肿止痛，常用攻下逐瘀法、行气活血法。如有瘀而化热，则采用清热凉血法，但应注意防止寒凉太过。

（1）行气活血法：适用于伤后气滞血瘀，局部肿痛，无里热实证，或宿伤而有瘀血内结，脉象浮紧或涩等证。凡损伤必伤气血，致气滞血瘀，壅阻经脉，局部肿痛并见，采用活血与行气兼顾，使瘀滞得散，经脉复通而肿消痛止。临床常用的方剂有：以活血化瘀为主的复元活血汤、活血止痛汤；以行气为主的柴胡疏肝散、复元通气散；行气与活血并重的膈下逐瘀汤、顺气活血汤等。

（2）攻下逐瘀法：适用于筋骨损伤早期血瘀热结证。症见胸腹胀满，大便不通，内热燥实，舌红苔黄厚，脉数的体实患者。凡暴力致伤，必使血脉受损，恶血留滞、壅塞于经道，以致瘀血停积者可选用。常用方剂有桃仁承气汤、鸡鸣散、大成汤、黎洞丸等。攻下逐瘀法属于下法，常用苦寒通下以攻逐瘀血，药性峻猛，不可滥用，对年老体弱、气血虚衰、失血过多、妇女妊娠、产后及月经期间应当禁用或慎用。

（3）清营凉血法：筋伤后热邪蕴结、壅聚成毒、毒邪内陷营血者，宜用清营凉血法，方用清营汤加减。若内伤血热，症见吐衄发斑，舌红绛，苔黄，脉弦紧数者，宜用清营凉血止血法，方用犀角地黄汤合十灰散热入血分，症见吐衄发斑，舌绛，脉数者，宜清热解毒、凉血止血，方用黄连解毒汤合犀角地黄汤；若兼高热，气血两燔者，用犀角地黄汤合白虎汤加减。

2. 中期治法 筋伤中期（伤后3～6周），诸症经过初期治疗，肿胀消退，疼痛减轻，但瘀肿已消而未尽，筋已连接而未坚实，瘀血不去则新血不生，新血不生则筋不能续，故以"和""续"两法为基础，常用和营止痛法和理伤续筋法。

（1）和营止痛法：和营止痛法适用于筋伤中期，伤处肿痛尚未尽除，仍有瘀凝气滞，如继用攻下之法又恐伤正气者。常用的方剂有和营止痛汤、定痛活血汤、七厘散等。

（2）理伤续筋法：理伤续筋法适用于损伤中期筋已理顺连接而未坚实者。针对局部有瘀血未去、新血不生而筋不能续、骨不坚之证而用。本法的方剂主要由活血药与续筋坚骨药组成。常用方剂有新伤续断汤、补筋丸、补肾壮筋汤等。

3. 后期治法 筋伤后期（筋伤6周以后），瘀血、肿胀基本消除，但损伤日久，气血必虚，此期损伤之筋尚未能愈合坚固，经脉未能完全畅通，气血、脏腑虚损之象突出。其治法应同慢性筋伤，根据损者益之、虚则补之的治则，此期以补益为主，常用补养气血法、补益肝肾法、补益脾胃法。因损伤日久，若调护不当，复感风寒湿邪者颇多，故后期治法还包括温经通络法。

（1）补养气血法：筋伤日久多出现气血亏损之证，通过补养气血可使气血旺盛以濡养皮肉筋骨，使之强劲有力。常用方剂有以补气为主的四君子汤，以补血为主的四物汤，以及气血双补的八珍汤、十全大补汤等，临床可随证加减。

（2）补益肝肾法：又称强壮筋骨法，主要适用于筋伤后期体质虚弱、肝肾亏虚所导致的筋骨痿软、腰脊不举、胫酸节挛、疼痛日久者。常用方剂有壮筋养血汤、生血补髓汤、左归丸、右归丸等。

（3）补益脾胃法：适用于损伤后期，耗伤正气，气血亏损，脏腑功能失调，或长期卧床缺少活动，而致脾胃气虚，运化失司，饮食不消，四肢疲乏无力，肌肉萎缩。常用方剂有补中益气汤、参苓白术散、归脾汤、健脾养胃汤等。

（4）温经通络法：筋伤日久，气血不足，运行不畅，或阳气不足，腠理空虚，风寒湿邪乘虚侵袭，常导致寒邪凝滞经络，经络不通。该法具有祛除风寒湿邪、活血舒筋、滑利关节、通畅经络的作用，适用于筋伤后四肢拘急，关节痹痛者。常用方剂有麻桂温经汤、乌头汤、大活络丹、小活络丹等。

（二）外治法

外治法是将药物制成一定的剂型，放置于体表或损伤部位，使药物通过皮肤渗透发挥作用而达到治疗目的的一种方法。使用的方法也各有差异，有外敷、外贴、熨洗、擦剂、离子导入等。按使用方法不同，临床上将外治药大致分为敷贴药、搽擦药、熏洗湿敷药和热熨药等。

1. 敷贴药　指直接敷贴在损伤局部的药物制剂。传统常见的有药膏、膏药和药散三种。随着现代医疗技术的发展，敷贴剂型和方法均有所改进，如将敷贴药制成胶布或做离子导入等。

（1）药膏：又称敷药或软膏，由碾成细末的药粉和基质混合而成。常用的基质有饴糖、医用凡士林、油脂等，也可用水、蜜、蛋清、酒或鲜草药汁将药末调拌成厚糊状直接敷贴于伤处。近代骨伤科医家配制药膏时多用饴糖，除其药理作用外，还取其硬结后有固定和保护伤处的作用。一般饴糖与药物之比为3∶1，也有用饴糖与米醋按8∶2的比例调制的。换药时间可根据病情的变化、肿胀消退程度和气温的高低来决定，一般每2～4天换药1次，后期患者可酌情延长，古人的经验是"春三、夏二、秋三、冬四"。饴糖调制的药膏要注意防止发酵、发霉。少数患者外敷药膏后产生接触性皮炎，应注意观察，及时处理。药膏按其功用可分为五类。

1）消瘀退肿止痛类：消瘀止痛药膏、定痛膏、双柏膏等，适用于筋伤初期肿胀、疼痛剧烈者。

2）舒筋活血类：三色敷药、舒筋活络药膏、活血膏等，适用于筋伤中期肿痛逐步减退的患者。

3）温经通络类：温经通络膏，适用于筋伤日久、复感风寒湿邪者。

4）清热解毒类：金黄膏、四黄膏等，适用于筋伤后感染邪毒，局部红、肿、热、痛者。

5）生肌拔毒类：橡皮生肌膏、生肌玉红膏等，适用于开放性筋伤红肿已消，但创口尚未愈合者。

（2）贴药：贴药又称膏药，是将药物溶解或混合于黏性基质中，摊涂于裱褙材料上，供贴敷于皮肤使用的外用剂型。此类药物多数为市售成药，也可自行配制，因其使用方法简便，携带贮存方便，因而为广大患者所乐用，是临床最常用的外用药。膏药一般应用于损伤的后期，若新伤初期有明显肿胀者，不宜使用。膏药按其功用可分为两类。

1）治损伤与寒湿类：适用于损伤者的有坚骨壮筋膏；适用于风湿者的有狗皮膏；适用于损伤与风湿兼顾者的有万灵膏、万应膏、损伤风湿膏等；适用于陈伤气血凝滞、筋膜粘连者的有化坚膏。

2）提腐拔毒生肌类：适用于创伤有创面溃疡者的有太乙膏、陀僧膏等，一般常在创面另按其功用可分为治损伤、祛风湿、化坚及提腐拔毒四类药物。临床常用的膏药有狗皮膏、太乙膏、陀僧膏等。

（3）药散：又称掺药、药粉，配制时将药物碾成极细的粉末，装入贮瓶内备用。使用时直接掺于伤口上，或加在膏药上敷贴患处。具有止血、生肌、消肿、止痛之功效。因组成的药物不同，其功效不同，适应证也有所不同。具有止血收口作用的药散，如桃花散、如意金黄散、云南白药等，适用于筋伤出血者；具有活血止痛作用的药散，如四生散、消瘀散等，适用于筋伤初期，局部瘀血肿痛者；具有温经散寒作用的药散，如丁桂散、桂麝散等，适用于筋伤后期，局部寒湿停聚、气血凝滞疼痛者；具有祛腐拔毒作用的药散，如九一丹、七三丹等，适用于筋伤创面腐肉未去或肉芽过多者；具有生肌长肉作用的药散，如生肌八宝丹等，适用于筋伤创面新肉难长者。

2. 搽擦药　直接涂搽或配合理筋手法用于患部的一种液体药物制剂。有用药物与白酒、醋浸制而成的，酒醋的比例一般为8∶2，也可单用白酒或乙醇溶液加工制成。还有用药物与香油或其他基质调配而成的油剂，其功用大多同其他剂型一样，只是在应用上有所不同。擦剂一般要求患者在应用时先将药物涂于患处，再用手在患处搓擦3～5分钟，使局部皮肤发红发热，以利于药物渗透而发挥作用。临床上常用的搽擦药有正骨水、云香精、消肿止痛酊、红花油、松节油等。

3. 熏洗湿敷药　将药物置于锅或盆中加水煮沸后熏洗患处，即先用热气熏蒸患处，待水温稍降后用药水浸洗患处。也可以将药物分成两份，分别用布包住，放入锅中加水煮沸后，先取出药包熏洗患处，药包凉后再放回锅中，取出另一包交替使用，温度以患者感觉舒适为度，注意不要烫伤皮肤，尤其是皮肤感觉迟钝的患者。冬天可在患肢上加盖棉垫后再熏洗，使热能持久，每日2次，每次15～30分钟，每剂药可熏洗数次。本法具有舒松关节筋络、疏导腠理、流通气血、活血止痛的作用，适用于筋伤后关节强直拘挛、酸痛麻木或损伤兼夹风湿者。

4.热熨药　将药物加热后用布袋装好，熨贴于损伤局部。热熨的作用一方面是借助热力来温通经络，调和血脉，促进药物透皮吸收，另一方面是取药物的温通作用。所选药物多为辛温通络之品，加热后起到温通祛寒、行气止痛的作用，使损伤日久、瘀血凝聚者肿胀消退，疼痛减轻，肌肉、关节活动灵便。本法适用于不易外洗的腰脊躯体之新伤、陈伤。主要的热熨药有以下几种。

（1）坎离砂：又称风寒砂。用铁砂炒热后，与醋、水煎成的药汁搅拌后制成。用时加醋少许拌匀并置于布袋中，数分钟内会自然发热，热熨患处。本法适用于陈伤兼有风湿证的各种慢性腰腿痛者。

（2）熨药：又称腾药。将药物置于布袋中，扎好袋口，放在蒸锅中加热后熨患处。本法适用于筋伤肿痛或夹有风寒湿者，具有舒筋活络，消瘀退肿的作用。

（3）其他：常用粗盐、黄沙、米糠、麸皮、吴茱萸等炒热后装入布袋中热敷患处，用于骨关节筋伤肿痛或风寒湿型筋骨痹痛，简单有效。民间也用葱姜豉盐熨法治风寒。

链接

中药电离子导入法是通过直流电将药物离子引入人体的一种治疗方法，对关节炎等慢性筋伤疗效较明显，成为临床常用的方法之一。作为中医骨伤科治疗要发扬中医传统，用药以中药为主，但也不排斥现代药物（西药）。由于筋伤疾病多涉及软组织与关节软骨的无菌性炎症，骨关节的关节炎疼痛，因此在急性期最常用的药物就是非甾体抗炎药（non-steroidal anti-inflammatory drugs，NSAIDs），目前常用的有布洛芬、吲哚美辛、依托度酸、氟比洛芬、瑞力芬、萘普生等。而常用的配合药物有肌松药如氯羟苯噁唑（氯唑沙宗片），对消除软组织肿胀有一定作用的药如地奥司明片、神经营养药如甲钴胺片、软骨保护类药物如盐酸氨基葡萄糖等，外用有非甾体抗炎药软膏如扶他林（双氯芬酸二乙胺乳胶剂）。

六、针刺治疗

针刺疗法是以中医理论为指导，借助针具刺激人体特定的穴位，以调整经络、气血、脏腑的功能，从而达到防治疾病的一种方法。

（一）作用

通经活络、宣通气血、调整阴阳等功效，可起到止痛、消肿、解痉等作用，对筋伤疾病引起的疼痛、麻木、肿胀、功能障碍等具有显著的疗效。

（二）注意事项

1.患者过于饥饿、疲劳或精神过度紧张时不宜针刺。

2.孕妇腹部、腰骶部及一些可能引起子宫收缩的穴位，如合谷、三阴交等，一般不宜针刺，以免引起流产等不良后果。

3.小儿囟门未闭时，头顶部的穴位不宜针刺。

4.出血风险较高的患者和损伤后出血不止的患者不宜针刺。

5.有皮肤感染、溃疡、瘢痕的部位不宜针刺。

6.施针者必须熟悉人体解剖结构和穴位的准确位置、针刺深度和角度等。对胸、胁、背、腰等脏腑所居之处的腧穴不宜深刺，以防损伤脏器。

7.严格无菌操作。

8.针刺后针孔处要保持清洁干燥，避免立即沾水，防止感染。

（三）常用工具、方法及选穴

1. 常用工具

（1）毫针：现代针刺治疗的主流针具。一般由不锈钢制成，具有良好的韧性和弹性。其结构分为针尖、针身、针根、针柄、针尾五个部分。应用时，根据患者的体质、病情、穴位等因素，选择不同规格的毫针。

（2）三棱针：针身呈三棱状，尖端锋利。三棱针疗法具有通经活络、开窍泻热、消肿止痛的作用，常用于治疗实证、热证、瘀血、疼痛等病症，如扭挫伤、顽痹等。其操作方法有点刺法、散刺法和挑刺法三种。

（3）皮肤针：由多支短针固定在针柄的一端而成。根据针支数目不同，分别称为梅花针（五支针）、七星针（七支针）。皮肤针疗法是运用皮肤针叩刺人体一定部位或穴位，激发经络功能，调节脏腑气血，以防治疾病的一种方法。其主要用于治疗头痛、面瘫、三叉神经痛、肩周炎、腰腿痛、麻木等病症。

（4）火针：火针疗法是将特制的金属针具，通过加热烧红后，迅速刺入人体特定穴位或部位，从而治疗疾病的一种中医特色疗法。火针针具一般由特殊合金制成，具有良好的耐高温性能和韧性。

（5）皮内针：皮内针是将特制的小型针具刺入并固定于皮内或皮下组织，进行较长时间埋藏，给局部以持续刺激，从而防治疾病的一种针刺方法，有操作简便、固定稳定、对穴位刺激时间较长等优点。

（6）浮针：浮针疗法是一种现代针灸技术，由符仲华教授于1996年创立，浮针是一种特制的一次性针具，通过在皮下浅层进行扫散和留针，刺激皮下疏松结缔组织，达到快速镇痛、舒筋活络的效果。

2. 针刺方法

（1）常规针刺：包括进针、行针、出针三个操作步骤，常规针刺取效的关键在行针手法，常用行针手法包括基本手法、辅助手法、补泻手法三类。

1）基本手法：主要有提插法和捻转法。

2）辅助手法：针刺时，对针柄、针体和腧穴所在经脉进行的辅助动作，主要有循法、弹法、刮法、摇法、飞法、震颤法等。

3）补泻手法：包括捻转补泻、提插补泻、疾徐补泻、迎随补泻、开阖补泻、呼吸补泻、平补平泻等。

（2）电针疗法：在常规针刺基础上，连接电针仪，选择相应波形，刺激20～30分钟。可增强镇痛效果，促进局部血液循环。

（3）温针灸：常规针刺后在针柄上放置艾绒或艾条，点燃后温灸，留针15～20分钟。有温经散寒的作用，适用于寒湿型筋伤。

（4）刺络放血：用三棱针点刺局部瘀血处或特定穴位（如委中、尺泽、十宣），放出少量血液，以活血祛瘀，适用于急性筋伤伴明显肿胀、瘀血者。

七、针刀疗法

针刀，又名小针刀，亦有微型针刀、刃针等名称。针刀是将针刺疗法的针和手术疗法的刀融为一体的治疗工具。针刀疗法根据刀刃的宽度（临床常用0.4～1.0mm）、针体的长度（临床常用20～100mm）选择合适的规格型号，以痛为腧，用针刀刺入病所，用以治疗肌肉、筋膜、腱鞘、韧带、关节滑膜等软组织损伤病证，具有松解粘连、解除痉挛、改善循环、调节神经、促进组织修复和平衡阴阳等作用。

（一）操作方法

1. 定点 确定病变部位和理清局部解剖结构后，在进针部位标记，局部消毒，铺无菌洞巾。

2. 定向 使刀口线和大血管、神经及肌肉纤维走向平行，若肌纤维方向不与神经、血管平行，以神经、血管方向为准。

3. 加压分离 将刀口压在进针点上，稍加压力使局部形成一个长形凹陷（注意不可刺破皮肤），将皮下神经、血管分离到刀刃两侧。

4. 刺入 继续加压至刀口下有阻力感时，说明皮下神经、血管已被分离，稍一加压即可穿过皮肤。

（二）适应证与禁忌证

1. 适应证

（1）损伤后因筋膜粘连、挛缩所致的四肢、躯干各处的顽固性痛点或痛性结节、条索等。

（2）骨、关节附近因肌肉和韧带紧张、挛缩，牵拉应力过大引起的增生性骨赘。

（3）损伤引起的滑囊炎，出现酸胀、疼痛和运动障碍者。

（4）腱鞘炎，尤其是狭窄性腱鞘炎。

（5）外伤性肌痉挛和肌紧张（非脑性）。

（6）各种损伤后遗症导致的筋脉挛缩、粘连等而使关节屈伸受限者。

（7）周围神经卡压综合征。

2. 禁忌证

（1）严重心脑血管疾病、肝肾功能不全、凝血功能障碍（如血友病、血小板减少）。

（2）局部皮肤感染、开放性伤口或肿瘤病变。

（3）精神疾病或无法配合治疗者。

（4）血糖、血压不稳定者和妊娠期、哺乳期女性慎用。

3. 注意事项

（1）严格消毒，使用一次性针刀，术后24小时内保持敷料干燥，避免沾水；观察伤口有无红肿、渗液，避免感染风险。

（2）依据解剖结构和触诊定位病变部位，避开神经、血管等重要组织。

（3）控制进针深度，避免损伤内脏或血管、神经。

（4）术后24小时内避免剧烈运动，3～5天内减少患处负重。

八、手 术 治 疗

手术治疗主要适用于肌腱、韧带的断裂伤，神经、血管的严重损伤及软骨盘的损伤等，也适用于一些经长期非手术治疗无效的慢性筋伤病。因手术会产生各种并发症，具有风险性，故在临床上要严格掌握筋伤病的手术适用范围。

1. 肌肉、肌腱、韧带的完全断裂伤。对于单纯肌纤维断裂，可不予手术。对于筋膜和肌肉均断裂，且断端回缩较明显者应手术治疗，手术时应将筋膜准确缝合，至于断裂的肌肉，由于脆弱易撕裂，不易缝合，只需稍加修齐，可不做缝合处理。肌腱、韧带断裂者则需缝合。

2. 非手术治疗无效、腱鞘疾病反复发作者，如狭窄性腱鞘炎、腕管综合征、踝管综合征等，可进行手术松解。

3. 重要的神经、血管损伤者可行手术探查、修复。

4. 某些滑囊病经非手术治疗无效时，可行滑囊切除术。

5. 关节内游离体影响关节功能活动者，应手术取出游离体。

6. 膝关节半月板撕裂，经非手术治疗无效者，可考虑半月板的修复或切除手术。

7. 髌骨软化症，经非手术治疗无效的可考虑通过手术调整髌骨的位置，或行髌骨软骨切削术，晚期患者可考虑做髌骨成形术或髌骨切除术。

8. 颈椎病、腰椎间盘突出症经半年以上非手术治疗无效者，或首次发病症状严重，出现明显神经损害，影响工作和生活者，可手术摘除椎间盘，进行神经减压。

9. 颈椎、胸椎、腰椎的椎管狭窄引起严重脊髓或神经根受压表现，可通过手术方法扩大椎管、神经根管以解除对脊髓和神经根的压迫。

10. 某些因腰椎先天变异或外伤引起腰腿痛的患者，经非手术治疗无效，影响工作和生活者，可考虑手术疗法。如腰椎滑脱、腰椎骶化等。

九、其他疗法

除了上述治疗方法，还有一些其他方法，如牵引、注射、物理治疗等，在治疗中有其特殊的适应证和肯定的疗效，也是筋伤治疗中不可缺少的一部分，因此在熟练掌握主要治疗方法的同时，也应该熟悉和掌握这些方法。

（一）牵引疗法

牵引疗法是应用外力对身体某一部位或关节施加牵引力，使其发生一定的分离，周围软组织得到适当的牵伸，从而达到治疗目的的一种方法。临床普遍使用的是脊椎牵引和四肢关节牵引。

1. 牵引的作用

（1）解除肌肉痉挛，放松肌肉，缓解疼痛。

（2）松解软组织粘连，牵伸挛缩的关节囊和韧带。

（3）调整脊柱后关节的微细异常改变，使脊柱后关节滑膜嵌顿或小关节错位得到复位。

（4）改善或恢复脊柱的正常生理弯曲。

（5）使椎间孔增大，减轻神经根受到的刺激和压迫。

（6）扩大椎间隙，减轻椎间盘内压力，有利于膨出的椎间盘回纳以及外突的椎间盘回缩。

2. 脊椎牵引的分类　脊柱牵引方法多种多样，根据治疗时患者的体位，分为卧位牵引、坐位牵引；根据牵引力来源，分为自身重量牵引、手法牵引、机械牵引；根据牵引持续时间，分为持续牵引与间断牵引。

3. 脊椎牵引的方法　目前普遍使用的是颈椎牵引和腰椎牵引。

（1）颈椎牵引：又称枕颌带牵引，通常采用坐位牵引，但当患者病情较重或不能取坐位时可用卧位牵引。牵引效果主要由牵引的角度、时间和重量等因素决定（图1-66）。

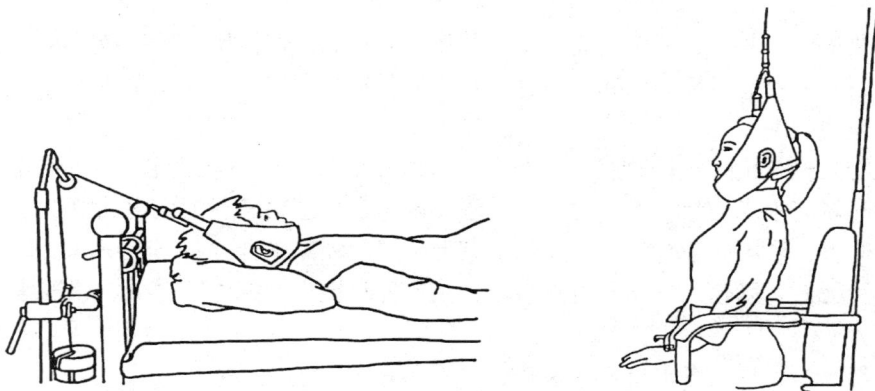

图 1-66　颈椎牵引

1）角度：若主要作用于下颈段，颈椎角度应稍前倾，可在 15°～30°；若主要作用于上颈段或寰枢关节，则减小前倾角度或与躯干轴线平行的方向牵引，同时注意结合患者舒适度来调整角度。

2）重量：牵引重量应从小重量开始，让患者逐渐适应。成人一般从4kg开始，可逐渐增加，以患者有明显的颈部受牵伸感，但无特殊不适为度。

3）时间：间断牵引，以每次牵引 30 ～ 50 分钟为宜，隔日或每日 1 次，10 ～ 15 次为 1 个疗程。持续卧床牵引者每天可持续 6 小时以上，牵引过程中可视患者耐受情况适当安排间歇。

（2）腰椎牵引

1）骨盆牵引：患者仰卧，用骨盆牵引带固定骨盆，通过牵引床的牵引装置牵引（图 1-67）。重量以其自身体重的 25% ～ 50% 确定，一般初始重量较轻，以患者耐受为度，逐渐增加。一般每次牵引 30 ～ 50 分钟为宜，隔日或每日 1 次，10 ～ 15 次为 1 个疗程。如病情较重，需要卧床制动的患者可采用骨盆带持续牵引，每次持续牵引 30 分钟至 2 小时，休息几分钟后可反复牵引，每天共牵引 6 ～ 8 小时。

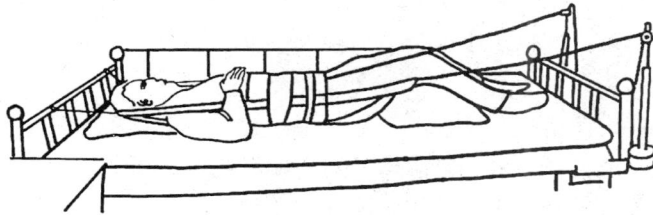

图 1-67 骨盆牵引

2）三维牵引：利用三维牵引床，在牵引的同时可以对腰椎进行不同角度和方向的旋转、侧屈等调整，更精确地针对腰椎间盘突出等疾病进行治疗。

4. 脊椎牵引注意事项

（1）注意个体差异，密切观察牵引时患者的感受及反应，根据实际情况进行必要的调整。

（2）重症患者与高龄患者应有专人陪护。

（3）牵引过程中要了解患者反应，如有不适或症状加重应及时中止，寻找原因或更改治疗。

（4）牵引完毕后，应卧床休息 20 ～ 30 分钟，尤其是腰椎牵引者，以保证牵引治疗效果。

（5）有严重心肺病、脑血管病、恶性肿瘤、出血性倾向或被牵引区有皮肤破伤、皮疹的患者，禁止使用。

5. 四肢关节牵引

（1）上肢牵引：根据不同的筋伤部位选择合适的牵引点。如肩部筋伤可采用肩部悬挂牵引，用特制的牵引带固定肩部，通过滑轮悬挂重物进行牵引，重量一般为 2 ～ 5kg，每次牵引 15 ～ 20 分钟。肘部或腕部筋伤可采用手握牵引装置，根据病情调整牵引重量和时间，该方法在临床应用相对较少。

（2）下肢牵引：对于髋关节、膝关节等部位的筋伤或退行性疾病，常采用下肢皮肤牵引。皮肤牵引是用牵引带固定在下肢皮肤上牵引，适用于髋关节或膝关节滑膜炎、膝关节骨性关节炎，一般为体重的 1/7 ～ 1/10。一般每次牵引 20 ～ 30 分钟为宜，隔日或每日 1 次，10 ～ 15 次为 1 个疗程。

（二）注射疗法

注射疗法是筋伤治疗中较常用的方法。它是通过在某一特定部位或压痛点注射药物，达到抑制炎症渗出，改善局部组织营养状况，阻滞局部神经传导，松弛肌肉紧张，从而使疼痛缓解的一种疗法。

1. 常用注射方法

（1）压痛点注射：一般在体表压痛最明显处注射，常能收到很好的局部止痛效果。常用于肌腱、韧带附着点表面及筋膜异常反应点等，针头直接刺至肌腱、韧带表面或筋膜层，回抽无血时即可注入药液。如压痛范围较大，单点注射药液不能到达全部，可做多点或扇形封闭。

（2）腱鞘内注射：将药物直接注入腱鞘内，有抗炎、松解粘连和缓解疼痛的作用。刺入时针头应与皮肤呈一定夹角，沿肌腱纵轴方向刺入腱鞘壁与肌腱之间，即可推注药液。超声引导可明显提高穿刺成功率。

（3）关节腔注射：将药物注入关节腔内，有消除关节内炎症、松解关节内粘连和缓解疼痛的作用。常用于骨性关节炎、粘连性关节囊炎等关节疼痛性疾病。

（4）穴位注射：将注射器针头刺入目标穴位，得气后把药物注入穴位的方法。

（5）硬膜外注射：将药物注入椎管内硬膜外腔中以减轻炎症反应，解除或减轻对神经根的压迫和无菌性炎症刺激，缓解疼痛。常用的注射部位有腰椎管和骶管，进针时要慢而稳，细心体会进针时的阻力感，待阻力突然消失即可，然后行注气试验，证明此处无阻力、有负压，并回抽无脑脊液，证明针尖在硬膜外腔，即可注药。

（6）神经根阻滞：在神经根部注射药物以缓解因神经根受压或炎症刺激引起的疼痛。用于各种神经根性疼痛，进针时要慢而稳，当患者有触电感，并向患肢放射，且放射部位与病变神经支配区一致，即达到治疗目标，回吸无血时可适当退出少许，然后注入药液。

2. 注射疗法的禁忌证

（1）结核、化脓性炎症、溃疡病、恶性肿瘤等患者。

（2）体弱或全身情况不佳，肝、肾功能障碍及对封闭药物过敏者。

（3）诊断不明确的患者，最好不用或慎用封闭疗法（诊断性治疗的患者除外）。

（4）血压、血糖控制不佳，血友病、精神失常患者。

（5）局部皮肤有擦伤、感染或表皮糜烂的患者。

3. 注射疗法注意事项

（1）要严格无菌操作，防止感染。

（2）注射部位要求准确、深浅适当，特别是胸背部，要防止损伤内脏，严禁将药物直接注入血管内。

（3）选择适当的药物和剂量，对于消化道溃疡和活动性肺结核患者、局部感染倾向者禁用类固醇。

（三）物理疗法

物理疗法又称理疗，是利用各种物理因子作用于机体，引起所需的各种反应，以调节或恢复各种生理功能，促进病理过程向有利于疾病康复的方向发展，从而达到治疗目的的一种疗法。

1. 物理疗法的治疗作用

（1）加速创伤的愈合：物理疗法可以改善局部血液循环，提高白细胞等吞噬细胞的吞噬能力，从而消除局部组织水肿，改善组织营养状态，消除炎症反应。

（2）减少瘢痕和粘连的形成：理疗可减少胶原纤维的形成和玻璃样变性过程，也可减轻瘢痕组织水肿，改善局部组织血供和营养，从而减少瘢痕和粘连的形成。同时，也可缓解或消除瘢痕瘙痒、疼痛等症状。

（3）镇痛作用：理疗可以提高痛阈，消除各种致痛因子，起到镇痛作用。

（4）避免或减轻并发症和后遗症：早期理疗可使肌肉得到较充分的活动，血运通畅，加速组织水肿吸收，避免关节粘连、僵硬、肌肉萎缩等后遗症。

2. 物理疗法的分类

（1）电疗法：种类很多，临床上应根据不同的病证选择应用。

1）直流电疗法：是应用直流电作用于人体，使组织中离子、水分子和胶体微粒转移，改变离子浓度而达到治疗目的的一种方法。适用于脊髓损伤、周围神经损伤、瘢痕增生和组织粘连等。心力衰竭患者、有出血倾向者、安装有心脏起搏器者、局部有皮肤损伤者禁用。

2）低频脉冲电疗法：是应用频率在 1000Hz 以下的脉冲电流治疗疾病的方法。具有兴奋神经肌肉组织，促进局部血液循环和镇痛、镇静、抗炎的作用。适用于扭挫伤、神经损伤、肢体循环障碍等疾病。禁忌证同"直流电疗法"。

3）中频电疗法：是应用频率在 1 ～ 100kHz 的脉冲电流治疗疾病的方法。有止痛、促进血液循环、软化瘢痕、松解粘连的作用。适用于神经肌肉损伤、神经痛、肢体循环障碍、软组织粘连和瘢痕等。常用的有音频电疗法、干扰电疗法。

4）高频电疗法：应用频率大于 100kHz 的脉冲电流治疗疾病的方法。对人体产生热效应，具有镇痛抗炎、促进血液循环、促进组织再生的作用。适用于扭挫伤、损伤后遗症及关节炎、神经损伤等。常用的有短波电疗法、超短波电疗法、微波电疗法。

（2）光疗法：是应用光照射人体，以达到治疗目的的理疗方法，可分为红外线疗法、可见光疗法及紫外线疗法等，临床可根据疾病的不同选择使用。

（3）超声疗法：是将超声作用于人体，以达到治疗目的的理疗方法。适用于扭挫伤、神经损伤、关节炎、瘢痕增生等。有血栓性静脉炎、出血倾向者禁用。

（4）药物离子导入疗法：是应用直流或感应电疗机配合离子液或中草药液将各种微量元素及药物的有效成分透入皮下组织，以改善、调整机体的内环境，促进神经、肌肉等组织的生长及代谢，达到治疗目的的一种方法。适用于各种急、慢性筋伤疾病。禁忌证同"直流电疗法"。

（5）磁疗法：是应用磁场作用于身体来治疗疾病的方法。其主要治疗作用是镇痛、消肿、抗炎和镇静，使用的方法较多，临床应随症选用。

（6）蜡疗法：是利用加热后的石蜡作为导热体涂敷于伤部，以达到治疗目的的一种方法。蜡疗法的主要作用是温热和机械压迫。适用于软组织扭挫伤，瘢痕挛缩、粘连等。患有感染性皮肤病、出血者禁用。

（7）冷疗法：是一种利用低于人体温度的物理因子（如冷水、冰等）刺激机体，以达到治疗目的的方法。急性损伤期（扭挫伤后的 24 ～ 48 小时），疼痛肿胀复发时应用，冷疗过程中要密切观察局部皮肤的颜色、温度和感觉，如出现皮肤苍白、麻木或疼痛加剧等情况，应立即停止冷疗。

1）冰敷法：将冰块或冰袋用毛巾包裹后敷在受伤部位，每次冰敷 15 ～ 20 分钟，每隔 2 ～ 3 小时可重复进行。

2）冷喷雾法：使用含有易挥发物质的冷喷雾剂（如氯乙烷等），喷在受伤部位，通过挥发带走热量，达到冷疗的目的。

（四）拔罐疗法

拔罐疗法是利用罐内燃烧产生的负压使罐吸附在皮肤上以治疗疾病的一种方法。拔罐有点火拔罐法、走罐法和刺络放血拔罐法等。主要应用负压形成的机械性刺激和温热刺激作用，使局部血管扩张，促进局部血液循环，改善新陈代谢和组织营养状态，使血管和细胞的通透性增强，有利于炎症的消散。适用于软组织扭挫伤，关节肌肉的痹痛等。年老体衰者，孕妇之腰骶部、腹部，出血性疾患、水肿、恶性肿瘤患者及皮肤破损者慎用。

（五）艾灸疗法

艾灸疗法简称灸法，是运用艾绒或其他药物在穴位上烧灼、温熨，借灸火的热力以及药物的作用，通过经络的传导，温通气血，扶正祛邪，起到防治疾病作用的一种治法。临床中艾灸疗法的具体方法类别较多，常用者有如下几种：艾炷灸、艾条灸、药卷灸、隔姜灸、温针灸、灯火灸等。对于筋伤病的慢性期大多有效，特别是受凉后加重者。

除以上介绍的治疗方法之外，还有水疗等。总之，筋伤的治疗方法很多，临床应用时，应根据病情以及所具备的条件灵活选用。

链接

　　富血小板血浆（platelet-rich plasma，PRP）是通过离心的方法从自体静脉血中提取出来的血小板浓缩物。在临床应用中，PRP针对肌腱韧带损伤（如肩袖损伤、网球肘、跟腱炎等）、关节软骨损伤（包括膝骨关节炎、半月板损伤等）、骨折术后恢复以及急/慢性创面等方面，均展现出了显著的治疗效果。

? 思 考 题

1. "筋出槽""骨错缝"各指什么？二者之间有何联系？
2. 如何认识"筋""筋伤""筋伤学"？
3. 论述筋伤的病因和分类。

本章数字资源

第二章 躯干部筋伤

第一节 头颈部筋伤

一、颈部扭挫伤

📋 **案例导入**

患者，男，32岁，司机，因"颈部挫伤后疼痛伴活动受限3小时"就诊。患者自述3小时前因急刹车导致头部猛烈前屈后仰，随即出现左侧颈部剧烈疼痛，颈部活动困难，无法向左转头。查体：患者呈痛苦面容，头部微向左侧倾斜，颈部前屈、后伸及左右侧屈活动受限，左侧颈部肌肉痉挛，触诊 $C_5 \sim C_7$ 左侧横突旁压痛（++），颈部向右侧旋转时疼痛加重。X线检查显示颈椎生理曲度略变直，各椎体及椎间隙未见骨折、脱位及骨质异常。

问题： 1. 该病的中医和西医诊断分别是什么？请说明诊断依据。

2. 若该患者在伤后24小时内来就诊，除了常规的颈部制动，还可采取哪些中医适宜技术进行早期干预以缓解症状？

（一）概述

颈部扭挫伤是指颈部过度活动或受到外力直接打击，导致胸锁乳突肌、斜方肌等颈部肌肉、韧带、筋膜等软组织损伤。伤后颈部疼痛、活动受限，可兼有颈椎小关节错缝、骨折或脱位，严重者伤及血管、神经及脊髓，造成肢体麻木、疼痛及瘫痪，甚至危及生命。本病是常见的颈部急性筋伤，好发于青壮年。

（二）病因病机

本病多因颈部过度活动，如突然扭头、后伸等原因导致。如车祸撞击，颈部由于惯性猛然前屈后伸，或打篮球投篮时头部突然后仰等，造成颈部肌肉损伤，严重者合并骨折、脱位，引起神经、血管及脊髓损伤。直接打击引起颈部挫伤的情况较少见。中医认为，跌扑闪挫致使筋脉受损，气血运行失常，气滞血瘀则脉络不通，不通则痛，故见局部肿胀疼痛、活动不利。

> **链接**
>
> 《杂病源流犀烛》曰："忽跌扑闪挫，卒然身受，由外及内，气血俱伤病也。……夫至气滞血瘀，则作肿作痛，诸变百出。"外伤虽着重筋骨，但需遵循气血并重的原则，方能达到"血活则瘀去，气行则痛止"的治疗效果。

（三）诊断与鉴别诊断

1. 主要病史　大部分患者有颈部扭伤史，少见于颈部直接受伤者。

2. 临床表现

（1）疼痛、肿胀：受伤后颈部立即出现疼痛，疼痛程度因损伤的轻重而异，可向肩背部放射。轻者为隐痛，活动时疼痛稍有加重；重者疼痛剧烈，难以忍受，甚至影响睡眠和日常生活活动。可伴有局部轻度肿胀。

（2）活动受限：患者颈部活动明显受限，主动和被动活动均会引起疼痛加剧。伤后颈部可出现特殊偏歪姿势，多偏向患侧。

（3）严重者可损伤神经、血管及脊髓，导致瘫痪等严重症状。

3. 体格检查　颈部前屈、后伸、旋转及侧屈等活动角度减少，颈部受伤部位肌肉紧张、压痛（＋）。颈椎小关节紊乱时，患侧棘突旁压痛明显、可触及棘突偏歪。神经损伤可出现手臂麻痛等刺激症状。

4. 辅助检查　X线片示颈椎骨及关节无异常改变；可见颈椎生理弧度改变，严重者可出现骨折及脱位等。MRI可见颈部局部软组织水肿。

5. 鉴别诊断

（1）落枕：多无明显的外伤史，多见醒后颈部不能活动，疼痛明显，头常歪向患侧，多因睡眠姿势不当、颈部受寒等因素引起。

（2）颈椎病：多无明显的外伤史，颈痛，活动受限反复出现；或有上肢放射性疼痛、麻木、头晕、瘫痪等症状，臂丛神经牵拉试验、椎间孔挤压试验阳性。X线片可见颈椎生理曲度改变、椎间隙变窄、骨质增生等。

链接

颈部活动检查：患者头颈部左右旋转、侧方倾斜、向前屈曲和向后伸展，观察活动过程中是否出现疼痛或受限，判断颈部扭挫伤导致颈部活动受限的程度。

（四）治疗

治疗以理筋、药物等非手术疗法为主。受伤后可冷敷、固定处理，注意休息，避免损伤加重。理筋手法应在受伤2～3天后实施，严重者考虑手术治疗。

1. 理筋治疗　患者正坐，医生立于背后，固定患者头部，拇指点按颈部压痛点及风池、风府、天柱、肩井等穴，再在患处由上而下反复推揉数遍。随后轻轻捏拿颈项部肌肉数次（图2-1），点按、理筋、弹筋后，再以颈部拔伸等运动关节类手法，以达到舒筋活血、消肿止痛目的。

2. 药物治疗

（1）内服中药

1）气滞血瘀证：扭伤初期，颈部疼痛明显，活动受限，疼痛部位多固定，可伴有局部肿胀，舌红偏暗，苔薄白，脉弦紧。治法为活血祛瘀、消肿止痛，方用身痛逐瘀汤加减。

2）筋脉失养证：颈部酸痛，劳累后加重，多见损伤日久，舌淡苔薄，脉细弱。治法为养血荣筋、舒筋活络，方用养血荣筋汤加减。

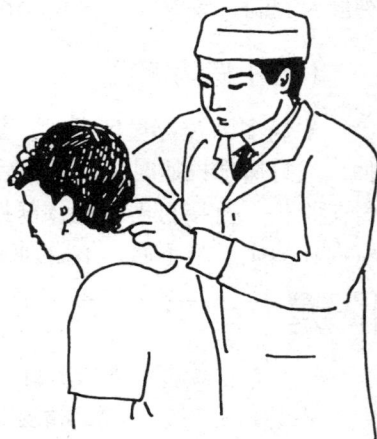

图2-1　颈项部肌肉捏拿法

（2）外用中药：可用云南白药膏、消肿止痛酊等治以活血化瘀、消肿止痛。

（3）西药治疗：疼痛剧烈者，酌情使用双氯芬酸钠、布洛芬缓释胶囊等镇痛类药物。

3. 针灸疗法　针刺及艾灸阿是穴、风池、大椎、天柱、肩井、列缺、曲池、合谷等穴。

4. 固定疗法　损伤严重者，可进行适当的枕颌带牵引，也可佩戴颈托，注意卧床休息，以减轻肌肉痉挛。

5. 物理疗法　可酌情选用离子导入、蜡疗、磁疗、激光、超短波等治疗。

6. 练功疗法　应有意识地放松颈部肌肉，尽量保持头部正常位置，并练习颈部屈伸、旋转活动。

（五）预防

1. 注意保护颈部，以防损伤。

2. 加强颈部功能锻炼，增强颈部肌力，增加颈部肌肉的耐受力。

3. 在日常生活和工作中，要保持正确的坐姿和站姿，避免长时间低头、弯腰或颈部处于过度伸展的姿势；避免剧烈运动，注意保暖防寒。

4. 避免使用高枕或者侧卧，易加重颈部肌肉紧张，建议低枕平卧以保持颈椎生理曲度。

二、落　枕

（一）概述

落枕，又称"失枕"，通常在睡醒后突然出现，以颈部疼痛、活动受限为主要特征，轻者为针刺样疼痛，重者如刀割样或撕裂样疼痛。本病好发于各个年龄段，以青壮年较为多见。

（二）病因病机

1. 睡眠姿势不当　睡眠时枕头过高、过低或过硬，使颈部处于过度伸展或屈曲的状态，导致胸锁乳突肌、斜方肌及肩胛提肌等颈部肌肉长时间处于紧张状态，得不到有效放松，从而引起颈部肌肉劳损，导致落枕。

2. 颈部受寒　睡眠时颈部暴露在外，受到风寒侵袭，寒邪凝滞经络，气血运行不畅，导致肌肉痉挛、疼痛。如夏季夜间睡眠时，长时间对着空调或风扇直吹颈部，风寒之邪乘虚而入，易引发落枕。

3. 颈部肌肉力量薄弱　长期缺乏颈部锻炼，颈部肌肉力量薄弱，对颈椎的稳定性支持不够。在睡眠中稍有姿势不当，就容易引发颈部肌肉损伤，进而导致落枕。

4. 外伤因素　虽然相对较少见，但颈部受到轻微的扭转、碰撞等外伤，当时可能未引起明显症状，但在睡眠休息后，受伤部位的气血运行不畅，也可能诱发落枕。

> **链接**
>
> 《诸病源候论·失枕候》记载："头项有风，在于筋之间，因卧而气血虚者，值风发动，故失枕。"风邪侵袭，留滞于筋脉之间，睡卧时气血虚弱，得以引发病症。

（三）诊断与鉴别诊断

1. 主要病史　患者无明显的颈部扭伤史，但平素有喜卧高枕、低枕、硬枕，或过度劳累、颈部受寒等情况。

2. 临床表现

（1）疼痛：晨起后，颈部一侧疼痛明显，疼痛多为酸痛、胀痛，严重时疼痛可向肩部、上肢放射，影响睡眠和日常活动。

（2）活动受限：患者颈部活动明显受限，尤其是向患侧旋转、侧屈时疼痛加剧，活动困难。头部常偏向患侧，以缓解疼痛。

（3）肌肉紧张：患侧颈部肌肉紧张，可触及条索状硬结，压痛明显。

（4）起病较急，病程短：落枕两三天可缓解，一周内多可自愈。

3. 体格检查

（1）活动度检查：患者头颈部左右旋转、侧方倾斜、向前屈曲和向后伸展时活动受限伴疼痛加剧，头常歪向患侧；转头时常与上身同时转动，以躯干代偿颈部活动。

（2）肌肉触诊：触诊胸锁乳突肌、斜方肌、肩胛提肌等肌肉可见肌肉紧张、痉挛，压痛明显，有时可触及硬结、条块。

（3）颈椎棘突旁压痛：颈椎棘突旁可有压痛，但一般无明显的棘突偏歪，以此可与颈椎关节错缝相鉴别。

4. 辅助检查　X线片多无明显异常，但可见颈椎生理曲度变直或轻度侧弯。

5. 鉴别诊断

（1）颈部扭挫伤：多有明确的颈部过度活动或外力直接打击史，而落枕很少有明显的外伤史。

（2）颈椎病：少有明显的外伤史，颈痛、活动受限症状反复出现，可伴有上肢放射性麻木疼痛、头晕、视物模糊、恶心等症状。臂丛神经牵拉试验、椎间孔挤压试验阳性。X线片可见颈椎生理曲度改变、椎间隙变窄、骨质增生等。

（四）治疗

筋伤手法治疗落枕有较好的疗效，手法能快速缓解肌肉痉挛、消除疼痛，多数患者治疗一次，症状就能有效缓解，配合针灸及药物等疗效更佳。

1. 理筋治疗

（1）揉拨松筋法：患者正坐，医生立于患侧，先用揉法在患侧颈部肌肉上进行轻柔的揉按，由上而下，反复操作3～5分钟，以放松肌肉，缓解疼痛。然后用拇指指腹在肌肉紧张、压痛明显的部位进行拨法操作，拨筋方向与肌肉纤维方向垂直，力度适中，以患者能耐受为度，每个部位拨3～5次，可起到松解粘连、疏通经络的作用。

（2）点穴止痛法：用拇指点按风池、风府、天柱、肩井、天宗、阿是穴等穴位，每个穴位点按1～2分钟，以酸胀感为度。点穴时，手法要沉稳有力，通过刺激穴位，起到疏通经络、调和气血、止痛的作用。

（3）颈椎牵引手法：术者一手托住患者下颌，一手托住枕部，两手同时用力向上提，利用患者的躯干部重量进行反牵引。

（4）颈部旋提法：（向右侧旋提为例）嘱患者的头部向右水平旋转至极限角度，然后屈曲颈椎至最大角度并达到固定感；术者以右肘部托患者下颌，左手掌侧虎口置于枕部，拇指、食指分别扣于两侧乳突处，轻轻向上牵引3～5秒；左手、右肘部用短力快速向上提拉，可以闻及弹响声。

2. 药物治疗

（1）内服中药

1）风寒湿阻证：颈部疼痛，活动不利，颈部肌肉紧张，可伴有恶寒、轻度发热等表证，舌淡红，苔薄白，脉弦紧。治法为祛风散寒、除湿通络，方用葛根汤或羌活胜湿汤加减。

2）气血瘀滞证：晨起颈部疼痛，活动受限，疼痛部位固定，呈刺痛，局部肌肉僵硬，舌质紫暗，或有瘀斑，苔薄，脉弦涩。治法为活血化瘀，舒筋通络，方用桃红四物汤或活血舒筋汤加减。

3）肝肾亏虚证：颈部疼痛，劳累后加重，休息后缓解，伴有头晕目眩，腰膝酸软，舌淡，苔薄白，脉细弱。治法为补益肝肾，调和气血，方用六味地黄丸合四物汤加减。

（2）外用中药：外用云南白药膏、伤湿止痛膏等治以活血化瘀、通络止痛。

（3）西药治疗：若疼痛剧烈者，酌情使用布洛芬缓释胶囊、双氯芬酸钠、洛索洛芬钠片等镇痛类药物。

3. 针灸疗法 针刺阿是穴、外关、后溪、风池、大椎、天柱、肩井、列缺、曲池、合谷等穴，留针10～20分钟，期间可适当行针，以增强针感；或针刺外关、后溪、合谷等远端穴位，留针10～20分钟，颈部不留针，嘱患者规律小范围逐渐转动颈部。在针刺治疗后，可配合艾灸。

4. 拔罐疗法 在患侧颈部疼痛部位及肌肉紧张处进行拔罐治疗。可选用留罐法，留罐10～15分钟。

5. 物理疗法 可酌情选用离子导入、蜡疗、磁疗、激光、超短波等治疗。亦可采用热毛巾、热水袋等进行局部热敷，温度以能耐受为宜，每次热敷15～20分钟，每天1～3次。

6. 练功疗法 应在落枕症状缓解后进行练功疗法，包括颈部伸展、侧屈、旋转等运动，循序渐进，持之以恒，以增强颈部肌肉力量，提高颈椎的稳定性，预防落枕的再次发生。

（五）预防

1. 保持良好的睡眠姿势，睡眠时应选择合适的枕头，枕头的高度以自己的一拳为宜，宽度应能支撑颈部和肩部，质地柔软适中。

2. 注意颈部保暖，避免颈部暴露在外。寒冷季节外出时应佩戴围巾，夏季使用空调或风扇时，避免直接吹向颈部。

3. 平时应加强颈部功能锻炼，增强颈部肌肉力量，提高颈椎的稳定性，可进行太极拳、八段锦等传统功法练习。

4. 要注意保持正确的坐姿，避免长时间低头导致颈部过度疲劳，定时起身活动颈部，缓解颈部肌肉的紧张。

三、颈 椎 病

（一）概述

颈椎病是指由于颈椎及其之间的关节、关节囊、韧带、椎间盘发生退行性改变，出现颈椎失稳，产生骨质增生、韧带与关节囊肥厚或钙化等病理变化，刺激或压迫颈部神经根、椎动脉、脊髓、交感神经，出现颈肩疼痛伴手指麻木、头痛、眩晕、视物模糊甚至肢体瘫痪等一系列症状，又称颈椎退行性骨关节病、颈椎综合征。颈椎病有以下临床主要分证：颈型、神经根型、脊髓型、椎动脉型、交感型，其中神经根型最常见。中医学无颈椎病的病名，文献记载的项臂痛、项强、麻木、眩晕、头痛、痹证等病证，与颈椎病相似或相关。

（二）病因病机

急性损伤、慢性劳损以及颈椎的退变是颈椎病发生的主要原因。颈部的急性外伤，如车祸、高处坠落等，可使颈椎发生骨折、脱位等损伤；颈椎间盘随着年龄增长逐渐发生退变，椎动脉粥样硬化、椎间隙变窄、椎体骨质增生、钩椎关节增生；长期的不良姿势，如长时间低头伏案工作、长时间使用电子设备、睡眠时枕头高度不合适等，可造成颈部软组织慢性劳损；椎管发育性狭窄、椎体先天畸形等因素，均可能成为颈椎病的发病因素。

颈型主要由于长期低头伏案引起颈椎局部组织充血、水肿、无菌性炎症，或因神经后支受刺激发生颈部肌肉痉挛而出现，感受风寒更易发生。神经根型因刺激或压迫颈脊神经根而逐渐出现各种症状，以第5、第6颈椎椎间病变最多见。脊髓型主要是骨赘或椎间盘突出造成颈段脊髓直接受压或缺血而发病。交感神经型因刺激颈部交感神经而引起一系列交感神经兴奋或抑制的症状。混合型是指神经根型、脊髓型、椎动脉型、交感神经型颈椎病等两个以上类型混合发病者（图 2-2）。

（三）诊断与鉴别诊断

1. 颈型颈椎病

（1）主要病史：有长期低头、伏案工作等劳损史，反复落枕病史。

（2）临床表现：颈项疼痛，伴肩背部僵痛，颈部活动不利。疼痛可为酸痛、胀痛、刺痛，疼痛部位多在颈椎棘突旁及两侧肌肉，有时可向肩部、上背部放射。晨起时可感颈部僵硬，活动后减轻，劳累后稍加重，咳嗽或打喷嚏时症状不加重。

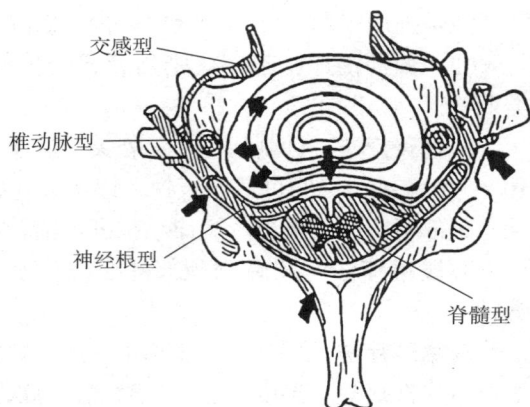

图 2-2　颈椎病类型

（3）体格检查：颈椎活动受限；胸锁乳突肌、斜方肌、肩胛提肌等肌肉紧张，压痛明显，可触及条索状硬结。

（4）辅助检查：X 线片可见颈椎生理曲度变直、椎间隙变窄、椎体边缘骨质增生等表现。

（5）鉴别诊断：落枕多在晨起后突然发病，颈部疼痛、活动受限明显，但一般无明显的颈椎退变等病理改变，且症状多在一周内自行缓解。

2. 神经根型颈椎病

（1）主要病史：有长期低头、伏案工作等劳损史，或颈部外伤史，或"挥鞭样损伤"史。

（2）临床表现：颈项部僵痛，并向肩部、上肢发作性或持续性放射痛或麻木，疼痛性质多为刺痛、灼痛，严重时患者难以忍受。颈部活动、咳嗽、深呼吸等可造成症状加重，上肢皮肤感觉减退，可出现麻木、蚁走感等异常感觉。有时出现持物坠落，可有血管运动神经的症状，如手部肿胀等，晚期可以出现肌肉萎缩。

（3）体格检查：颈椎活动受限。患侧颈部肌肉紧张，棘突、棘突旁、肩胛骨内侧缘以及受累神经根所支配的肌肉有压痛。椎间孔挤压试验、臂丛神经牵拉试验阳性。

（4）辅助检查：X 线片可显示颈椎生理曲度变直、椎间隙变窄、椎体骨质增生等。CT 或 MRI 检查可显示椎间盘向侧后方突出的方向与程度（图 2-3）。肌电图检查有助于受压迫神经的定位诊断。

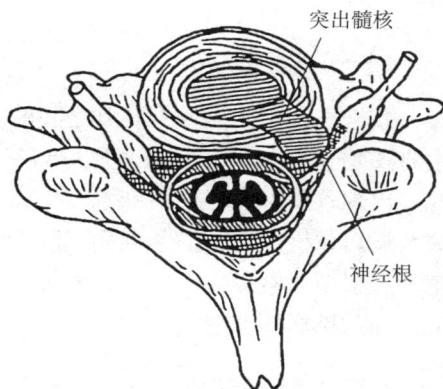

图 2-3　颈椎椎间盘突出压迫神经根示意图

（5）鉴别诊断

1）胸廓出口综合征：胸廓出口综合征是由于臂丛神经在胸廓出口区域受到压迫引起的一系列症状，患者也可出现上肢疼痛、麻木等症状。但胸廓出口综合征患者常伴有手部发凉、苍白等血管受压症状，Adson 试验等特殊检查可呈阳性。

2）腕管综合征：手麻与颈部体征无关，主要为正中神经支配区感觉异常，腕管区域叩击 Tinel 征阳性，神经传导检查、腕部肌骨超声、MRI 检查有助于诊断。

3）肩关节周围炎：主要表现为肩部疼痛、活动受限，尤其是外展、外旋、后伸等活动。疼痛一般不向颈部及上肢放射，且无明显的神经受压体征。

3. 椎动脉型颈椎病

（1）主要病史

可能有颈部外伤史或长期低头、伏案工作等劳损史，部分患者无法叙述出特殊病史。

（2）临床表现

在颈部活动时出现发作性眩晕，可伴有头痛、复视、眼震、恶心、呕吐、耳鸣、听力下降。症状与颈部位置改变有关，尤其是在颈部突然旋转或后伸时，多在枕部、顶部或颞部，疼痛性质多为跳痛、胀痛或刺痛。可伴有下肢突然无力猝倒，但是意识清醒，偶有肢体麻木、感觉异常。

（3）体格检查

旋颈试验阳性；头部后仰或突然旋转时，眩晕等症状发作或加重，部分患者颈部棘突、横突部可触及压痛点、条索状筋结。

（4）辅助检查

X线检查可见颈椎生理曲度变直、椎间隙变窄、椎体骨质增生等。CT血管造影（CTA）或磁共振血管造影（MRA）可清晰地显示椎动脉的形态、走行及有无狭窄、受压等情况。彩色多普勒超声检查（TCD）可观察椎动脉的内径、血流速度等。

（5）鉴别诊断

1）梅尼埃病：主要表现为发作性眩晕、耳鸣、听力下降、耳胀满感等症状，无颈部疼痛及相关的颈椎病变表现，且耳部症状较为突出。

2）高血压病：头晕、头痛多与血压波动有关，一般无颈部活动诱发的特点。通过测量血压及相关的高血压病检查，可进行鉴别。

4. 脊髓型颈椎病

（1）主要病史

有长期低头、伏案工作等劳损史，或颈部外伤史，或"挥鞭样损伤"史。

（2）临床表现

多数患者常先出现一侧或双侧下肢麻木、无力，行走时感觉下肢沉重，有踩棉花感。随着病情进展，可逐渐出现上肢麻木、无力，手部精细动作障碍，如持物不稳、写字困难等。躯干部感觉异常，在胸、腹部或双下肢有"束带感"，下肢可有烧灼感、冰凉感。部分患者出现膀胱和直肠功能障碍，如排尿无力、尿频、尿急、尿失禁或尿潴留等排尿障碍，大便秘结，性功能减退等。

（3）体格检查

颈部可无明显体征或仅有活动受限。上肢或躯干部出现节段性分布的浅感觉障碍区，深感觉多正常，肌力下降，双手握力下降。四肢肌张力可增高，有折刀感，浅反射减弱或消失，腱反射活跃或亢进，上下肢病理反射可见阳性。

（4）辅助检查

MRI检查是诊断脊髓型颈椎病的金标准，可清晰地显示脊髓受压的部位、程度，以及脊髓的病变情况。X线片可显示颈椎的骨质增生、椎间隙变窄等退行性变表现。CT可见椎间盘向椎管内突出，有助于评估局部椎体与小关节的增生程度，以及增生对脊髓的压迫情况。肌电图检查有助于神经和脊髓损伤与病变的诊断。

（5）鉴别诊断

1）脊髓空洞症：主要表现为肢体麻木、无力、肌肉萎缩等症状。但脊髓空洞症患者一般无颈部疼痛及相关的颈椎病变表现，MRI检查可发现脊髓内有空洞形成。

2）运动神经元病：表现为肌肉萎缩、肌无力等症状，无感觉障碍。而脊髓型颈椎病除了有肌肉症状，还伴有肢体麻木等感觉障碍，可通过病史询问、体格检查及影像学检查进行鉴别。

5. 交感神经型颈椎病

（1）主要病史：可能有颈部外伤史或长期低头、伏案工作等劳损史，部分患者无法叙述出特殊病史。

（2）临床表现：表现为症状复杂，往往与颈部活动或体位有关，劳累时明显，休息后好转。头部症状：头晕、眩晕、昏沉、头痛或偏头痛、枕部痛、睡眠欠佳、记忆力减退、注意力不易集中等。五官症状：眼胀、干涩、视力减退、视物不清；耳鸣、听力下降；鼻塞、流涕，咽部异物感、口干、味觉改变等；心血管症状：心悸、胸闷、心律失常、血压异常等；胃肠道症状：恶心甚至呕吐、腹胀、消化不良、嗳气、腹泻或便秘等。肢体症状：部分患者可出现肢体发凉、麻木、疼痛等症状，部分患者感觉肢体发热，但实际体温正常，有时感觉疼痛、麻木但是又不按神经节段或走行分布。

（3）体格检查：颈部肌肉紧张，颈椎棘突旁有压痛；颈椎活动时可见部分症状加重。

（4）辅助检查：X 线检查可有颈椎生理曲度改变、增生、失稳的表现，颈椎动力位片检查（侧位及过伸过屈位），观察颈椎在屈伸活动时的稳定性，对于判断颈椎失稳与交感神经症状之间的关系有一定帮助。CT 或 MRI 检查可发现椎间盘不同程度的突出。

（5）鉴别诊断

1）耳源性眩晕：指前庭迷路感受异常引起的眩晕，主要表现为发作性眩晕、听力减退及耳鸣，重症常伴有恶心、呕吐、面色苍白、出汗等迷走神经刺激现象，可发生水平性或水平兼旋转性眼球震颤。常见者有梅尼埃病、迷路炎、前庭神经炎、耳石症等。

2）神经官能症：可出现多种躯体症状，如头晕、头痛、心悸、失眠等，但无明显的器质性病变，症状多在情绪波动、精神紧张时加重，且通过详细的体格检查和影像学检查无颈椎病变的证据，心理评估和精神状态检查有助于鉴别诊断。

3）更年期综合征：妇女从生育期向老年期过渡的时期，卵巢功能逐渐衰退，因性激素分泌量减少，会出现以自主神经功能失调为主的综合征。

（四）治疗

本病可根据分型、病情轻重缓急、病程长短综合选择合适的治疗方法，以非手术疗法为主，若经过综合保守治疗无效，尤其是脊髓型颈椎病患者，可选择手术治疗。

1. 理筋治疗 脊髓压迫严重或伴有明显脊髓损伤者、老年严重骨质疏松症患者，应慎用或禁用手法。

（1）放松手法：各型颈椎病初期均在颈肩部的压痛点部位施以揉法、擦法、按法、拨法、拿法等放松手法。以手掌或手指在颈部、肩部及上背部肌肉进行手法操作，由轻到重，速度适中，反复操作15 ～ 20 分钟，放松紧张肌肉，促进血液循环，缓解疼痛与肌肉僵硬。

（2）整复手法：针对颈椎关节错位或失稳相关类型，如颈型、神经根型、椎动脉型部分患者，可选用仰卧位颈部拔伸法（图 2-4）、颈椎旋转复位法（图 2-5）、斜扳法、颈椎旋提手法等整复手法。操作时，患者取合适体位，医生精准把握力度与角度，纠正颈椎关节位置，扩大椎间孔，减轻神经、血管压迫。但脊髓型颈椎病因脊髓易受损，整复手法需谨慎，一般由经验丰富医生操作，且力度轻柔。

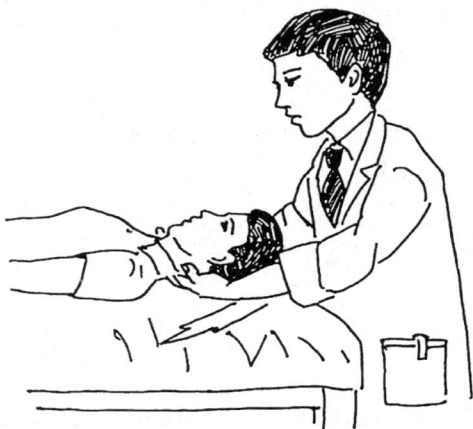

图 2-4　仰卧位颈部拔伸法　　　　　图 2-5　颈椎旋转复位法

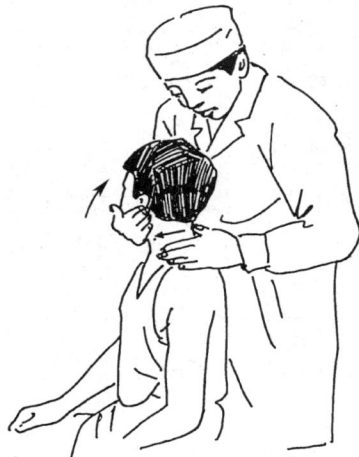

2. 药物治疗

（1）内服中药

1）风寒痹阻证：颈肩及上肢麻木、窜痛，以痛为主，头有沉重感，颈部僵硬，活动不利，恶寒畏风，舌淡红，苔薄白或白腻，脉弦紧或弦缓。治法为祛风散寒、除湿通络，方用羌活胜湿汤加减。

2）气滞血瘀证：颈肩部、上肢刺痛，痛处固定，伴有肢体麻木，颈部活动时有弹响，舌质紫暗，或有瘀斑，苔薄白，脉弦涩。治法为活血化瘀、舒筋通络，方用身痛逐瘀汤加减。

3）痰湿阻络证：头晕目眩，头重如裹，颈部强痛，肢体麻木不仁，胸脘满闷，纳呆少食，舌胖大，边有齿痕，苔白腻，脉弦滑。治法为健脾化痰、祛湿通络，方用半夏白术天麻汤加减。

4）肝肾亏虚证：眩晕头痛，耳鸣耳聋，失眠多梦，肢体麻木，腰膝酸软，颈部酸痛。偏阳虚的患者可见畏寒肢冷，面色苍白；偏阴虚的患者可见五心烦热，潮热盗汗，偏阳虚者舌淡苔白，脉沉细；偏阴虚者舌红少苔，脉细数。治法为补益肝肾、调和气血。偏阳虚用金匮肾气丸或右归丸加减，偏阴虚用六味地黄丸或左归丸加减。

5）气血亏虚证：头晕目眩，面色无华，心悸失眠，气短乏力，颈部酸痛，肢体麻木不仁。舌淡苔薄白，脉细弱。治法为益气养血、通络止痛，方用八珍汤或归脾汤加减。

（2）外用中药：各型颈椎病均可外用膏药，如云南白药膏、活血止痛膏，贴于颈部疼痛部位，活血化瘀、消肿止痛。也可用中药熏蒸，将药物如乳香、没药、木瓜等碾碎，装入布袋，蒸后热敷颈部，改善局部血液循环，缓解症状。

（3）西药治疗：神经根型、交感神经型颈椎病疼痛明显者，可口服非甾体抗炎药，如布洛芬、双氯芬酸钠，减轻炎症与疼痛。神经根型伴有神经损伤症状，及交感神经型有神经功能紊乱表现者，可服用甲钴胺营养神经。脊髓型颈椎病出现肌肉痉挛时，可使用乙哌立松等肌肉松弛剂。

3. 固定疗法 神经根型、椎动脉型、脊髓型颈椎病急性发作期，颈部疼痛、神经或血管受压症状严重时适用。通过固定限制颈部活动，减轻对神经、血管刺激与压迫，缓解症状，促进损伤组织修复。常用的颈部固定工具有枕颌固定托、充气颈椎围领等，一般固定颈椎于中立位。根据患者颈部大小选择合适的颈托，调整松紧度，佩戴时间视病情而定，一般急性发作期持续佩戴1～2周，之后间断佩戴。

4. 针灸疗法 针刺颈部局部穴位，如风池、天柱、大椎、颈部夹脊穴等，循经选穴，根据不同类型颈椎病症状涉及经络选穴，如神经根型上肢症状，选手阳明大肠经曲池、合谷等穴位；椎动脉型头晕头痛，选足少阳胆经风池、率谷等穴位。辨证选穴，气血不足加气海、足三里；肝肾亏虚加肝俞、肾俞。留针20～30分钟，其间可适当行针增强针感。

5. 物理疗法 可酌情选用热敷、红外线照射、超声波治疗、磁疗、拔罐等治疗方法。用热毛巾、热水袋等进行局部热敷，温度以能耐受为宜，每次热敷15～20分钟，每天1～3次。在患侧颈背部疼痛部位及肌肉紧张处进行拔罐治疗。可选用留罐法，留罐10～15分钟。

6. 牵引疗法 颌枕带牵引适用于神经根型、椎动脉型颈椎病，通过牵引拉开椎间隙，减轻椎间盘压力，纠正颈椎错位。牵引重量、时间和角度依据患者病情与身体状况调整，重量从2～3kg开始，逐渐增加，每次牵引20～30分钟，每日1～2次。

7. 练功疗法 应在颈部症状缓解后进行。练功疗法包括颈部伸展、侧屈、旋转等运动，使用弹力带或哑铃进行颈部肌肉抗阻训练，以增强颈部肌肉力量，提高颈椎的稳定性；采用太极拳、八段锦等传统功法，强调身体整体性与协调性。

8. 手术疗法 脊髓型颈椎病一经确诊，若无手术禁忌证，应尽早手术，因脊髓受压时间长可致不可逆损伤。神经根型颈椎病经保守治疗3～6个月无效，神经根受压症状严重，出现肌肉萎缩、肌力明显减退；椎动脉型颈椎病保守治疗无效，椎动脉受压症状严重，频繁头晕、头痛影响生活质量，也可考虑手术。

（五）预防

1. 在日常生活和工作中，要保持正确的坐姿和站姿，避免长时间低头、弯腰。

2. 避免颈部过度劳累，长时间低头工作或使用电子设备后，应定时起身活动颈部，进行简单的颈部伸展运动，缓解颈部肌肉的紧张。

3. 注意颈部保暖，避免颈部暴露在外。寒冷季节外出时应佩戴围巾，夏季使用空调或风扇时，避免直接吹向颈部。

4. 适当减少颈托佩戴时长，如佩戴时间较长，可影响颈椎肌肉的协调性及肌力，产生对颈托的依赖性。

四、颈椎关节错缝

（一）概述

颈椎关节错缝是指颈椎关节在外力作用下，发生微小移位，超出正常的生理活动范围，但未达到脱位的程度，不能自行复位而引起颈部疼痛、活动受限的一种疾病，又称颈椎小关节紊乱。好发于长期低头工作、颈部姿势不良以及遭受颈部轻微外伤的人群，以青壮年居多。

（二）病因病机

颈椎的关节突较短，上关节面朝上偏于后方，下关节面朝下偏于前方，关节囊较松弛，可以滑动，横突之间缺乏横突韧带，因此颈椎的稳定性较差。

1. 外伤因素　颈部突然受到外力的撞击、扭转等，如运动时颈部的意外碰撞、交通事故中颈部受到的"挥鞭样"冲击等，或日常生活中姿势不当或过度活动，如突然回头、特殊运动快速转动，均可使颈椎关节发生错缝。

2. 劳损因素　长期的不良姿势，如长时间低头伏案工作、长期使用电脑且坐姿不正确、睡眠时枕头高度不合适等。

3. 体质因素　部分人群由于先天颈椎发育异常，如颈椎融合椎、半椎体等，使颈椎力学结构发生改变，关节稳定性下降，更易发生关节错缝。

当关节出现错缝时，椎间关节的滑膜嵌顿在关节突前后、左右略微移位，使关节突关节面的排列紊乱，棘间和棘上韧带紧张，周围肌肉失衡，移位的错缝关节交锁在移位后的不正常位置上，进而出现颈椎功能障碍。

（三）诊断与鉴别诊断

1. 主要病史　常有颈部突然扭转、过度屈伸等外伤史，或有长期不良姿势、颈部慢性劳损或用枕不当的情况。

2. 临床表现

（1）疼痛：颈部一侧或局部出现明显疼痛，疼痛可为刺痛、胀痛或酸痛。疼痛程度轻重不一，轻者尚可忍受，重者可影响睡眠和日常生活活动。疼痛部位多局限于颈椎关节周围，有时可向肩部、上肢放射。

（2）活动受限：患者颈部活动明显受限，向患侧旋转、侧屈时疼痛加剧，严重者头部偏向患侧。

（3）肌肉紧张：患侧颈部肌肉可出现紧张、痉挛。

（4）其他表现：部分患者可能伴有头晕、头痛、视物模糊、耳鸣等交感神经症状。

3. 体格检查　可见头部常偏向患侧，颈部肌肉紧张，颈部活动常因疼痛而出现活动受限，且活动到一定程度时疼痛加剧。患侧颈椎棘突旁明显压痛，肌肉紧张、发硬，可触及微小的关节错位或条索状硬结。

4. 辅助检查　X线检查颈椎正位片可见侧弯畸形，可见局部棘突偏歪。侧位片可见关节突与椎体后缘有双影现象，颈椎生理性前凸变小或消失。斜位片可见椎间关节间隙相对增宽或变窄。

5. 鉴别诊断　本病需与落枕鉴别。二者均有颈部疼痛伴活动受限，但落枕无明显外伤史，多因睡眠姿势不当、颈部受寒等因素引起，颈部肌肉紧张，但颈椎棘突旁压痛相对较轻，且一般无明显的棘突偏歪。

（四）治疗

治疗以手法复位为主，配合药物、针灸、理疗等综合治疗方法，以达到纠正关节错位、缓解疼痛、恢复颈部功能的目的。

1. 理筋治疗

（1）放松手法：患者取坐位或俯卧位，术者先用揉法、㨰法在颈部及肩部肌肉上进行轻柔的按摩，由上而下，反复操作 5～10 分钟，以放松颈部肌肉，缓解肌肉紧张。然后，用拇指指腹在肌肉紧张、压痛明显的部位进行点按，每个部位点按 1～2 分钟，以疏通经络、调和气血。

（2）旋转复位法：患者取坐位，颈部自然放松，向旋转活动受限制方向主动旋至最大角度。医生一手拇指顶住患椎高起的棘突，其余四指夹持颈部。另一只手掌心对准下颌，握住下颌骨（或用前臂侧紧贴下颌体，手掌抱住后枕部）。然后，医生抱住患者头部的手向上牵提并向受限侧旋转头部，同时另一只手拇指向颈前方轻顶棘突高隆处，可听到一响声，指下感棘突轻轻移位，让患者头处中立位，用拇指触摸检查无异常，手法结束。

（3）颈椎旋提手法：以向右侧旋提为例，嘱患者将头部向右水平旋转至极限角度，然后屈曲颈椎至最大角度并达到固定感；术者以右肘部托患者下颌，左手掌侧虎口置于枕部，拇指、食指分别扣于两侧乳突处，轻轻向上牵引 3～5 秒；左手、右肘部用短力快速向上提拉，可以闻及弹响声，手法结束。

2. 药物治疗

（1）内服中药

1）风寒侵袭证：颈部疼痛以酸痛为主，遇寒冷天气或受风寒后疼痛加重，得温则舒，颈部肌肉紧张，活动欠灵活，可伴有轻度恶寒，舌淡红，苔薄白，脉弦紧。治法为祛风散寒、通络止痛，方用葛根汤加减。

2）气滞血瘀证：伤后颈部疼痛剧烈，呈刺痛，疼痛部位固定，活动时疼痛加剧，尤其是旋转和侧屈活动受限明显。可伴有局部轻度肿胀，舌质暗红，苔薄白，脉弦涩。治法为活血化瘀、行气止痛，方用身痛逐瘀汤加减。

3）肝肾亏虚证：颈部酸痛反复发作，劳累后加重，休息后缓解，伴有头晕目眩、耳鸣、腰膝酸软等症状，舌淡红，苔薄白，脉细弱。治法为补益肝肾、强筋壮骨，方用左归丸合独活寄生汤加减。

（2）外用中药：外用云南白药膏、活血止痛膏等，或用万花油、红花油等外敷。

（3）西药治疗：若疼痛剧烈者，酌情使用布洛芬缓释胶囊、双氯芬酸钠、洛索洛芬钠片等镇痛类药物。

3. 针灸疗法　针刺阿是穴、风池、天柱、大椎及上肢外关、后溪、曲池、合谷等穴，留针 20～30 分钟，期间可适当行针，以增强针感。在针刺治疗后，可配合艾灸。

4. 物理疗法　采用热毛巾或热水袋对颈部进行热敷，温度以能耐受为宜，每次热敷 15～20 分钟，每天 1～2 次。对于病情较重、颈部肌肉紧张明显的患者，可采用颈椎牵引治疗。牵引重量和时间应根据患者的病情和身体状况进行调整，一般牵引重量为 2～5kg，每次牵引 20～30 分钟，每天 1～2 次。

5. 练功疗法　在症状缓解后进行练功疗法，包括颈部的前屈、后伸、侧屈、旋转等运动，以及一些简单的颈部肌肉抗阻训练。

（五）预防

1. 在日常生活和工作中，要保持正确的坐姿和站姿，避免长时间低头、弯腰。

2. 避免颈部过度劳累，长时间低头工作或使用电子设备后，应定时起身活动颈部，进行简单的颈部伸展运动，缓解颈部肌肉的紧张。

3. 平时应加强颈部功能锻炼，增强颈部肌肉力量，提高颈椎的稳定性，可进行太极拳、八段锦等传统健身运动。

4. 注意颈部保暖，避免颈部暴露在外。寒冷季节外出时应佩戴围巾，夏季使用空调或风扇时，避免直接吹向颈部。

五、先天性肌性斜颈

（一）概述

先天性肌性斜颈是一侧胸锁乳突肌挛缩导致头颈部向患侧偏斜、前倾，颜面及五官不对称，患侧胸锁乳突肌可触及肿块或条索状挛缩肌束为主要特征的一种常见小儿先天性疾病，俗称"歪脖"。本病在新生儿中的发病率约为 0.3% ～ 1.9%，右侧发病多于左侧，部分患儿可双侧同时发病。

主要有产伤、胸锁乳突肌先天发育不良、颈外静脉受阻、胚胎早期发育不良、遗传等因素导致婴幼儿出现先天性肌性斜颈。

（二）病因病机

1. 产伤　是先天性肌性斜颈的主要病因。在分娩过程中，尤其是难产、臀位产、产钳助产等情况下，胎儿头部受到过度牵拉、扭转，可直接损伤胸锁乳突肌，引起肌肉局部出血、水肿，进而机化、挛缩，最终导致斜颈。

2. 胎位不正　即胎儿在子宫内位置异常，以臀位为主，头部长期处于一侧偏斜状态，致使胸锁乳突肌受到持续压迫，局部血液循环障碍，肌肉缺血、缺氧，进而发生纤维变性、挛缩。

3. 缺血缺氧　分娩过程中若出现胎儿窘迫、脐带绕颈等情况，可导致胎儿头部局部缺血缺氧，影响胸锁乳突肌的正常代谢和发育，促使肌肉发生纤维变性和挛缩。

4. 遗传因素　部分先天性肌性斜颈患儿有家族遗传倾向。

5. 经络气血不畅　从中医理论角度来看，小儿气血未充，经络气血运行相对薄弱。

在上述病因作用下，颈部经络气血受阻，气血运行不畅，导致局部肌肉失于濡养，进而发生挛缩畸形。

（三）诊断与鉴别诊断

1. 主要病史　患儿常有难产、臀位产等异常分娩史，或母亲孕期有腹部受压、胎位异常等情况。部分患儿出生后可在颈部发现肿块，或随着年龄增长逐渐出现头颈部偏斜症状。

2. 临床表现　出生后 1 ～ 2 周，可在患侧胸锁乳突肌中下段触及肿块，肿块质地较硬，表面不红，边界清楚，可随肌肉活动而移动，一般无明显压痛。肿块大小不一，小如花生米，大如核桃。多数肿块在出生后 2 ～ 3 个月逐渐增大，之后开始缩小，6 个月至 1 岁肿块可完全消失，但胸锁乳突肌已发生挛缩，出现斜颈畸形。或肿块不明显，但随着年龄增长，逐渐出现头颈部向患侧偏斜、前倾，下颌指向健侧，颜面部及五官不对称等表现。

3. 体格检查　可见患儿头颈部向患侧偏斜，面部不对称，患侧面部较健侧小，双眼不在同一水平线上，鼻唇沟不对称等。患侧胸锁乳突肌紧张、挛缩，可呈条索状隆起。主动或被动活动头颈部，可见向患侧旋转、侧屈活动受限，且活动时无明显疼痛。头常歪向患侧，以缓解肌肉紧张。患侧胸锁乳突肌，可触及肌肉紧张、发硬、肿块或条索状挛缩肌束，肿块质地较硬，边界清晰，活动度可。

4. 辅助检查 颈椎 X 线片可表现为颈椎生理曲度变直或轻度侧弯，椎体形态多无明显异常。超声可清晰显示胸锁乳突肌的形态、结构及内部回声情况。

5. 鉴别诊断

（1）骨性斜颈：多由颈椎骨骼发育畸形引起，如颈椎半椎体畸形、颈椎融合等，X 线检查可发现颈椎椎体形态异常。

（2）姿势性斜颈：患儿胸锁乳突肌无明显挛缩和肿块，多因长期不良姿势，如睡眠时头位不正、长期单一哺乳方向等引起，通过纠正不良姿势，进行颈部肌肉功能锻炼，可逐渐缓解。

（四）治疗

治疗应遵循早发现、早治疗的原则，根据患儿年龄和病情严重程度选择合适的治疗方法。一般来说，1 岁以内的患儿以非手术治疗为主，多数可取得良好效果；1 岁以上经非手术治疗无效者，可考虑手术治疗。

1. 理筋治疗 手法治疗是先天性肌性斜颈的主要非手术治疗方法。治疗应每日进行 1 ~ 2 次，每次 20 ~ 30 分钟，坚持治疗 3 ~ 6 个月。

（1）局部按摩：患儿取仰卧位，术者先在患侧胸锁乳突肌上涂抹适量滑石粉或按摩油，以减少摩擦。然后用拇指指腹在肿块或挛缩的肌肉上进行轻柔的揉按，由上而下，反复操作 5 ~ 10 分钟，以放松肌肉，促进局部血液循环。

（2）扳动矫正：术者以一手托住患者枕部，另一只手把住下颌，将患儿头部转向与畸形姿势相反的方向，轻柔地进行扳动牵引矫正，反复 4 ~ 5 次，以逐渐纠正头颈部偏斜畸形。

2. 固定治疗 患儿睡觉时或每次手法矫正后取仰卧位，面部转向患侧，枕部转向健侧肩峰，周围用小沙袋固定。

3. 物理疗法 在手法治疗结束后，可采用热毛巾对患侧胸锁乳突肌进行热敷，温度以能耐受为宜，每次热敷 15 ~ 20 分钟，每天 1 ~ 2 次。

4. 手术疗法 适用于 1 岁以上经非手术治疗无效者，或胸锁乳突肌挛缩严重，导致头面部畸形明显，影响外观及颈椎发育者。

（五）预防

1. 孕期保健 孕妇在孕期应注意保持良好的生活习惯，避免腹部受到外力挤压，定期进行产前检查，及时发现并纠正胎位异常。

2. 新生儿护理 新生儿出生后，应注意保持正确的睡眠姿势，避免头部长期偏向一侧。要注意双侧乳房交替哺乳，防止因长期偏向一侧喂奶导致头颈部姿势异常。要注意观察新生儿颈部有无肿块、畸形等异常情况，如有异常应及时就医。

3. 患儿照护 日常生活中采用与头面畸形相反方向的动作进行矫正，如在怀抱、喂奶、睡眠时用枕垫，或用玩具吸引患儿的注意力时，将患儿头部倾向健侧。

第二节 胸背部筋伤

📋 案例导入

患者，女，30 岁，职员，因"搬重物后出现左胸背部疼痛 1 周"前来就诊。患者自述一周前在搬重物后出现左胸背部疼痛，以左肩胛骨内侧压痛尤为明显，咳嗽及深呼吸时疼痛加重，无明显外伤史。查体可见：痛苦面容，头颈仰俯、转侧困难，常保持固定体位（多为前倾位），不能随意转动；受损胸椎节段棘突有压痛、叩击痛和椎旁压痛，深吸气时疼痛更甚，棘突偏离脊柱中轴线。X线片示：胸椎侧弯，小关节紊乱。

问题： 1. 该病应诊断为什么？

　　　　2. 针对患者的情况，如何采用手法治疗？

一、胸 部 挫 伤

（一）概述

胸部挫伤是指胸部遭受外力撞击或挤压，导致胸壁软组织（如肌肉、筋膜、韧带）损伤。临床以胸痛、肿胀、呼吸受限为主要表现，严重者可合并肋骨骨折或内脏损伤。多见于交通事故、运动创伤或跌打损伤。

考点与重点 胸部挫伤的诊断要点及非手术治疗原则

（二）病因病机

交通事故和日常工作、生活中的碰撞、打击等直接暴力作用于胸部，会造成胸壁软组织的挫伤。胸部挫伤可导致局部络脉受损，血溢脉外，血瘀气滞而发为肿痛。若新伤失治，气滞不通，血瘀未化，可以反复发作而转为陈伤。

链接

《医宗金鉴·正骨心法要旨》载："胸骨损伤，瘀血凝滞，痛不可忍，宜活血散瘀，通络止痛。"

（三）诊断与鉴别诊断

1. 主要病史 有胸部挫伤史。

2. 临床表现 伤后胸部局限性疼痛，深呼吸或咳嗽、打喷嚏等引起胸廓运动的活动会使胸痛加剧，患者翻身困难。胸部陈伤者，胸部隐隐作痛，时轻时重，缠绵难愈，劳累或阴雨天加重。

3. 体格检查 局部压痛明显，伤处肿胀，可有青紫瘀斑。

4. 辅助检查 X线检查无异常，可以排除气胸、血胸和肋骨骨折等。

5. 鉴别诊断 本病须与肋骨骨折和气、血胸等相鉴别。

（1）肋骨骨折：疼痛较重，胸廓运动受限较明显。有胸廓局部畸形、骨擦音（感），胸廓挤压试验阳性，X线或CT检查可明确诊断。

（2）气、血胸：可出现胸闷气短，甚至呼吸急促，X线或CT检查可见气、血胸影像。

链接

胸部屏伤，俗称"岔气"，是指因屏气致伤，胸胁气滞作痛者。多由于搬抬重物、负重过度或骤然闪扭、突然呛咳等造成胸胁部屏气受伤，相当于西医学呼吸肌痉挛等相关病症。

（四）治疗

1. 理筋治疗 令患者取卧位，医生首先用手掌或大鱼际在胸部受伤部位进行轻柔的环形揉摩，接着用手指在胸部肋间隙进行推动，以舒筋活络，随后点按阿是穴、膻中、中府、云门等，可疏通经络、减轻疼痛。最后用手掌根部或小鱼际在胸部进行快速摩擦，以局部发热为度，能温通经络。若有胸闷、呼吸不畅者，医生空掌适度拍击患者背部数下，同时令患者深呼气，反复数次。

2. 药物治疗

（1）内服中药：新伤气滞为主者，疼痛走窜而不固定，压痛点不明显，深呼吸、咳嗽时疼痛明显，舌苔薄白或薄黄，脉弦，方用柴胡疏肝散。血瘀为主者，伤后胸胁胀痛或刺痛，痛有定处，入夜尤甚，局部微肿或见瘀斑，舌质暗红，脉弦紧，可用血府逐瘀汤加减，疼痛剧烈加延胡索、赤芍、郁金等。陈伤宜行气破瘀，佐以调补气血，方用三棱和伤汤加黄芪、党参等。

（2）外用中药：新伤局部肿痛者，用消瘀止痛药膏、双柏膏等外敷。陈伤用万应膏等外贴。

（3）西药治疗：疼痛明显，可内服布洛芬、塞来昔布等非甾体抗炎药，也可外用此类药物乳膏。

3. 针灸疗法 取内关、外关、阳陵泉、太冲等穴，用强刺激手法，每日 1 次，7 天为 1 个疗程。挫伤局部也可加用灸法。

4. 固定疗法 嘱伤者深呼气后，用胸带围绕伤处胸廓紧密固定，胸痛症状可明显缓解。固定时间 2 周左右。

5. 物理疗法 可酌情选用离子导入、蜡疗、磁疗、激光、超短波等治疗。

6. 练功疗法 急性期应适当半卧位休息，并鼓励患者适当做深呼吸、咳嗽等。急性期过后可做扩胸、肢体伸展等运动。

（五）预防

1. 避免胸部直接受外力冲击。
2. 运动前充分热身，增强胸肌柔韧性。

医者仁心

> 胸部损伤的救治往往需要多学科协作，如外科、胸外科、急诊科等。通过团队协作，医护人员能够更有效地救治患者，这培养了学生的团队合作意识和综合能力。例如，在医院的多学科会诊中，各科室医生共同讨论治疗方案，发挥各自的专业优势，为患者提供最佳的治疗。

二、胸廓出口综合征

（一）概述

胸廓出口综合征是因胸廓出口处神经血管受压，导致上肢麻木、疼痛、无力的病症。常见于长期伏案、颈肩姿势异常或颈肋畸形者。

考点与重点 胸廓出口综合征的病因及特殊检查方法

（二）病因病机

臂丛神经和锁骨下动、静脉经前、中斜角肌与第 1 肋骨形成的三角形间隙进入锁骨下。穿过锁骨与第 1 肋骨的间隙后，经胸小肌深面进入腋窝。正常情况下，上述路径有一定的容纳空间，神经、血管不致受压。引起胸廓出口综合征的常见原因如下。

1. 解剖异常 如颈肋、第1肋骨畸形。

2. 肌肉压迫 常见斜角肌、胸小肌痉挛。

3. 外伤 颈部或肩部创伤后瘢痕挛缩。

4. 姿势不良 长期含胸、耸肩。

上述因素都会造成神经、血管的通路变窄，产生神经、血管卡压，出现一系列相应的症状和体征，统称为胸廓出口综合征，根据具体压迫部位和原因不同，可分为前斜角肌综合征（图2-6）、颈肋综合征、肋锁综合征、喙突胸小肌综合征等。

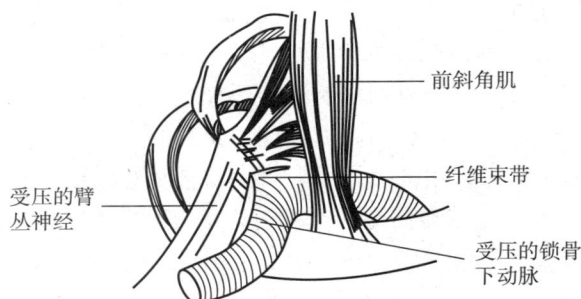

图2-6 前斜角肌综合征

链接

> 颈肋是一个退化的结构，部分人仍有残留，多见于第7颈椎。若颈肋过长，可压迫斜角肌间隙而出现神经、血管症状。

（三）诊断与鉴别诊断

1. 主要病史 大多数患者既往有较长时间的颈肩痛病史。

2. 临床表现 可分为血管受压和神经受压两种类型，以臂丛神经受压多见。

（1）锁骨下动、静脉受压表现：主要表现为以手部为主的缺血性疼痛，可见肿胀、皮温下降、皮肤干燥、皮肤苍白或发绀、浅静脉怒张等。

（2）臂丛神经受压表现：主要表现为颈肩痛向上肢放射至前臂及手部，患肢麻木，痛觉减退，肌力减弱，肌肉萎缩等。

3. 体格检查 患侧锁骨上窝饱满，常有压痛和向患肢放射痛，有颈肋者可触及骨性隆起，大部分患者可触及前斜角肌紧张肥厚。还可进行下列特殊试验检查。

（1）斜角肌压迫试验（Adson test）：患者取坐位，肩外展30°、略后伸，嘱患者头颈后伸，逐渐转向患侧，若出现患肢疼痛、麻木加重或桡动脉搏动减弱或消失则为阳性，见于前斜角肌综合征。

（2）挺胸试验：令患者颈和两臂向后伸，挺胸，两肩外展，若患肢诱发疼痛与麻木加重，桡动脉搏动减弱或消失者为阳性，见于肋锁综合征。

（3）肩关节过度外展试验：患者坐位，肩关节过度外展上举时，若患肢疼痛、麻木加重或桡动脉搏动减弱或消失为阳性，见于喙突胸小肌综合征。

4. 辅助检查 X线检查部分患者有颈肋或锁骨与第1肋骨间隙狭窄。

5. 鉴别诊断 本病应与颈椎病、雷诺病等相鉴别。

（1）颈椎病：有颈部症状及典型的神经根或脊髓症状。X线、CT、MRI可辅助诊断。

（2）雷诺病：本病当寒冷刺激或情绪激动及精神紧张时，有阵发性上肢疼痛、麻木及皮肤苍白、发绀、潮红等改变，发作与体位无关，且双侧对称性肢端表现异常，桡动脉搏动正常。

链 接

各种原因造成喙突与胸小肌间隙狭窄致使臂丛神经及锁骨下动、静脉受压者，称为喙突胸小肌综合征。因其症状多在肩关节过度外展时发生，故又称过度外展综合征。

（四）治疗

1. 理筋治疗

手法目的为舒顺筋脉、解痉止痛，减轻或解除胸廓出口处的神经、血管受压情况。每日 1 次，7 次为 1 个疗程。

（1）准备放松：医生首先擦、揉患者颈肩背部肌肉 10 分钟，重点在斜角肌部位操作。

（2）点穴弹拨：点按患者风池、风府、肩井、缺盆、天鼎、极泉等穴 5 分钟，接着弹拨斜角肌、胸锁乳突肌、胸大肌、胸小肌等处。

（3）关节松解：端提摇转头部和摇转肩关节，以及牵抖上臂结束手法。

2. 药物治疗

（1）内服中药：风寒湿痹证治宜祛风除湿、温通经络，方用蠲痹汤加减。气滞血瘀证治宜行气活血、疏通经络，方用和营止痛汤加减。肝肾亏虚证治宜补益肝肾、温通经络，方用补肾壮筋汤加减。

（2）外用中药：外用活血化瘀、舒筋通络、消肿止痛的膏药、药水、药酒，如伤湿止痛膏、正骨水、红花油等。

（3）西药治疗：可酌情选用非甾体抗炎药如布洛芬、塞来昔布等，肌肉松弛剂如氯唑沙宗，神经营养药如甲钴胺等药物。

3. 针灸疗法 常使用的穴位包括肩井、天宗、手三里、后溪穴等。

4. 固定疗法 急性期可将患肢悬吊于胸前，避免提拉重物和长时间下垂，能明显缓解症状。

5. 物理疗法 可酌情选用离子导入、蜡疗、磁疗、激光、超短波等治疗以改善局部循环。

6. 练功疗法 慢性期应加强颈肩部的练功，以增强肌力，减轻对胸廓出口处神经、血管的压迫。

（五）预防

1. 保持正确的坐姿，避免长期低头。

2. 加强肩颈部肌肉拉伸训练。

三、胸椎关节错缝

（一）概述

胸椎关节错缝是指胸椎上、下关节突关节因外力或姿势不当发生微小移位，引起背痛、活动受限的病症，也称胸椎小关节错缝、胸椎后关节紊乱症、胸椎后关节滑膜嵌顿等。此病多见于外伤或长期弯腰工作者，多发生于 $T_3 \sim T_7$。

考点与重点 胸椎关节错缝的手法复位技巧

（二）病因病机

胸椎的活动度较小，连接稳定，在一般情况下不易引起损伤。但由于胸椎周围的软组织比较薄弱，当遇到强大的暴力时，则可发生胸椎小关节的损伤错位，甚至导致关节滑膜嵌入错缝的小关节腔内，阻碍关节的复位。胸椎关节错缝多因打球、摔跤、肩扛重物或交通事故等突然被撞，背部遭受间接暴力，致胸椎小关节发生错位。若暴力巨大，还可造成胸椎骨折或脱位，甚至并发脊髓损伤甚至截瘫。

> **链接**
>
> 《医宗金鉴·正骨心法要旨》说："若脊筋陇起，骨缝必错，则成伛偻之形。"

（三）诊断与鉴别诊断

1. 主要病史　有明显过度屈、伸、旋转胸背部受伤史。

2. 临床表现　伤后背部即出现持续性剧烈疼痛，如负重物，痛引前胸，深呼吸、走路振动、咳嗽、打喷嚏等用力时均可使背痛加剧。

3. 体格检查　患椎及其相邻胸椎有深压痛，压痛在棘突或棘突旁，并且可摸到患椎棘突高凸、凹陷或偏歪，患椎处也可触及筋结或条索状物等软组织异常改变。

4. 辅助检查　X线检查多无异常，偶见关节间隙不对称，但可排除胸椎的其他骨病。

5. 鉴别诊断　本病需与胸椎结核、胸椎骨折等疾病相鉴别。

（1）胸椎结核：患椎X线或CT检查可见椎体变形、骨质破坏，且患者一般既往有结核病史，可出现潮热、盗汗、乏力等症状。

（2）胸椎骨折：有明显外伤史，外伤后剧痛，X线检查和CT检查可显示骨折线。

（四）治疗

本病的治疗以手法治疗为主，辅以药物等疗法。新鲜错缝易复位而痊愈，陈旧性错缝复位较困难，时间越久，恢复越慢。

1. 理筋治疗　手法治疗分两步，可先在局部胸椎两侧运用擦法、揉法、推法、拨法等手法放松痉挛的肌肉10～15分钟，以缓解舒筋通络，为复位手法做准备。再根据不同的错位，采用相应手法，使小关节复位。常用复位方法有掌推复位法和旋转复位法。

（1）掌推复位法：适用于患椎前、后方错位者。患者取俯卧位，如果患者是因前屈位受伤引起的患椎向后错位，术者站立于床旁，双掌相叠，掌根部按压患椎略后突的棘突，另一只手手掌重叠其上，双手施力向下按压，若感棘突移动，表示已复位（图2-7）。如果胸椎小关节错缝是过伸位受伤引起的患椎向前错位，术者将两手掌分别置于患椎上下的棘突处，用力分别向头臀方向推动，闻及弹响，提示已复位。

（2）旋转复位法：主要针对胸椎棘突偏歪的旋转错位。患者坐于方凳上，两脚分开与肩等宽。以棘突向左侧偏歪为例。助手面对患者站立，两腿夹住患者右大腿并用双手压住右大腿根部。术者正坐于患者身

图 2-7　屈曲型胸椎错位掌推复位法

后，以左手从患者胸前握患者右肩，左肘部卡住患者左肩，右手拇指用力顶推偏歪向左侧的棘突，然后让患者做前屈、向左侧屈及旋转动作，待脊柱旋转力传到术者右手拇指时，术者拇指顺势用力将棘突向右上方顶推，闻及弹响声即可复位。

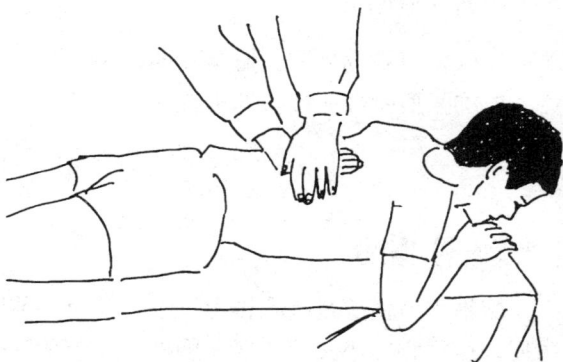

2. 药物治疗

（1）中药治疗：内服以舒筋活血、行气止痛为主，可选舒筋活血汤加减。外用行气活血，消瘀止痛

类药物如伤湿止痛膏、麝香壮骨膏等外贴。

（2）西药治疗：可根据病情选用塞来昔布、氨酚曲马多等镇痛药。

3. 针灸疗法　主要选取胸背部夹脊穴、足太阳膀胱经上的背俞穴进行针刺治疗，可以配合温针灸，注意进针角度与深度。

4. 固定疗法　新鲜的胸椎小关节错缝复位后不需要固定，陈旧性错缝复位后应卧于硬板床上休息1周。

5. 物理疗法　可酌情选用蜡疗、红外线、中药离子导入、磁疗等治疗。

6. 练功疗法　复位稳定后可练习"飞燕式"以增强背部肌力。

> **链接**
>
> 　　胸椎小关节复位时常常可以听到"咔嗒"声，这是由于关节在复位过程中产生的弹响声。这种声音通常提示关节已经复位，但并不是唯一的复位指标，复位声的出现与否并不绝对影响治疗效果。

（五）预防

1. 避免突然扭转背部。

2. 加强胸椎稳定性训练。

四、胸锁关节错缝

（一）概述

胸锁关节错缝是指胸锁关节的关节面之间发生了微小的错位，致使关节的正常解剖关系紊乱。胸锁关节由锁骨的胸骨端与胸骨柄的锁骨切迹构成，关节腔内有关节盘，关节囊坚韧，周围还有韧带加固，属于微动关节，在特定外力作用下可发生错缝。

考点与重点　胸锁关节错缝的复位手法

（二）病因病机

胸部前方受到撞击是常见原因，如在交通事故中胸部被硬物撞击，或者在运动过程中（如足球、篮球等对抗性运动）被对方球员直接撞击胸锁关节部位。这种直接的外力作用于胸锁关节，可能超过关节周围韧带和关节盘的承受能力，从而导致关节错缝。

上肢突然过度外展、后伸或旋转时，力量会通过锁骨传导至胸锁关节。例如，摔倒时上肢处于外展后伸位撑地，暴力沿上肢向上传导，也可引起胸锁关节错缝。此外，肩部受到向下的牵拉力量时，也可能通过锁骨影响胸锁关节的稳定性，导致错缝。

中医学认为，本病的病机为因暴力损伤或慢性劳损，导致局部筋脉受损、气血瘀滞。

> **链接**
>
> 　　《仙授理伤续断秘方》中有"凡左右损处，只相度骨缝，仔细捻捺，忖度便见大概"的记载，可知"骨缝"泛指关节间隙，使用这一名称至少始于唐代；同时，它强调伤后要重视对"骨缝"（即关节面间的相互位置）的检查。

（三）诊断与鉴别诊断

1. 主要病史　患者通常有明确的外伤史，包括直接的胸部撞击或间接的上肢过度受力情况。

2. 临床表现　胸锁关节处出现疼痛，疼痛性质多为刺痛或钝痛，一般在活动上肢、深呼吸或转动颈部时疼痛会加剧。局部肿胀通常在损伤后不久出现。

3. 体格检查　用手指按压胸锁关节，可发现明显压痛。肿胀可伴有皮肤温度升高。上肢活动受限，尤其是肩部的外展、上举、内收和旋转等动作。患者在进行这些动作时会感到疼痛，并且活动范围明显减小。同时，由于胸锁关节与颈部肌肉的关联，颈部的某些动作，如向患侧转头或低头时也可能受到限制。在较为严重的胸锁关节错位时，可能会出现局部畸形。例如，锁骨的胸骨端可能会有轻度的移位，表现为局部隆起（前错位）或凹陷（后错位），与健侧对比可发现明显不对称。

4. 辅助检查　X线检查多无异常。部分患者可显示锁骨的胸骨端略向前或向后突出，偶见膨大。CT检查能够更清晰地显示胸锁关节的结构，准确判断关节错缝的程度、方向，还可以发现是否存在关节内的骨折等合并损伤情况，对于诊断胸锁关节错缝有重要价值。

5. 鉴别诊断

（1）锁骨胸骨端骨折：锁骨胸骨端骨折时，疼痛非常剧烈，患者往往不敢移动上肢。骨折处压痛明显，并且可触及骨擦感或骨擦音，这是骨折特有的体征。胸锁关节错缝压痛主要在关节周围，一般不会出现骨擦感或骨擦音。

（2）类风湿关节炎：在类风湿关节炎患者中，也可能累及胸锁关节，但以手部小关节为主。病变活动期红细胞沉降率增快，类风湿因子阳性。

> **链接**
>
> 　　胸锁关节的挤压试验：从两侧向中间挤压胸锁关节，如果出现疼痛，则提示胸锁关节可能存在损伤，包括错缝、炎症或脱位等情况。

（四）治疗

1. 理筋治疗　患者取仰卧位或坐位，医生先在胸锁关节处，以旋转摩动为主做摩法；继而沿锁骨上缘和下缘由内向外及沿胸骨前面由上向下做推法；最后，重点在胸锁乳突肌的胸骨端、锁骨端及肌腹处触摸，如有筋结、筋索等异常改变，用分筋法和拨络法解除之。最后助手固定患者的肩部或躯干部位以稳定身体，医生根据错缝的类型（如向前错缝、向后错缝等）采用相应的手法进行复位：若为向前错缝，助手固定患者双肩，医生一手按住胸骨，另一手将锁骨的胸骨端向后推压进行复位；若为向后错缝，让患者仰卧位背部垫枕或坐位膝顶后扳，使患者挺胸伸肩，局部手法相反。复位时可听到或感觉到关节复位的弹响声。

2. 药物治疗

（1）内服中药：治宜活血化瘀、消肿止痛，方用和营止痛汤、复元活血汤加减。

（2）外用中药：可使用活血化瘀、消肿止痛的外用中药，如活血止痛膏、跌打万花油等。

（3）西药治疗：如果疼痛较为严重，可口服非甾体抗炎药，如布洛芬、塞来昔布等，起到抗炎止痛的作用。

3. 针灸疗法　一般采用远端取穴，常用穴有内关、外关、合谷等，强刺激，以泻法为主。

4. 固定疗法　一般不需要特殊固定，避免大范围剧烈活动。必要时采用胸锁关节固定带进行固定。

5. 物理疗法　可酌情选用离子导入、蜡疗、磁疗、激光、超短波等治疗。

6. 练功疗法　可做颈肩部运动，颈部可以进行左右转头、前屈后伸等活动，肩部可做外展、上举、旋转等主动运动。

（五）预防

1. 避免肩部过度负重。
2. 运动时注意保护胸锁关节。

五、肋 软 骨 炎

（一）概述

肋软骨炎是指发生在肋软骨部位的无菌性炎症。好发于中青年女性，发病部位以第 2、第 3 肋软骨最常见，有自愈倾向。本病属于中医"骨痹"范畴。

考点与重点 肋软骨炎与心绞痛的鉴别诊断

（二）病因病机

本病病因不明，一般认为与外伤、劳损或病毒感染有关。胸部受到外力挤压等使肋软骨发生急性损伤；胸大肌附着于肋软骨前面，上臂突然用力或长期持重物等，也可导致肋软骨充血、渗出、增生等无菌性炎症而发病。也有人认为本病或与病毒感染有关。

中医学认为，本病多因胸肋部扭挫，或慢性劳损，局部筋脉损伤，气血凝滞而发病。

链接

《伤寒论》提及"胸痹"症状与肋软骨炎相似，治法以通阳宣痹为主，如瓜蒌薤白半夏汤。

（三）诊断与鉴别诊断

1. 主要病史 患者常有急性外伤或慢性劳损病史，或有病毒感染史。

2. 临床表现 常见第 2～5 肋软骨，特别第 2、第 3 肋骨与肋软骨交界处疼痛，伴胸部憋闷不适。急性发病者胸部刺痛、跳痛，可放射至肩背部、腋部。慢性发病者，以局部酸胀为主，皮色正常。劳累后疼痛加重，休息后缓解。

3. 体格检查 按压局部可有疼痛或酸胀感，深呼吸、咳嗽、挺胸时患侧上肢活动时疼痛加重。肋骨与肋软骨交界处呈弓状隆起，肋软骨增宽，肋弓呈唇样外翻，局部软组织肥厚，相邻肋间肿胀不红。

4. 辅助检查 肋软骨在 X 线片上通常不显影，所以 X 线检查主要用于排除其他胸部疾病，如肋骨骨折、肺部肿瘤、胸腔积液等。CT 或 MRI 可明确诊断。

5. 鉴别诊断

（1）冠心病：可有持续性胸痛，常位于胸骨后，可放射至左肩、左臂。服用硝酸甘油后多能缓解。心电图或 CT 检查可发现异常，如 ST 段改变或心肌缺血。

（2）肋间神经痛：沿相应肋间隙的放射性刺痛或烧灼样痛，疼痛剧烈，常伴有皮肤感觉过敏，多局限于一侧。

（四）治疗

本病以手法、药物、针灸、理疗等治疗为主。

1. 理筋治疗 患者仰卧，医生首先沿着第 2～5 肋骨方向，用掌揉法放松肌肉，解除紧张，其次点按阿是穴、膻中、大包等穴行气止痛，接着用拇指沿肋间隙寻找肿块或条索结节进行指推法操作，以调和气血、疏通筋脉，最后用小鱼际擦法结束，以局部皮肤微感发热为度。

2. 药物治疗

（1）内服中药：气滞血瘀证，疼痛较剧、痛有定处者，治宜行气活血、舒筋止痛，可用血府逐瘀汤加减。肝气郁结证，胁肋胀痛、疼痛走窜不定者，治宜疏肝理气、宽胸散结，可用柴胡疏肝散加减。邪毒感染者，在上方基础上可加用清热解毒药物，如五味消毒饮等。

（2）外用中药：可外用伤湿止痛膏、红花油、正骨水等。

（3）西药治疗：疼痛剧烈时，可口服布洛芬、双氯芬酸钠等药物止痛。必要时可服用抗病毒药物。

3. 针灸疗法　可选用膻中、支沟、内关、合谷等穴位进行针刺，也可使用热敏灸。

4. 固定疗法　本病一般不需要固定，适当休息即可。

5. 物理疗法　可用 TDP 理疗仪、中药离子导入、蜡疗等方法。

6. 练功疗法　适当进行扩胸活动。

> **链接**
>
> 　　在非特异性肋软骨炎的治疗上，除现有的药物和物理治疗方法外，生物治疗可能是未来的一个研究方向。例如，利用细胞因子调节剂来调节机体的免疫反应，减轻炎症反应。

（五）预防

1. 避免胸部外伤。
2. 增强体质，预防呼吸道感染。

> **医者仁心**
>
> 　　在全球化的今天，中医筋伤作为中国传统文化的瑰宝，也在国际上逐渐受到重视。许多国家开始研究和应用中医筋伤的治疗方法，如手法、中药、针灸等治疗筋伤病证。这体现了中医文化在国际文化交流中的积极作用。

第三节　腰骶部筋伤

📋 **案例导入**

　　患者，女，35 岁，教师。主诉：反复下腰部酸痛 2 年余，加重 1 周。现病史：患者长期伏案备课（日均 6 ～ 8 小时），2 年前开始出现腰部酸胀痛，劳累后加重，休息或热敷可缓解，晨起时腰部僵硬感明显，活动后减轻。1 周前因整理实验室器材（弯腰搬重物）后疼痛加剧，疼痛范围扩大至双侧腰骶部，夜间难以入睡，无下肢放射痛。既往史：无明确外伤史，BMI 26（超重），平素畏寒，月经量少色暗。舌脉：舌淡暗边有瘀点，苔薄白，脉沉细涩。局部触诊：双侧 L_3 横突处压痛（++），竖脊肌紧张呈条索状，叩击痛（－），直腿抬高试验（－）。活动度：前屈 70°（疼痛），后伸 15°（受限）。辅助检查：X 线片显示腰椎生理曲度存在，无骨质异常；MRI 未见椎间盘突出及神经受压征象。

问题：1. 最可能的诊断是什么？诊断依据有哪些？

　　　　2. 患者舌边瘀点、脉涩提示什么病机？与月经异常是否存在关联？

一、急性腰扭伤

（一）概述

急性腰扭伤是指突然扭转等原因引起腰部的肌肉、韧带、筋膜、椎间关节、腰骶关节的急性损伤，俗称"闪腰""岔气"。多发于中老年人群、体力劳动者及运动爱好者，男性患者多于女性。腰部扭伤是常见的筋伤疾病，若治疗不当或不及时，易转为慢性，或兼感风、寒、湿之邪而形成腰部慢性痹痛。

（二）病因病机

急性腰扭伤多因突然遭受扭转间接暴力或肌肉强烈收缩而导致腰部肌肉、筋膜、韧带损伤或小关节错缝，造成组织撕裂出血，血离经脉，瘀血内停，气机受阻，不通则痛，则发腰痛、活动受限。

外力性质与受伤姿势的不同，所造成的扭伤部位和受伤组织也不一样。

1. 当脊柱屈曲时，两侧竖脊肌收缩，以抵抗体重和维持躯干的位置，此时若负重过大或用力过猛，致使腰部肌肉强烈收缩，多引起肌纤维或筋膜撕裂。

2. 当脊柱完全屈曲时，主要靠棘上、棘间、髂腰等韧带来维持躯干的位置，此时若负重过大或用力过猛，则引起韧带损伤。

3. 腰部活动范围过大、过猛，弯腰转身突然闪扭，致使脊柱椎间小关节受到过度牵拉或扭转，多引起椎间小关节错缝或滑膜嵌顿。

（三）诊断与鉴别诊断

1. 主要病史　患者有明确的腰部外伤史。

2. 临床表现

（1）伤后腰部即出现剧烈疼痛，深呼吸、咳嗽、打喷嚏等用力时均可使疼痛加剧，常以双手撑住腰部，防止因活动而发生更剧烈的疼痛。

（2）腰部僵硬，腰肌紧张，腰椎生理前凸消失，仰俯转侧均感困难。

（3）严重者不能坐立、行走，或卧床难起，有时伴下肢牵涉痛。

3. 体格检查

（1）腰肌及筋膜损伤时，在棘突旁竖脊肌处、腰椎横突或髂嵴后部有压痛，腰部各方向活动均受限制。

（2）棘上、棘间韧带损伤时，多在棘突上或棘突间有压痛，在脊柱屈曲受牵拉时疼痛加剧。

（3）髂腰韧带损伤时，压痛点在髂嵴部与第5腰椎间的三角区，屈曲旋转脊柱时疼痛加剧。

（4）椎间小关节损伤时，在棘突两侧较深处有压痛，可有脊柱侧弯和棘突偏歪，腰部被动旋转活动受限并使疼痛加剧。

4. 辅助检查　X线检查可见脊柱腰段生理前凸消失或有轻度侧弯，其他无异常。

5. 鉴别诊断　本病需与腰椎压缩性骨折等鉴别。腰椎压缩性骨折患者受伤后腰部疼痛剧烈，功能受限。局部叩击痛明显，X线片可鉴别。

（四）治疗

1. 理筋治疗

患者取俯卧位。医生首先用两手在脊柱两侧的竖脊肌，自上而下进行按揉、拿捏，以松解肌肉的紧张、痉挛（图2-8）。其次按压揉摩阿是穴、腰阳关、命门、肾俞、大肠俞、次髎等穴，以镇静止痛。最后用左手压住腰部痛点用右手托住患侧大腿，同时用力做反方向扳动，并加以摇晃拔伸数次。如腰两侧俱痛者，可将两腿同时向背侧扳动（图 2-9）。在整个手法过程中，痛点应作为施术重点区。急性期症状严重者可每日推拿 1 次，轻者隔日 1 次。

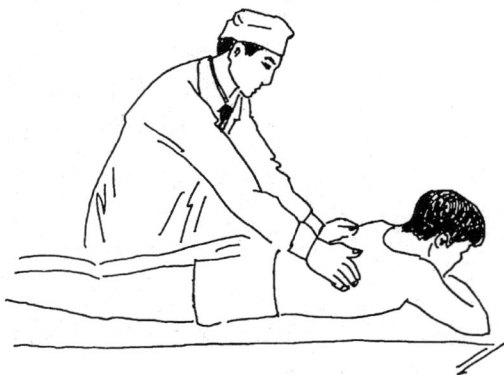

图 2-8　揉按腰肌

图 2-9　按腰扳腿

急性小关节错缝，明确诊断后施行手法治疗往往效果显著。手法可分为两步，首先采用一般的活血止痛、理筋解痉按摩松解手法，如点按和揉、搓、擦等法；第二步为复位手法，纠正关节紊乱，解除滑膜嵌顿，以迅速消除疼痛，恢复正常功能。常用复位手法有下列几种。

（1）斜扳法：患者取侧卧位，患侧在上，髋、膝关节屈曲，健侧髋、膝关节伸直。医生可立于患者前侧或背侧，一手置于肩部，另一手置于臀部，两手相对用力，使上身和臀部做反向旋转（肩部旋后，臀部旋前，同时令患者腰部尽量放松），活动到最大程度时，用力做一稳定推扳动作。此刻往往可听到清脆的弹响声，腰痛一般可随之缓解（图 2-10）。

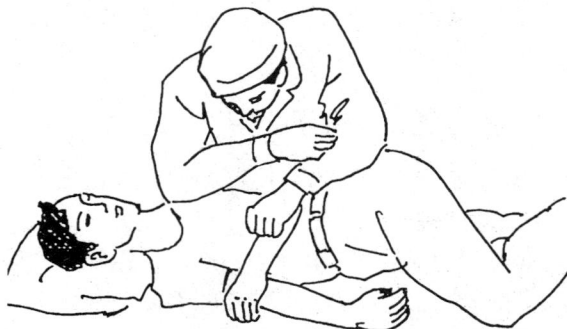

（2）牵抖法：患者取俯卧位，一助手抱拉患者的腋下，或嘱患者两手拉住头侧床沿。医生握住患者两踝关节或一侧踝关节，做对抗牵引，持续 1～2 分钟，再慢慢松开，重复数次。最后用力将下肢快速地上下牵拉数次，使牵拉力传递至腰部关节，使其复位（图 2-11）。

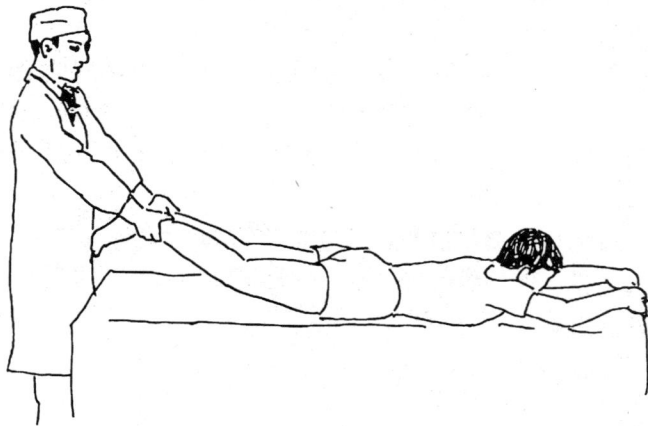

图 2-10　斜扳法

图 2-11　牵抖法

2. 药物治疗

（1）内服中药：初期治宜活血化瘀、行气止痛，方用舒筋活血汤加减。后期治宜舒筋活络、补益肝肾，方用补肾壮筋汤加减。

（2）外用中药：初期外敷消瘀止痛药膏，外搽红花油、正骨水等。后期外贴损伤风湿膏等，亦可配合中药热熨患处。

3. 针灸疗法　取阿是穴、肾俞、命门、志室、腰阳关、委中、承山、后溪等穴位，用泻法，强刺激，留针10分钟。

4. 固定疗法　受伤初期宜卧硬板床休息，或佩戴腰围固定，以减轻疼痛，缓解肌肉痉挛，防止伤情加重。中后期起床下地活动时，应佩戴腰围固定保护。

5. 物理疗法　可采用超短波、磁疗、中药离子导入等方法配合治疗，以减轻疼痛、肿胀，促进腰部功能的恢复。

6. 练功疗法　受伤后期宜做腰部前屈后伸、左右侧屈、左右回旋、飞燕点水等各种练功活动，以促进气血循行，防止粘连，增强肌力。

（五）预防

1. 急性腰扭伤应以预防为主，劳动或运动前要充分做好准备活动，且量力而行。

2. 平时要经常锻炼腰背肌，弯腰搬物的姿势要正确。

3. 注意腰部保暖，勿受风寒。

4. 后期应加强腰部的各种功能锻炼，以增强肌力，防止粘连及复发。

二、慢性腰肌劳损

（一）概述

慢性腰肌劳损是指积累性损伤等原因导致腰部肌肉、韧带、筋膜等软组织的无菌性炎症，引起以腰痛为主要症状的慢性伤病。本病多见于中老年人，近年来发现青壮年发病也占相当比例，常与职业或工作环境有密切关系，是引起腰痛的最常见损伤疾患之一。

（二）病因病机

引起慢性腰肌劳损的病因较多，主要原因是劳累过度的积累性损伤，其次是急性外伤迁延、风寒湿邪侵袭和先天性畸形等。

1. 积累性损伤多由于腰部肌肉疲劳过度，如长时间的弯腰工作，或由于习惯性姿势不良，或由于长时间处于某一固定体位，致使肌肉、筋膜及韧带持续牵拉，肌肉内的压力增加，血供受阻，肌纤维在收缩时消耗的能量得不到补充，产生大量乳酸，加之代谢产物得不到及时清除，积聚过多，而引起炎症、粘连。如此反复，日久即可导致组织变性、增厚及挛缩，并刺激相应的神经而引起慢性腰痛。

2. 急性损伤之后失治或误治，或反复多次损伤，致使受伤的腰肌筋膜不能完全修复，因慢性无菌性炎症，受损的肌纤维变性或瘢痕化，可刺激或压迫神经末梢而引起慢性腰痛。

3. 风寒湿邪侵袭可妨碍局部气血运行，促使和加速腰骶部肌肉、筋膜和韧带紧张痉挛而变性，从而引起慢性腰痛。

4. 先天性畸形，如骶椎隐裂，使部分肌肉和韧带失去附着点，从而减弱腰骶关节的稳定性；一侧腰椎骶化或骶椎腰化，两侧腰椎间小关节不对称，使两侧腰骶肌运动不一致，造成部分腰背肌代偿性劳损。

链接

《素问·宣明五气》说："久视伤血，久卧伤气，久坐伤肉，久立伤骨，久行伤筋，是谓五劳所伤。"这就指出了劳逸过度可引起气血筋肉骨的慢性损伤。

（三）诊断与鉴别诊断

1. 主要病史　多有腰部急性损伤迁延或腰部慢性劳损史。

2. 临床表现

（1）腰部隐痛反复发作，劳累后加重，休息后缓解。

（2）弯腰困难，若勉强弯腰则疼痛加剧，适当活动或经常变换体位后腰痛可减轻。

（3）腰部喜暖怕凉，腰痛常与天气变化有关。

（4）常喜两手捶腰，以减轻疼痛。

3. 体格检查

（1）检查脊柱外形一般无异常，有时可见腰椎生理曲度变浅，严重者腰部功能可略受限。

（2）单纯性腰肌劳损的压痛点常位于棘突两旁的竖脊肌处、髂嵴后部或骶骨后面的竖脊肌附着点处。

（3）若有棘上或棘间韧带劳损，压痛点则位于棘突上或棘突间。

（4）直腿抬高试验阴性，神经系统检查无异常。

4. 辅助检查　X线检查多无异常改变，部分患者可有脊柱腰段的轻度侧弯，或有腰椎骶椎先天性畸形，或伴有骨质增生。

5. 鉴别诊断

（1）腰骶椎隐裂：脊椎X线片、CT等可显示椎管畸形，棘突及椎板缺损，有助于疾病的诊断。

（2）盆腔炎：指女性生殖器官、子宫周围结缔组织及盆腔腹膜的炎症，专科检查可鉴别。

（3）腰椎间盘突出症：多有腰椎旁压痛点，下肢放射痛常较腰痛明显。直腿抬高及加强试验阳性，CT和MRI检查可明确诊断。

（四）治疗

1. 理筋治疗　手法治疗的目的在于舒筋活血、理顺肌筋、松解粘连、加速炎症消退、缓解肌肉痉挛。手法操作主要有循经擦法、腰背按揉法、局部弹拨法、散手拍打法、卧位斜扳法等。对腰肌无力者，重点用擦法、揉法；对腰肌痉挛者，重点用捏拿、推法。手法应轻快、柔和、灵活、稳妥，忌用暴力，以免加重损伤。

2. 药物治疗

（1）内服中药

1）气滞血瘀证：腰痛如刺，痛有定处，不能俯仰转侧，动则痛甚，拒按，腰肌僵硬。舌红苔黄，脉弦紧或弦数。治宜活血化瘀，行气止痛。方用和营止痛汤、定痛活血汤加减。

2）湿热蕴结证：腰脊疼痛，痛处伴有热感，身重肢倦，口干，小便短赤。舌质红，苔黄腻，脉濡数。治宜清热化湿，通络止痛。方用加味二妙汤。

3）风寒湿痹证：腰部冷痛重着，转侧不利，静卧不减，阴雨天加重。舌苔白腻，脉沉。治宜祛风散寒、宣痹除湿、温经通络，方用羌活胜湿汤或独活寄生汤加减。

4）肝肾亏虚证：腰部隐痛，酸软乏力，遇劳加重，腰肌萎软，精神不振。舌质淡，脉细弱。治宜补益肝肾，舒筋止痛。方用壮腰健肾汤、壮筋养血汤加减。

（2）外用中药：可外贴伤湿止痛膏、狗皮膏等，或外搽正红花油、正骨水等。

3. 针灸疗法　取肾俞、命门、腰阳关、委中、三阴交等穴位针刺，痛点可配用拔火罐疗法，以温通经脉，消除炎症。可用小针刀对压痛点可触及的条索状结节组织粘连部分进行局部剥离、松解，以达到疏通经络、松解粘连的目的。

4. 固定疗法　一般无须固定，疼痛较重者可用腰围固定保护，但时间不宜过长。

5. 物理疗法　可采用超短波、磁疗、频谱仪、中药离子导入等方法配合治疗，以减轻疼痛。

6. 练功疗法　积极进行腰部练功活动是行之有效的治疗方法，其可增强腰背肌的肌力，调节脊柱的内外平衡。可选用五点支撑法、三点支撑法或飞燕点水法进行功能锻炼。

（五）预防

1. 平时应注意保持腰部的正确姿势，经常变换体位。
2. 加强腰背肌功能锻炼，适当参加户外活动或体育锻炼，增强体质及腰背肌力量。
3. 注意腰部保暖，避免风寒湿邪侵袭。
4. 急性扭伤者应及时治疗，预防迁延成为慢性劳损。

三、腰椎间盘突出症

（一）概述

腰椎间盘突出症是指因腰椎间盘发生退变，在外力作用下致纤维环破裂、髓核突出，刺激或压迫神经根，引起以腰痛及下肢放射痛为特征的疾病。

两个相邻腰椎椎体之间由椎间盘相连接，椎间盘由纤维环、髓核、软骨终板3个部分组成。纤维环位于椎间盘的外周，由纤维软骨组织构成，其前部紧密地附着于坚强的前纵韧带，后部最薄弱，较疏松地附着于薄弱的后纵韧带。髓核位于纤维环之内，为富有弹性的乳白色透明胶状体。

髓核组织在幼年时呈半液体状态或胶冻样，随着年龄增长，其水分逐渐减少，纤维细胞、软骨细胞和无定形物质逐渐增加，最后髓核变成颗粒状和脆弱易碎的退行性组织。软骨终板位于椎间盘的上、下面，由透明软骨构成。

腰椎间盘具有很大的弹性，起着稳定脊柱、缓冲震荡等作用。腰前屈时椎间盘前方承重，髓核后移。腰后伸时椎间盘后方承重，髓核前移。本病好发于20～40岁青壮年，男性多于女性，是临床最常见的腰腿痛疾患之一（图2-12）。

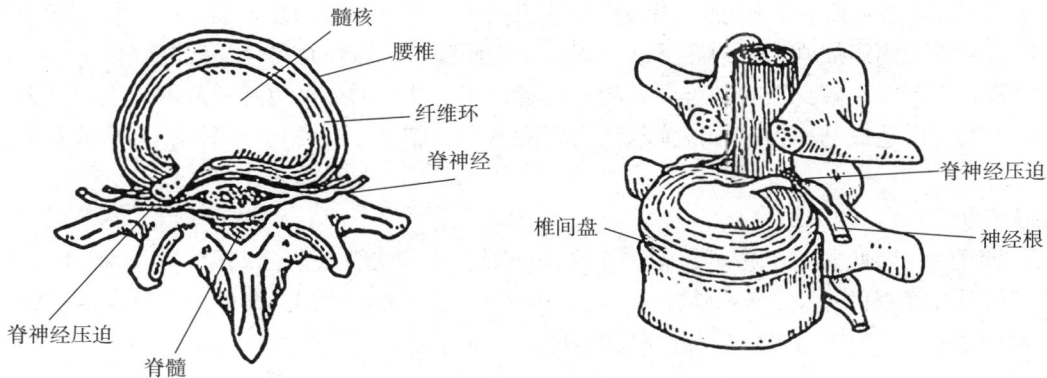

图 2-12　腰椎间盘突出示意图

（二）病因病机

本病的发生有内因和外因两个方面，内因主要是腰椎间盘退变，外因主要是腰部外伤。

随着年龄的增长以及在日常生活工作中，腰椎间盘不断遭受脊柱纵轴的挤压力、牵拉力和扭转力等外力作用，使椎间盘不断发生退行性变，髓核含水量逐渐减少，纤维环变性而失去弹性，继之使椎间隙变窄，周围韧带松弛，或纤维环发生纤维断裂产生裂隙，这是形成腰椎间盘突出的内因。急性或慢性损伤是发生腰椎间盘突出的外因，当腰椎间盘突然或连续受到不平衡外力作用时，如弯腰提取重物时姿势不当或准备欠充分的情况下搬动或抬举重物，或长时间弯腰后猛然伸腰，使椎间盘后部压力增加，甚至由于腰部的轻微扭动，如弯腰洗脸、打喷嚏或咳嗽，造成纤维环破裂，髓核向后侧或后外侧突出而发病。

少数患者可无明显外伤史，仅因受凉而发病，多为纤维环过于薄弱，肝肾功能失调，风、寒、湿邪乘虚而入，腰部着凉后，引起腰肌痉挛，致使已有退变的椎间盘纤维环破裂，髓核突出。

下腰部是全身应力的集中点，负重及活动度大，损伤概率高，是腰椎间盘突出的好发部位，其中以 L_4/L_5 椎间盘发病率最高，L_5/S_1 次之。纤维环破裂后，造成腰腿痛的原因主要有：突出的椎间盘组织直接压迫硬膜囊及神经根，突出的椎间盘组织释放的炎症介质刺激神经根，突出的椎间盘组织引起神经根缺血，受压的神经根水肿，有炎症的神经根受到力的牵拉。

多数髓核向后侧方突出，为侧突型。单侧突出者，出现同侧下肢症状。若髓核自后纵韧带两侧突出，则出现双下肢症状，多为一先一后，一轻一重，似有交替现象。髓核向后中部突出，为中央型，有的偏左或偏右，压迫马尾甚至同时压迫两侧神经根，出现马鞍区麻痹及双下肢症状。

链接

> 突出的腰椎间盘若未压迫神经根，只有后纵韧带受刺激，则症状以腰痛为主。若突破后纵韧带而压迫刺激神经根，则以腿痛为主。坐骨神经由 $L_4 \sim L_5$ 和 $S_1 \sim S_3$ 神经根的前支组成，故 L_4/L_5 和 L_5/S_1 椎间盘突出，可引起下肢坐骨神经痛。初起神经根受到刺激，出现该神经支配区的放射痛、感觉过敏等征象。日久突出的椎间盘与神经根、硬膜发生粘连，长期压迫神经根，导致部分神经功能障碍，故除放射痛外，尚有支配区感觉减退、肌力减弱、腱反射减弱，甚至消失等现象。

（三）诊断与鉴别诊断

1. 主要病史　本病多有不同程度的腰部外伤史，少数有受凉史。

2. 临床表现

（1）腰痛伴有下肢坐骨神经放射痛。少数病例的起始症状是腿痛，而腰痛不明显，或仅有腰痛。

（2）腰腿疼痛可在咳嗽、打喷嚏、用力排便等腹内压升高时加剧，步行、弯腰、伸膝起坐等牵拉神经根的动作也可导致疼痛加剧，腰前屈活动受限，屈髋屈膝、卧床休息可使疼痛减轻。

（3）重者卧床不起，翻身极为困难。病程较长者，其下肢放射痛部位感觉麻木、发冷、无力。

（4）中央型突出造成马尾神经压迫症状为会阴部麻木、刺痛，二便功能障碍，阳痿或双下肢不完全瘫痪。

3. 体格检查

（1）腰部畸形：腰肌紧张、痉挛，腰椎生理前凸减少、消失，或后凸畸形，不同程度的脊柱侧弯。为躲避突出物对神经根的压迫，突出物压迫神经根内下方时（腋下型），脊柱向患侧弯曲；突出物压迫神经根外上方时（肩上型），脊柱则向健侧弯曲（图2-13）。

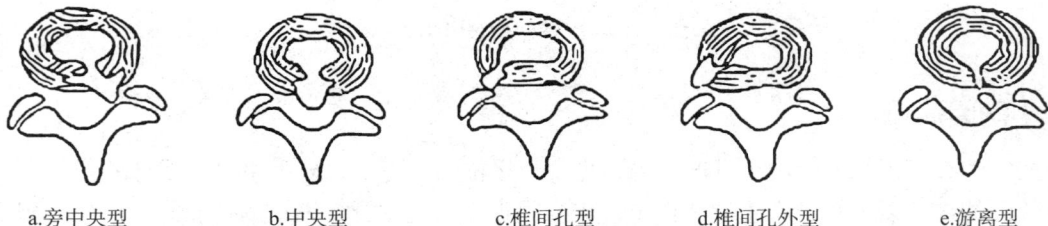

　　a.旁中央型　　　　b.中央型　　　　c.椎间孔型　　　　d.椎间孔外型　　　　e.游离型

图2-13　脊柱侧弯与髓核突出的位置关系

（2）腰部压痛和叩击痛：突出的椎间隙对应棘突旁有压痛和叩击痛，并沿患侧的大腿后侧向下放射至小腿外侧、足跟部或足背外侧。沿坐骨神经走行部位有压痛。

（3）腰部活动受限：急性发作期腰部活动可完全受限，绝大多数患者腰部屈伸和左右侧屈功能活动呈不对称性受限。

（4）皮肤感觉障碍：受累神经根所支配区域的皮肤感觉异常，早期多为皮肤过敏，渐出现麻木、刺痛及感觉减退。L_3/L_4椎间盘突出，多压迫L_4神经根，引起大腿前侧、小腿前内侧皮肤感觉异常。L_4/L_5椎间盘突出，多压迫L_5神经根，引起小腿前外侧、足背前内侧皮肤感觉异常。L_5/S_1椎间盘突出，多压迫S_1神经根，引起小腿后外侧、足背外侧皮肤感觉异常。中央型突出严重者可表现为马鞍区麻木，膀胱、肛门括约肌功能障碍。

（5）肌力减退或肌萎缩：受压神经根所支配的肌肉可出现肌力减退、肌萎缩。L_4神经根受压，引起股四头肌（股神经支配）肌力减退、肌肉萎缩。L_5神经根受压，引起足背屈肌力减退。S_1神经根受压，引起踝跖屈力减退。

（6）腱反射减弱或消失：L_4神经根受压，引起膝反射减弱或消失。S_1神经根受压，引起跟腱反射减弱或消失。

（7）特殊检查：直腿抬高试验及加强试验阳性，屈颈试验阳性，仰卧挺腹试验与颈静脉压迫试验阳性，股神经牵拉试验阳性（为腰上段椎间盘突出的体征）。

4. 辅助检查

（1）X线检查：正位片可显示腰椎侧凸，椎间隙变窄或左右不等，患侧间隙较窄。侧位片显示腰椎生理弧度减小，甚至消失，椎间隙前后等宽或前窄后宽，椎体可见许莫氏结节（为髓核向椎体内突出），或有椎体缘唇样增生等退行性改变。X线片的显示必须与临床的体征定位相符合才有意义，可以排除骨病引起的腰骶神经痛，如结核、肿瘤等。

（2）CT检查：可显示髓核突出的位置，以及椎间盘真空征、椎间盘或后纵韧带钙化、椎体边缘和小关节增生、黄韧带增厚等情况。

（3）MRI检查：可清晰显示椎管形态、髓核突出的解剖位置和大小，硬膜囊与神经根受压、黄韧带增厚、马尾神经沉降等情况，特别用于鉴别腰椎管内肿瘤、腰椎结核等病变，是腰椎间盘突出症的主要检查方法之一。

（4）造影检查：椎间盘造影能显示髓核突出的具体情况，蛛网膜下腔造影可观察蛛网膜下腔充盈情况，能较准确地反映硬脊膜受压程度和受压部位，以及椎间盘突出部位和程度。硬膜外造影可描绘硬膜外腔轮廓和神经根的走向，反映神经根受压的状况。单纯造影检查在临床已很少使用，但在缺乏MRI等大型检查设备的基层医疗机构仍有实际意义。

（5）肌电图检查：根据异常肌电图的分布范围可判定受损的神经根及其对肌肉的影响程度，但一般神经根受累3周后肌电图才会出现异常，且仅是一种非特异性辅助检查。

5. 鉴别诊断

（1）腰椎管狭窄症：腰腿痛并伴有典型间歇性跛行，卧床休息后症状可明显减轻或消失，腰部后伸受限，并引起小腿疼痛，其症状和体征往往不一致。X线片及CT检查显示椎体小关节突增生肥大，椎间隙狭窄，椎板增厚，椎管前后径变小。

（2）腰椎结核：腰部疼痛，有时晚上痛醒，活动时加重。有乏力、消瘦、低热、盗汗、腰肌痉挛、脊柱活动受限，可有后凸畸形和寒性脓肿。X线片可显示椎间隙变窄，椎体边缘模糊不光滑，有骨质破坏；有寒性脓肿时，可见腰肌阴影增宽。CT或MRI检查可显示骨质破坏和寒性脓肿的范围以及神经压迫程度。结核抗体阳性。

（3）强直性脊柱炎：腰背部疼痛，不因休息而减轻，脊柱僵硬不灵活，脊柱各方向活动均受限，直至强直，可出现驼背畸形。X线片显示早期骶髂关节和小关节突间隙模糊，HLA-B27阳性。后期脊柱可呈竹节状改变。

（4）脊柱转移性肿瘤：疼痛剧烈，夜间尤甚，有时出现放射性疼痛，消瘦，贫血。红细胞沉降率加快。X线片显示椎体骨质破坏变扁，椎间隙尚完整。

（四）治疗

1. 理筋治疗

（1）按摩法：患者俯卧，医生用两手拇指或掌部自上而下按摩脊柱两侧膀胱经，至患肢承扶处改用揉捏，下抵殷门、委中、承山。再用推压法，医生两手交叉，右手在上，左手在下，手掌向下用力推压脊柱，从胸椎至骶椎。继之用擦法，从背、腰至臀腿部，着重于腰部，缓解、调理腰臀部的肌肉痉挛。

（2）脊柱推扳法：第一步俯卧推髋扳肩。医生一手手掌于对侧推髋固定，另一手将对侧肩向外上方缓缓扳起，使腰部后伸旋转到最大限度时，再适当推扳 1～3 次，对侧相同。第二步俯卧推腰扳腿，医生一手按住对侧患椎以上腰部，另一手自膝上方外侧将腿缓缓扳起，直到最大限度时，再适当推扳 1～3 次，对侧相同。第三步侧卧推髋扳肩，在上的下肢屈曲，贴床的下肢伸直，医生一手扶患者肩前部，另一只手同时推髂部向前，两手同时向相反方向用力斜扳，使腰部扭转，可闻及或感觉到"咔嗒"声，换体位做另一侧。最后侧卧推腰扳腿，医生一手按住患处，另一手自外侧握住膝部（或握踝上，使之屈膝），进行推腰牵腿，做腰髋过伸动作 1～3 次，换体位做另一侧（图 2-14）。

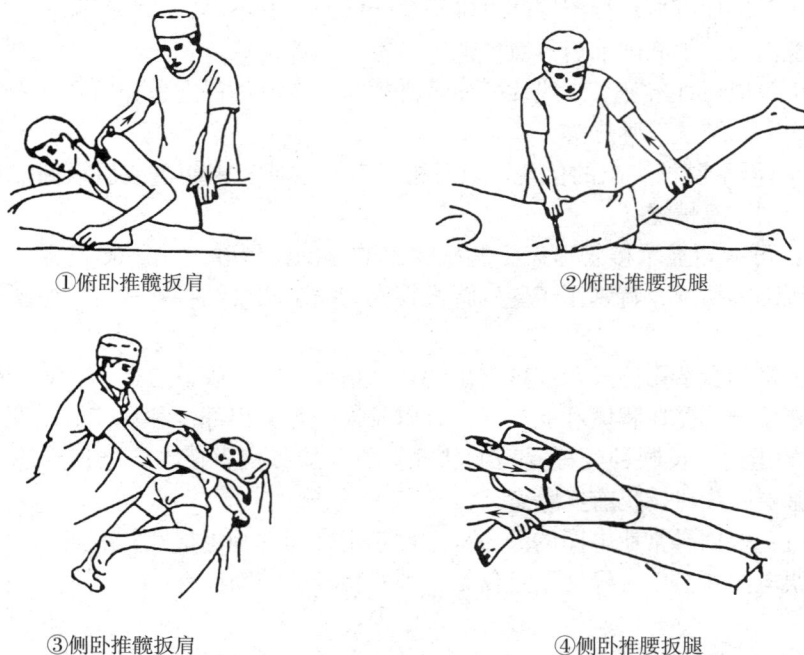

①俯卧推髋扳肩　　　　　　　　②俯卧推腰扳腿

③侧卧推髋扳肩　　　　　　　　④侧卧推腰扳腿

图 2-14　脊柱推扳法

脊柱推扳法可调理关节间隙，松解神经根粘连，或使突出的椎间盘回纳。推扳手法要有步骤、有节奏地缓缓进行，避免使用暴力。中央型椎间盘突出症不适宜用推扳法。

（3）牵抖法：患者俯卧，两手抓住床头。医生双手握住患者两踝，用力牵引并上下抖动下肢，带动腰部，于下腰部按摩后结束。或再加用摇摇法，患者仰卧，双髋膝屈曲，医生一手扶两踝，另一只手扶双膝，将腰部旋转滚动 1～2 分钟。

以上手法可隔日 1 次，10 次为 1 个疗程。

2. 药物治疗

（1）内服中药

1）气滞血瘀证：腰腿疼痛如针刺，疼痛有明确的定位，白天较轻，夜晚加重，腰部板硬，活动受限，舌质紫暗或有瘀斑，脉多弦紧。治宜活血化瘀、行气止痛，方用舒筋活血汤或身痛逐瘀汤加减。

2）寒湿痹阻证：腰腿冷痛，腰部沉重，转侧不利，受寒及阴雨天加重，舌苔薄白或腻，舌质淡，脉沉紧或濡缓。治宜温经散寒、宣痹通络，方用羌活胜湿汤或独活寄生汤加减。

3）肾气亏虚证：腰部酸痛，腿膝乏力，劳累后明显，平躺休息后则减轻。本证有偏阳虚和偏阴虚的不同，根据辨证判断。偏肾阳虚者，治宜温补肾阳，方用补肾活血汤、金匮肾气丸加减；偏肾阴虚者，治宜滋补肾阴，方用六味地黄丸或大补阴丸加减。

（2）外用中药：可外贴伤湿止痛膏、狗皮膏等，或外搽正红花油、正骨水等。

（3）西药治疗：可内服非甾体抗炎药、肌肉松弛类药，外用抗炎镇痛类软膏。

3. 针灸疗法　以循经取穴与局部取穴为主，常取阿是穴、肾俞、腰夹脊、腰阳关、环跳、委中、承扶、风市、昆仑、悬钟等穴位进行针刺，可留针 30 分钟，或用电针，或加艾灸，每日 1 次，10 次为 1 个疗程。如针刺环跳出现轻度触电感，效果更佳。

4. 固定疗法　急性期应卧硬板床休息，起床下地应佩戴腰围固定，以稳定腰部，有利于减轻疼痛。

5. 物理疗法　可选用红外线、超短波、频谱仪，或中药离子导入等方法辅助治疗。

6. 练功疗法　腰腿痛症状减轻后，应积极进行腰背肌的功能锻炼，可酌情采用五点支撑法、三点支撑法、飞燕点水法练功，经常做后伸、旋转腰部，直腿抬高或压腿等动作，以增强腰腿部肌力，利于腰椎的平衡稳定。

7. 其他疗法

（1）牵引疗法：主要采用骨盆牵引法，适用于初次发作或反复发作的急性期患者。患者仰卧牵引床上，先用特制皮带固定胸部，并将其固定在床头，在骨盆处捆一较宽的骨盆带，在骨盆带的两侧稍偏后各系绳索，通过床尾的滑轮，连接牵引锤，一般每次牵引重量为 10～20kg，牵引时间为 10～20 分钟，隔日 1 次，10 次为 1 个疗程。

（2）封闭疗法：以镇痛、抗炎、保护神经为目的。常用方法有痛点封闭、经椎间孔或经骶管硬膜外注射、选择性神经根阻滞等。可选用曲安奈德 20mg 加 1% 利多卡因 4～10mL 行封闭治疗。每周 1 次，2～3 次为 1 个疗程。

（3）手术疗法：对病程时间长、反复发作、症状严重者，中央型突出伴马尾神经压迫症状者，合并椎管狭窄、神经根管狭窄且经保守治疗无效者，可手术治疗。如行单纯开窗或内镜下髓核摘除术、椎板减压术、融合固定术等。

（五）预防

1. 急性期应严格卧硬板床 3 周，手法治疗后亦应卧床休息。
2. 疼痛减轻后，应注意加强锻炼腰背肌，以巩固疗效。
3. 患者平时久坐、久站时应佩戴腰围，避免腰部过度屈曲、劳累或受风寒。
4. 弯腰搬物姿势要正确，避免加重病情。

四、第 3 腰椎横突综合征

（一）概述

第 3 腰椎横突综合征是指由于 L_3 横突周围组织损伤，造成慢性腰痛，出现以 L_3 横突处明显压痛为主要特征的疾病，亦称第 3 腰椎横突滑囊炎、第 3 腰椎横突周围炎。部分患者因邻近的神经纤维受刺激，故可伴有腰臀部及下肢疼痛。本病多见于青壮年，尤以体力劳动者多见。

（二）病因病机

多因长期慢性劳损或急性腰部损伤未及时治疗所致。

L_3 位于 5 个腰椎的中间，为 5 个腰椎的活动中心，活动度较大，其两侧的横突最长，是腰大肌和腰方肌的主要起点，并有腹横肌、背阔肌的深部筋膜附着。因此，L_3 横突是腰部肌肉收缩运动的一个重要支点，此处受力最大，易使肌肉筋膜附着处发生损伤。

第 3 腰椎横突部的急性损伤或慢性劳损，使局部肌肉筋膜或滑囊发生炎性肿胀、充血、渗出等病理变化，进而可引起横突周围组织粘连，筋膜增厚，肌腱挛缩，以及骨膜、纤维组织和纤维软骨增生等病理改变。风、寒、湿邪侵袭亦可引起或加剧局部炎症反应。

腰部一侧的 L_3 横突损伤可使同侧肌紧张或痉挛，日久继发对侧腰肌紧张，导致对侧 L_3 椎横突受累、牵拉而发生损伤，故临床上常见双侧出现疼痛症状。

> **链接**
>
> 　　臀上皮神经发自 $L_1 \sim L_3$ 脊神经后支的外侧支，穿横突间隙向后，再经过附着于 $L_1 \sim L_4$ 横突的腰背筋膜深层，分布于臀部及大腿后侧皮肤。故 L_3 横突处周围组织损伤可刺激该神经纤维，日久神经纤维可发生变性，导致臀部及腿部疼痛。

（三）诊断与鉴别诊断

1. 主要病史　有腰部扭伤史或慢性劳损史，也可无任何诱因。

2. 临床表现　腰部疼痛及同侧肌紧张或痉挛，腰部及臀部弥散性疼痛，有时可向大腿后侧乃至腘窝处扩散。

3. 体格检查

（1）竖脊肌外缘 L_3 横突尖端处（有的可在 L_2 或 L_4 横突尖端处）有明显压痛，按压该处可引起同侧下肢放射痛，但放射痛的范围多不过膝。

（2）腰部功能多无明显受限。

（3）病程长者可出现肌肉萎缩，继发对侧 L_3 横突病变，则表现为两侧腰痛，对侧 L_3 横突明显压痛。

4. 辅助检查　X 线检查可见一侧或双侧 L_3 横突过长，或左右横突不对称，或向后倾斜，或有横突末端骨密度增高表现。

5. 鉴别诊断

（1）腰椎间盘突出症：腰椎旁多有压痛点，下肢放射痛常较腰痛明显。直腿抬高试验及加强试验阳性，CT 和 MRI 检查可明确诊断。

（2）急性腰骶关节扭伤：有急性损伤史，活动障碍明显，压痛点多位于腰骶部。

（四）治疗

1. 理筋治疗　患者俯卧，医生在腰椎两侧的竖脊肌、臀部及大腿后侧，施以按、揉、推等手法，以解除痉挛，缓解疼痛。再以拇指及中指分别挤压、弹拨、按揉两侧 L_3 横突尖端，以剥离粘连，活血散瘀，消肿止痛。手法应由浅入深，由轻到重，以患者能耐受为度。

2. 药物治疗

（1）内服中药

1）气滞血瘀证：治宜活血化瘀，行气止痛。方用地龙散加杜仲、续断、桑寄生、狗脊等。

2）肾气亏虚证：偏肾阳虚者，治宜温补肾阳，方用补肾活血汤、金匮肾气丸加减；偏肾阴虚者，治宜滋补肾阴，方用知柏地黄丸或大补阴丸加减。

3）寒湿痹阻证：治宜散寒除湿，宣痹止痛。方用独活寄生汤或羌活胜湿汤加减。

（2）外用中药：可局部外敷温经通络、行气止痛的药膏、油剂、酊剂，如麝香止痛膏、追风膏，或涂搽正骨水、云香精、消肿止痛酊等。亦可采用中药热熨或熏洗治疗，如万应宝珍膏、骨伤外洗二方等。

3. 针灸疗法　多取阿是穴，配循经远处取穴，如阳陵泉、委中、委阳、承山等，可配合局部灸法。阿是穴针刺深度至横突骨膜为宜，用泻法，强刺激，可留针 10 ～ 20 分钟。每日 1 次，10 次为 1 个疗程。

可用小针刀直刺达 L_3 横突尖部，在其周围做剥离、松解，以疏通经络、松解粘连。

4. 固定疗法　一般无须固定，疼痛严重者应卧床休息，活动时可佩戴腰围保护，但固定时间不宜过长。

5. 物理疗法　可采用超短波、磁疗、频谱仪、中药离子导入等方法配合治疗，以减轻疼痛。

6. 练功疗法　患者站立，两足分开与肩同宽，两手叉腰，两手拇指向后置于 L_3 横突部，揉按 5 ～ 10 分钟，然后旋转、后伸和前屈腰部，以利于疏通筋脉、放松腰肌、解除粘连、消除炎症。

7. 其他疗法

（1）封闭疗法：可用药物做 L_3 横突处封闭，将药液均匀地向 L_3 横突末端四周做浸润注射。每周 1 次，2 ～ 3 次为 1 个疗程。

（2）手术疗法：症状严重、反复发作、影响工作者，可考虑手术治疗。可行 L_3 横突剥离术或切除术。

（五）预防

1. 平时应注意保持腰部的正确姿势，经常变换体位。
2. 加强腰背肌功能锻炼，适当参加户外活动或体育锻炼，增强体质及腰背肌力量。
3. 注意腰部保暖，避免风、寒、湿邪侵袭。

五、腰椎椎管狭窄症

（一）概述

腰椎椎管狭窄症是指因先天发育性或后天多种因素造成腰椎椎管及神经根管狭窄，并引起神经根及马尾神经受压而产生相应临床症状的疾病，又称腰椎椎管狭窄综合征。

老年人发病率较高，在 50 岁以上的人群中的发病率为 1.7% ～ 8%。好发部位为 L_4/L_5，其次为 L_5/S_1，男性较女性多见，体力劳动者多见。

（二）病因病机

腰椎管狭窄症的病因主要有原发性和继发性两种。

原发性多为先天所致，是椎管本身由于先天性或发育性因素而致的腰椎管狭窄，表现为腰椎管的前后径和横径均匀一致性狭窄，此类型临床较为少见。

继发性多为后天所致，其中退行性变是主要的发病原因。

中年以后腰椎发生退行性改变，如腰椎骨质增生、黄韧带及椎板肥厚、小关节突增生或肥大、关节突关节松动、椎体间失稳等均可使腰椎管内径缩小，椎管容积变小，达到一定程度后可引起脊神经根或马尾神经受挤压而发病。其他继发性因素有陈旧性腰椎间盘突出、脊椎滑脱、腰椎骨折脱位复位不良、脊柱融合术后或椎板切除术后等，也可引起腰椎管狭窄。

原发性和继发性两种因素常常相互影响。即在先天发育不良，椎管较为狭小的基础上，再发生各种退变性因素，使椎管容积进一步变小而导致本病。这种混合型的腰椎管狭窄症临床比较多见。

本病属中医学"腰腿痛"范畴。中医学认为，本病发生的主要内因是先天肾气不足，后天肾气虚衰，以及劳役伤肾等。而反复外伤、慢性劳损和风、寒、湿邪的侵袭则为其常见外因。主要病机是肾虚不固，邪阻经络，气滞血瘀，营卫不和，以致腰腿筋脉痹阻而产生疼痛等症状。

链接

腰椎椎管狭窄有解剖学、病因学和以临床为基础的 3 种分型系统。

1. 解剖学分型分为中央椎管狭窄、神经根管狭窄、侧隐窝狭窄。

2. 病因学分型分为先天性或发育性腰椎管狭窄、后天性狭窄。

3. 以临床为基础的新分型分为典型和复杂型。

（三）诊断与鉴别诊断

1. 主要病史　某些病例有外伤史。多呈慢性发病，隐匿进行，亦有疼痛较重及进展较快者。

2. 临床表现

（1）表现为缓发性、持续性的腰腿痛，间歇性跛行，腰部过伸活动受限。

（2）腰痛常发生于站立位或走路过久时，若躺下或蹲位以及骑自行车时疼痛多能缓解或自行消失，局部多呈现酸胀疼痛，没有固定的压痛点，常强迫于前屈位姿势。

（3）腿痛主要因腰神经根受压所致，常累及两侧，亦可单侧或左右交替出现。

3. 体格检查

（1）间歇性跛行为本病的重要特征，检查可见腰部后伸受限，背伸试验阳性，即患者做腰背伸动作可引起后背与小腿疼痛。

（2）部分患者可出现下肢肌肉萎缩，以胫前肌及伸肌最明显，足趾背伸无力。

（3）小腿外侧痛觉减退或消失，跟腱反射减弱或消失。直腿抬高试验可呈阳性。

（4）部分患者可没有特殊阳性体征，症状和体征不一致是本病的特点之一。

（5）病情严重者，可出现尿频、尿急或排尿困难，双下肢不完全瘫痪，马鞍区麻木，肛门括约肌松弛、无力或阳痿等马尾神经受压损伤的表现。

4. 辅助检查

（1）X 线检查：摄片显示椎体骨质增生，小关节突增生、肥大，椎间隙狭窄，椎板增厚、密度增高，椎间孔前后径变小，或见椎体滑脱，腰骶角增大等改变。

（2）CT、MRI 检查：可显示椎体后缘骨质增生呈骨唇或骨嵴，椎管矢状径变小，关节突关节增生肥大向椎管内突出，椎管呈三叶形，中央椎管、侧隐窝部狭窄及黄韧带肥厚等，可明确诊断。

5. 鉴别诊断

（1）血栓闭塞性脉管炎：属于慢性中小动静脉受累的全身性疾病，多见于青壮年男性，多有吸烟史。间歇性跛行与体位无关，多无神经受压症状，但有肢体缺血表现，如步行后动脉搏动消失，小腿青紫、苍白，下肢发凉、麻木、酸胀、疼痛。本病感觉异常多在下肢后部肌肉，与神经根分布无明显相关性，足背动脉和胫后动脉搏动减弱或消失，疾病后期肢体远端发生溃疡或坏死。

（2）腰椎间盘突出症：起病较急，有反复发作的病史，腰痛和下肢放射性痛，体征上多有脊柱侧弯、平腰畸形，腰部棘突旁压痛，并向一侧下肢放射，症状多持续，无间歇性跛行，无明显缓解体位，直腿抬高试验和加强试验阳性。CT、MRI 检查可以明确诊断。

（四）治疗

1. 理筋治疗

（1）掌按揉法

1）患者取俯卧位，医生立于患者一侧，在腰骶部采用掌根按、揉法，沿督脉、膀胱经向下，经臀部、大腿后部、腘窝部直至小腿后部上下往返 2 ～ 3 次；然后点按腰阳关、肾俞、大肠俞、次髎、环跳、承扶、殷门、委中、承山等穴。弹拨腰骶部两侧的竖脊肌，揉拿腰腿部。

2）患者取仰卧位，医生用掌揉法自大腿前、小腿外侧直至足背，上下往返 2～3 次，再点按髀关、伏兔、血海、风市、阳陵泉、足三里、绝骨、解溪等穴，拿委中、昆仑。

（2）腰部按抖法：一助手握住患者腋下，另一助手握住患者两跟部，两人对抗牵引。医生两手交叠在一起，置于 L_4 和 L_5 处行按压抖动。一般要求抖动 20～30 次。

（3）直腿屈腰法：患者仰卧，或两腿伸直端坐于床，两足朝向床头。医生面对患者站立于床头一端，尽量用两大腿前侧抵住患者两足底部，然后以两手握住患者的两手或前臂，用力将患者拉向自己，再放松回到原位。一拉一松，迅速操作，重复 8～12 次。最后屈伸和搓动下肢，手法结束。

2. 药物治疗

（1）内服中药

1）肝肾亏虚证：治宜滋补肝肾、疏通经脉。偏肾阳虚者，治宜温补肾阳，方用补肾活血汤、金匮肾气丸加减；偏肾阴虚者，治宜滋补肾阴，方用左归丸或大补阴丸加减。

2）风寒湿阻证：治宜祛风散寒，温经通络。风湿盛者，方用独活寄生汤加减；寒邪重者，方用麻桂温经汤加减；湿邪偏重者，方用加味术附汤加减。

3）气虚血瘀证：治宜补气活血，化瘀止痛。方用补阳还五汤加减。

4）痰湿阻滞证：治宜理气化痰，祛湿通络。方用二陈汤合加味二妙汤加减。

（2）外用中药：可外贴温肾活血通络、行气止痛类的膏药如腰肾膏、骨通贴膏、精制狗皮膏，或外搽相同油剂、酊剂如正红花油、黄道益活络油等，也可以加热外敷传统药膏如万灵膏等。

3. 针灸疗法　可选取肾俞、志室、气海俞、命门、腰阳关、环跳、承扶、委中、阳陵泉、承山、昆仑等穴进行针刺，留针 30 分钟，或用电针，或加艾灸。每日 1 次，10 次为 1 个疗程。

4. 固定疗法　急性发作时应卧床休息 2～3 周。症状严重者可佩戴腰围，以固定腰部，减少后伸活动。

5. 物理疗法　可选用红外线、超短波、中药离子透入、局部热敷等方法配合治疗。

6. 练功疗法　腰腿痛症状减轻后，应积极进行腰腿部的练功锻炼。可采用五点支撑法、三点支撑法、飞燕点水法进行腰部练功，以增强腰部肌力。采用坐位抬腿、凌空踢腿、侧卧外摆等方法进行腿部练功，以增强腿部肌力。

（五）预防

1. 重体力劳动者工作时应佩戴腰围，以维护和加强腰椎的稳定，亦有助于疼痛症状的缓解。
2. 肥胖患者应适当减轻体重，勿久行久立，勿穿高跟鞋。
3. 注意腰部保暖，避免风、寒、湿邪侵袭。
4. 经常进行腰腹部肌肉及下肢肌肉的锻炼，有助于腰椎的稳定和防止可能出现的肌肉萎缩。

六、腰椎滑脱症

（一）概述

腰椎滑脱症系指由于先天发育性或后天外伤、劳损等原因，导致上位椎体相对下位椎体向前或向后滑移而引起神经根或马尾神经受压而产生相应临床症状的疾病。属于中医学的"腰痛""腰腿痛""痹证"范畴。本病多发于 45 岁以上中老年女性，常发生于 L_4、L_5 椎体，是引起腰腿痛的常见病因之一。

临床上如果上位腰椎椎体相对下位椎体向前或向后滑移，滑移距离不超过下位椎体纵径的 4/5，且椎弓峡部连续者，称为腰椎假性滑脱，亦称为腰椎退行性滑脱。有椎弓峡部不连续的腰椎滑脱，称为腰椎真性滑脱。

（二）病因病机

腰椎退行性滑脱的病因尚不明确，但多与腰椎生理曲度改变、腰肌力量弱、肥胖、妊娠、骨质疏松、绝经或卵巢切除术后、糖尿病等有关。

腰椎真性滑脱的重要病理特征是腰椎弓峡部缺损或断裂，导致其发生的病因多认为是以下三种：一是认为腰椎弓峡部有先天性缺损或结构薄弱；二是认为急性外伤致峡部断裂；三是认为属于一种应力性疲劳骨折。目前多数学者认为本症是在先天性发育不良的基础上，受到慢性劳损而产生的一种应力性疲劳骨折。

腰椎的滑脱使椎管扭曲，管径变小，黄韧带增生肥厚，造成椎管狭窄。再加上关节周围组织增厚和腰椎退行性变骨赘形成，卡压神经根，造成腰部疼痛，并牵涉至臀腿部，有的引起感觉障碍或肌肉无力，亦可能出现椎管狭窄压迫马尾神经的症状。

临床上根据椎体移位的程度，将腰椎滑脱分为 4 度。把滑脱椎体的下一椎体上面分成 4 等份，根据滑脱椎体后下缘向前移位的位置分为 I～IV度滑脱。I 度滑脱椎体移位不超过其宽度的 1/4，II 度滑脱椎体移位为 1/4～1/2，III 度滑脱椎体移位为 1/2～3/4，IV 度滑脱椎体移位超过 3/4（图 2-15）。

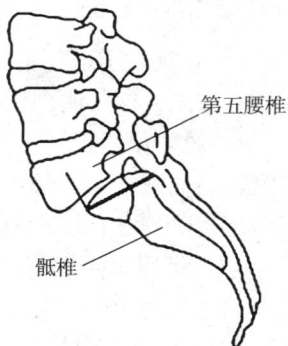
第五腰椎
骶椎

图 2-15 腰椎滑脱分度示意图

中医学认为，本病的病因有风、寒、湿、热、闪挫、瘀血、气滞、痰饮等，而其根本原因在于肝肾亏虚。肝主筋，肾主骨，如果先天不足，则肝失养，不能濡养筋脉则行走不利，肾亏虚，不能充骨填髓而致骨节疼痛；如果后天外感六淫，伤于劳役，则风、寒、湿邪乘虚而入，经络闭阻，气机不畅，血行瘀滞，不通则痛。本病具有本虚标实的特点。

链接

> 《素问·脉要精微论》曰："腰者，肾之府，转摇不能，肾将惫矣。"

（三）诊断与鉴别诊断

1.主要病史 多呈慢性发病，隐匿发展，可有长期弯腰劳累史，某些病例有外伤史。

2.临床表现

（1）腰椎滑脱症早期可能没有明显症状，病情发展后可能出现的表现有腰痛、间歇性跛行、下肢放射性疼痛等。

（2）腰椎滑脱症引起的腰痛特点为机械性腰痛，即腰痛与姿势和活动有关，站立或弯腰时加重，卧床时减轻。

（3）腰椎在相对滑脱时可导致腰椎管狭窄，神经源性间歇性跛行被认为是腰椎管狭窄的特有表现。

（4）腰椎滑脱后导致神经根通道狭窄，压迫神经根引起下肢放射性疼痛。个别合并椎管严重狭窄者可出现马尾神经压迫症状。

3.体格检查

（1）可见下腰段前凸增加或呈保护性强直，有滑脱或前凸重者，腰骶交界处出现凹陷，可触及阶梯感。

（2）局部有压痛，重压、叩击腰骶部可引起腰部及双下肢坐骨神经痛，腰部活动度多因疼痛而受限。

（3）坐骨神经受压者可出现受压侧直腿抬高试验阳性，相应神经根支配区域触觉、痛觉减退。

（4）部分患者可没有特殊阳性体征，本病的体征是非特异性的。

4. 辅助检查

（1）X线检查：腰骶段正侧位片可显示腰椎间隙变窄，关节突增生硬化等退行性变的表现，并可观察椎体向前或向后移位，判断腰椎滑脱的程度。对于正侧位片上显示有滑脱者，应常规加做左右45°斜位片，可显示椎弓峡部断裂，像猎犬颈断裂一般，即斜位片显示正常椎体附件图像如"犬颈"状（图2-16）。对于某些 L_5 滑脱的患者，往往因骨盆的阻挡致使峡部观察不清，需加做 CT 确诊。

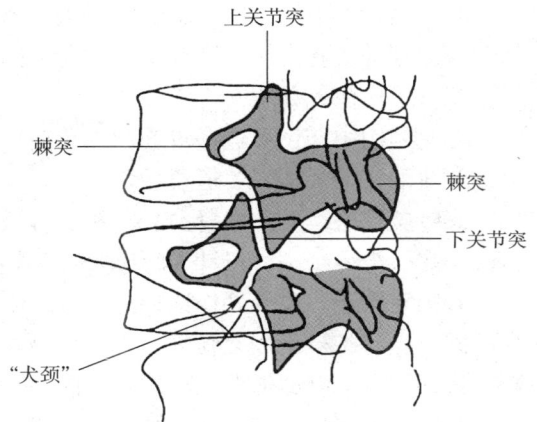

图 2-16　腰椎滑脱"犬颈征"

（2）CT、MRI 检查：CT 检查对椎弓根峡部不连的诊断率很高，在 CT 片相应层面上可见椎弓根峡部断裂，并可显示侧隐窝狭窄及神经根受压情况。连同上、下椎间隙一起检查，可显示脊柱滑脱处神经根受压情况，以及是否合并椎间盘突出。MRI 检查可观察椎管内外的解剖状态有无变异，但横断面显示不如 CT 清楚。

5. 鉴别诊断

（1）腰椎急慢性损伤：腰部酸胀性疼痛，休息后多有缓解，活动过久时症状可加重。疼痛多有明确的痛点。影像学检查无明显异常征象。

（2）脊柱肿瘤：腰部疼痛，卧床休息多不能缓解，并呈缓慢进行性加重，常合并有夜间痛，而腰椎滑脱症少有夜间痛，经过卧床休息可缓解。影像学检查及穿刺活检均可明确诊断。

（3）腰椎间盘突出症：腰痛，并出现一侧臀部或大腿后的放射痛，但体查时无阶梯感，通过影像学检查可明确鉴别。

（四）治疗

1. 理筋治疗

以理筋为主，促进局部气血流畅，缓解肌肉痉挛。但手法务必刚柔有度、轻快稳妥，切忌强力按压及转动腰部，以免造成更严重的损害。

（1）推理竖脊肌法：患者取俯卧位，两下肢伸直，术者立于其左侧，用两手掌或大鱼际，自上而下地反复推理腰部的竖脊肌，直至骶骨背面或臀部的股骨大转子附近，并以两手拇指分别点按两侧志室穴和腰眼穴。

（2）腰部拔伸牵引法：患者体位同上。在患者腹部垫一枕头，助手一拉住患者腋下，助手二握住患者两踝，沿纵轴方向进行对抗牵引 3～5 分钟。

（3）腰骶推按复位法：接上法，医生在助手维持牵引下将双手掌重叠按压骶部 3～5 次，可使滑脱的椎体归位。

2. 药物治疗

（1）内服中药

1）气滞血瘀证：多有明显的外伤史，腰骶痛骤作，疼痛剧烈，刺痛或胀痛，痛有定处，日轻夜重，俯仰受限，转侧步履困难，舌红或紫暗，脉弦细。治宜活血化瘀，行气止痛。方用身痛逐瘀汤，可酌加杜仲、续断、细辛等药。若腿部冷痛重着麻木者，可加地龙、蜈蚣等。

2）风寒湿阻证：腰骶部酸胀疼痛，时轻时重，拘急不舒。偏寒者得寒痛增，得热痛缓，舌淡苔白滑，脉沉紧；偏湿者腰痛重着，肢体麻木，舌质红，苔黄腻，脉濡数。治宜祛风、散寒、除湿、通络，方用独活寄生汤。腰部冷痛者，加制川乌、制草乌、细辛、桂枝。麻木者，加制乳香、没药、伸筋草。风盛者，加防风、荆芥、羌活。寒盛者，加附子、桂枝。湿盛者，加萆薢、汉防己、五加皮。

3）肝肾亏虚证：腰骶部酸痛，腿膝乏力，遇劳更甚，卧则减轻，喜按喜揉。治宜补益肝肾，强壮筋骨。方用补肾壮筋汤加减。偏阳虚者加巴戟天、肉苁蓉、补骨脂、骨碎补；偏阴虚者加鹿角胶、枸杞子、菟丝子、何首乌。

（2）外用中药：可选择舒筋活络止痛、温肾祛风除湿类药膏、油剂、酊剂，如骨通贴膏、消肿止痛酊、红花油、腰肾膏、黄道益活络油等。

3. 针灸疗法　可选取肾俞、志室、气海俞、命门、腰阳关、环跳、承扶、委中、阳陵泉、承山、阿是穴等穴行毫针刺法，留针 30 分钟，或用电针，或加艾灸。每日 1 次，10 次为 1 个疗程。

4. 固定疗法　急性外伤性腰椎滑脱，或年幼的腰椎弓崩裂患者，经手法复位满意后，可施行双侧石膏裤固定。有腰椎滑脱复位者，两髋应保持屈曲 90°，以维持腰椎屈曲位。轻度症状的患者，可用宽腰带或腰围固定，以加强下腰段的稳定性。

5. 物理疗法　可选用红外线、超短波、中药离子透入、局部热敷等方法配合治疗。

6. 练功疗法　腰痛症状减轻后，应积极进行腰背肌的练功锻炼。可采用五点支撑法、三点支撑法进行腰部练功，以增强腰部肌力。练功活动具有治疗和预防腰椎滑脱的双重作用。其作用机制为通过自身体重及生物力学的作用原理，增加腰椎后凸的力量，减少骨盆前倾，促进滑脱椎体复位，使腰角度变小，从而减轻腰椎滑脱的剪力，缓解竖脊肌反射性痉挛和增大腰椎椎管的矢状径。练功要循序渐进，以不加重局部疼痛为度。注意加强腹肌肌力的锻炼，同时防止腰过伸。

7. 牵引疗法　采用骨盆牵引法。患者仰卧于床，在腰胯部缚好骨盆牵引带后，每侧各用 10 ～ 15kg 重量牵引，并抬高床尾增加对抗牵引的力量。每日牵引 1 次，每次 30 分钟，10 次为 1 个疗程。亦可采用机械牵引床、计算机控制牵引床牵引。

（五）预防

1. 积极进行腰背肌功能锻炼。
2. 减少不必要的腰部过伸活动，经常佩戴腰围以控制腰椎滑脱程度加重。
3. 注意腰部保暖，避免风、寒、湿邪侵袭。

七、骶髂关节错缝

（一）概述

骶髂关节错缝也称骶髂关节错位或紊乱，指骶骨与髂骨的耳状关节在外力的作用下，导致其周围韧带、肌肉损伤或超出生理活动范围，使关节面产生轻微位移而不能自行复位，是腰腿痛的常见病因之一。好发于经产女，若失治误治，可致"长短腿"，进而引起持续性的下腰痛。

骶髂关节结构稳定，活动范围微小，有强大的外力作用才产生错缝，但妊娠、产后妇女或其他韧带松弛的患者则易产生错缝。

（二）病因病机

骶髂关节为一滑膜关节，周边附着的肌肉韧带不够强大，日久容易出现疲劳受累，或妇女在妊娠期和产后因内分泌的作用，关节韧带松弛，稳定性下降。

或暴力损伤，如突然跌倒，单侧臀部着地，地面的作用力通过坐骨结节向上传导，而躯体向下的冲击作用力通过骶髂关节向下，作用力在骶髂关节处汇合，将髂骨向上向内错移，而产生骶髂关节错缝。

单侧下肢的突然负重，如跳跃、坠跌等；下蹲位持重起立，或持重位站立不稳致骨盆扭转，也可引起骶髂关节错缝。

运动中腹直肌、髂腰肌、臀大肌、股二头肌同时收缩，肌肉的复合牵拉力可使骶髂关节交锁在一不正常的位置，也可产生错缝，引发疼痛。

轻微的骶髂关节错缝，有自行恢复的可能。严重的关节紊乱，可使关节周围的肌腱、筋膜、韧带产生撕裂，降低关节的稳定性，负重或活动时有加重错缝的可能。骶髂关节反复的错缝损伤或关节错缝未得到及时正确的治疗，局部出血、机化、瘢痕形成，充填关节的空隙，可造成复位困难和关节不稳，久之引起顽固性的持续下腰部疼痛。

中医学认为，肝肾不足、寒邪入侵、跌仆后气滞血瘀为本病的病因病机。

（三）诊断与鉴别诊断

1. 主要病史　患者大多有外伤史或慢性劳损史。

2. 临床表现

（1）下腰部疼痛，并有单侧或双侧骶髂关节处臀外上方疼痛。有的单侧或双侧下肢交替发生类似坐骨神经样疼痛。

（2）患侧骶髂关节周围有肌肉痉挛，下肢活动受限，跛行，须扶拐才能负重行走。

（3）弯腰、翻身、仰卧等均可加剧疼痛。患者往往不敢坐低凳穿鞋袜。

（4）因腹压的增加可引起患侧骶髂关节疼痛加剧，患者不敢大声咳嗽、谈笑。

（5）患侧下肢酸痛无力，可有下肢放射性疼痛，偶有麻木感，自觉下肢有延长或缩短。

（6）行走时往往需用手掌保护患肢少受振动，上下楼梯需患肢先行，上下床铺需人牵引扶持，否则疼痛难忍。

3. 体格检查

（1）可见患侧骶髂关节肿胀，较健侧突起。

（2）患侧髂后下棘的内下角有压痛、叩击痛，有时可触及痛性筋结。

（3）双侧对比触摸髂后上棘时，可感觉患侧髂后上棘有凸起或凹陷。

（4）观察双下肢足跟量比差，量比差 1cm 以上有意义。患侧下肢缩短，髂后上棘凸起，为向后错缝移位。反之，患侧下肢变长，髂后上棘凹陷，为向前错缝移位。

（5）单髋后伸试验、单腿跳跃试验、床边试验、骨盆挤压及分离试验、屈髋屈膝试验，可见患侧骶髂关节疼痛加剧。

4. 辅助检查

（1）X 线检查：骨盆平片一般无明显变化，或患侧骶髂关节间隙略有增宽或变窄。陈旧性者可见骶髂关节上下边缘出现增生现象或炎症反应。

（2）CT 检查：患侧关节间隙可有增宽或变窄。

5. 鉴别诊断

（1）腰椎间盘突出症：腰痛，伴有一侧下肢麻木胀痛，脊柱两侧肌肉紧张，椎旁有明显压痛及向患肢的放射性窜痛。CT、MRI 检查可协助明确诊断。

（2）骶髂关节结核：无外伤史或仅有轻微外伤史，有全身症状，如低热、盗汗、消瘦等，X 线检查有骨质破坏。

（四）治疗

1. 理筋治疗　本病的治疗以手法复位为主。先在局部进行按摩，以疏通经络，缓解痉挛，然后施以复位手法。常用的复位方法有以下几种。

（1）脚蹬手拉复位法：患者俯卧于床上，术者立于患侧（右侧骶髂关节错缝），术者用左足跟蹬在患侧坐骨结节上，双手握住患足踝部，然后用力向上蹬坐骨结节，同时用力牵拉下肢，使其复位。

（2）推送复位法：患者俯卧位，一助手双手重叠压住患侧坐骨结节，准备向上顶推。术者立于助手对面，双手重叠压住患侧髂后上棘，准备向下推送。二人同时用力相对推送，使其复位。亦可在推送的同时，让一助手握住患侧下肢踝部向下牵引。

（3）过伸压推复位法：患者取侧卧位，患侧向上。术者站于患者背侧，一手压住骶骨，另一手握住患肢踝部，先使其膝关节屈曲90°，然后一手向前推骶骨，另一手向后拉患肢，使之呈过伸位，先轻轻推拉数下，再重力向后一拉，使髂骨向后旋转而复位。

（4）牵抖法：患者俯卧位，双手抓住床头。术者站于床尾，两手分别握住患者两踝，逐渐向下牵引患者身体。在牵引的同时，抬高下肢，使小腹部略离床面，然后左右摆动下肢数次，在摆动下肢的过程中上下抖动数次，使其复位。

2. 药物治疗

（1）内服中药

1）气滞血瘀证：早期属肿胀疼痛并见之气滞血瘀，治宜行气止痛、活血化瘀，方用活血止痛汤加减。

2）风寒入络证：可见腰痛，遇寒痛甚，舌淡苔白，脉浮紧。可用桂枝汤加减。

3）肝肾不足证：后期肿痛消减，但久病耗伤，肝肾不足，以补益肝肾、强壮筋骨为主，可选用补肾活血汤、补肾壮筋汤、壮筋养血汤等。

（2）外用中药：如局部有肿胀疼痛者，可外敷抗炎祛瘀消肿的膏药。肿胀不明显者，可外贴跌打膏、伤科膏药等。亦可外搽正红花油等温经散寒油剂。

3. 固定疗法　复位后可佩戴骨盆束缚带固定，仰卧硬板床休息1～2周，然后可逐渐进行活动。

4. 物理疗法　局部可用坎离砂等热敷，或用中药离子导入等治疗。

5. 练功疗法　病情缓解后，进行五禽戏训练，加强腰、骶髂部的功能，以缓解肌肉紧张，增强腰骶部肌肉的力量。可进行腰部前屈后伸、左右侧弯、直腿屈腰锻炼。

（五）预防

1. 复位后须卧床休息，及时调整骨盆束缚带的松紧舒适度；平时要加强腰骶、骶髂部软组织运动耐力的训练。

2. 注意纠正生活中的不良姿势，避免外展、外旋等动作。

3. 产妇特别要注意防止风寒的侵袭，并保持正确的坐姿。

八、尾 骨 痛

（一）概述

尾骨痛是指尾骨部、骶骨下部及其相邻肌肉或其他软组织的疼痛，可由多种疾病引起。尾骨痛的特点是长时间坐位，或从坐位起立时，或挤压尾骨尖端时疼痛加重。

本病临床较为常见，女性发病比男性高，男女之比约为1：5.3。

链接

> 《医宗金鉴·正骨心法要旨》："尾骶骨，即尻骨也。……若蹲垫臃肿，必连腰胯。"

（二）病因病机

常见于外伤，尾骨骨折、脱位或挫伤痊愈后的遗留症状。因为尾骨损伤后组织出血、水肿，形成纤维组织和瘢痕，压迫激惹尾骨周围神经末梢，导致局部循环障碍，影响组织代谢，使局部组织痉挛，牵拉尾骨，使疼痛加剧。

长期端坐，压迫尾骨周围组织，或慢性尾骨部劳损，使尾骨周围组织发生粘连或纤维化，压迫尾骨附近的神经丛，导致疼痛产生。当活动时，尾骨周围的肌纤维收缩，可增加对尾骨的牵拉，产生尾骶关节的紧张及劳损，导致尾骨疼痛。疼痛在患者站立及卧位时可消失。

尾骨解剖生理的改变，如尾骨呈锐角向前弯曲，被干硬粪块冲撞而发生疼痛。

尾骨痛发生疼痛的机制主要是以上各种原因导致尾骨附件的炎症、出血、水肿，周围神经末梢压迫而产生疼痛。骨盆内肌肉，如肛提肌、尾骨肌、肛门括约肌等，因肌肉持续收缩造成局部缺氧、痉挛、乳酸堆积，使疼痛加重，形成恶性循环。

（三）诊断与鉴别诊断

1. 主要病史　部分患者有明显尾骶局部外伤史。

2. 临床表现

（1）尾部疼痛多为局限性。

（2）有时可有骶下部、臀上部、腰下部及沿坐骨神经分布区疼痛，尤以坐硬板凳、咳嗽、排便时疼痛更为显著。

（3）患者喜欢用枕头或海绵当作坐垫，以防止局部受压，减轻疼痛。

（4）卧床休息时疼痛减轻或消失。大便时尾骨痛，尤以大便秘结时更甚，患者对排便会产生恐惧感。

3. 体格检查

（1）检查外观多无异常，约85%的患者骶尾关节部、尾尖部或附着于尾骨两侧边缘的肌肉（肛提肌、尾骨肌及臀大肌的内侧肌束）有压痛，局部肌肉痉挛。

（2）肛门直肠检查，骶尾关节处有不正常活动，伴有敏感及压痛。

4. 辅助检查　X线检查一般无异常，但可帮助排除尾骶部的其他骨性病变。

5. 鉴别诊断

（1）尾骨感染性疾病：局部红肿疼痛，甚至有脓液波动感，血常规检查白细胞增高。

（2）尾骨结核：抗结核抗体阳性，局部MRI检查有助于鉴别。

（四）治疗

1. 理筋治疗　本病的治疗以手法复位为主。先在局部进行按摩，以疏通经络、缓解痉挛，然后施以复位手法。常用的复位方法有以下几种。

（1）患者取左侧卧位，髋、膝关节尽量屈曲。

（2）医生右手戴手套，以食指缓慢插入肛门内，直接放至尾骶骨下部，以食指于尾骶骨的两侧，最好横跨肛提肌及尾骨肌，指尖部可达梨状肌，沿肌肉纤维方向进行按摩。手法由轻逐步加重施力。

（3）待肌肉痉挛缓解后，用拇指及食指提住尾骨端，向下施加牵引，轻轻摇动。

（4）初期每日可施手法1次，后期如症状好转，次数可逐渐减少。

2. 药物治疗

（1）内服中药：治疗宜舒筋活血，缓痉止痛，可用舒筋活血汤加减内服。

（2）外用中药：可用海桐皮汤煎水熏洗，或坐浴，每天1～2次，每次30分钟左右。外用麝香追风膏等舒筋活络、缓痉止痛膏药在附近贴敷。

链接

海桐皮汤出自清代吴谦《医宗金鉴》。"专洗一切跌打损伤，筋翻骨错，疼痛不止。"

组成：海桐皮、透骨草、乳香、没药、当归、川椒、川芎、红花、威灵仙、甘草、防风、白芷。

用法："共为粗末，装白布袋内，扎口煎汤，熏洗患处。"

3. 固定疗法　一般无须固定，疼痛严重者应适当休息，尾骨坐垫圈垫于臀部，避免压迫，促进恢复。

4. 物理疗法　可选用超短波、红外线、中药离子导入等方法治疗。可缓解肌肉痉挛，改善局部血液循环。

5. 练功疗法　疼痛减轻后，可进行提肛活动和臀部肌肉活动锻炼，有利于改善局部血液循环和增加尾部的稳定性。

6. 其他疗法

（1）封闭疗法：可用曲安奈德注射液 20～40mg 加 1% 利多卡因 2～5mL 局部痛点封闭注射。每周 1 次，2～3 次为 1 个疗程。封闭时应注意掌握注射深度，避免刺入直肠。

（2）手术疗法：经长期非手术疗法无效，疼痛严重影响生活及工作者，可以做尾骨切除术。

（五）预防

1. 积极进行盆底及臀部肌肉锻炼，增强其力量和骶尾部的稳定性。
2. 用橡皮圈或海绵坐垫防护尾骨，避免尾部直接接触坐凳，或用大腿坐凳，减少对尾部的压迫。
3. 适当休息，防寒保暖。

九、耻骨联合错缝

（一）概述

耻骨联合错缝是指骨盆前方两侧耻骨纤维软骨联合处，因外力而发生微小的错移，表现为耻骨联合距离增宽或上下错动，出现局部疼痛和下肢抬举困难等功能障碍的软组织损伤性疾病，有人也称耻骨联合分离症。常见于孕产期，女性多于男性。

耻骨联合是微动关节，结构较坚固，一般情况下不易发生错位，在妊娠晚期和分娩时可出现耻骨联合分离现象。

（二）病因病机

耻骨联合错缝，多因外界暴力所致。当单腿站立负重突然滑跌，或跌倒时单侧臀部着地，在地面的反冲作用与身体的重力相互作用下，可发生耻骨联合错移；或外来暴力直接作用于耻骨联合部，不足以引起耻骨骨折和耻骨联合的显著分离，仅引起耻骨联合的错位。

妇女在孕期、经期、产期等因内分泌的作用，耻骨联合可产生微小的分离，分娩时用力过猛，胎儿过大，可造成耻骨联合处增宽，引起耻骨联合分离。

（三）诊断与鉴别诊断

1. 主要病史　多有明显的外伤史或为经产妇女。

2. 临床表现　耻骨联合部疼痛，活动受限，单腿站立、弯腰、翻身等可引起局部疼痛加剧。

3. 体格检查

（1）局部压痛与叩击痛明显，髋关节外展、外旋活动受限，耻骨联合加压及骨盆分离与挤压试验阳性。

（2）分离较严重者，可触摸到耻骨联合上下缘不齐或分离的间隙。

4. 辅助检查

X 线检查可见耻骨联合上下缘不整齐，或有分离，同时可鉴别是否有骨折、骨关节炎。慢性者可见耻骨联合关节面毛糙不平、增生等。

5. 鉴别诊断

（1）骨盆骨折：特别是骨盆骨折中的耻骨联合骨折。骨盆骨折多见于高能量损伤，骨盆挤压和分离试验阳性，X线、CT检查可明确诊断。

（2）股骨颈骨折：老年人有臀部着地的外伤史，髋关节活动障碍，患肢呈轻度屈髋、屈膝、短缩及外旋畸形。腹股沟韧带中点压痛。X线及CT检查可明确诊断。

（四）治疗

1. 理筋治疗 本病的治疗以手法复位为主。在点穴、分拨理顺等充分松解局部肌肉手法后，行手法复位术。常用的复位方法有以下几种。

（1）牵拉复位法：此法适用于耻骨联合向上错缝者。患者取半仰卧位，助手双手放在髂前上棘处，固定骨盆并做骨盆分离动作；术者用一足蹬住健侧的耻骨下肢部，双手握住患侧下肢踝部，做上蹬下牵动作，然后两人同时用力即可复位。

（2）按压复位法：此法适用于耻骨联合前后错缝者。患者取仰卧位，助手姿势同上法。术者双手重叠按压在耻骨联合部，做向下按压状，然后两人同时用力，即可复位。

（3）斜扳复位法：患者取侧卧位，患侧在上，做腰部斜扳法。或一手向下按压其骶髂关节处，另一手托起踝上部，双手向相反方向用力推扳使其复位。

2. 药物治疗

（1）内服中药：以活血通络为主，可用复元活血汤或桃红四物汤加减。

（2）外用中药：可用舒筋通络药物如伸筋草、透骨草、当归尾、川芎、千年健、鸡血藤、海风藤等研粉做好药包加热，局部熨烫治疗。

3. 固定疗法 损伤轻微者不需要固定。损伤较重或伴有错缝者经复位后，利用骨盆矫正带进行物理固定矫正1～2周，然后方可逐渐进行活动。

4. 物理疗法 局部可用坎离砂等热敷治疗。

5. 练功疗法 分娩后的耻骨联合错缝可以通过早期加强收缩直肠与阴道的方式锻炼耻骨尾骨肌，以等长收缩腹直肌的方式锻炼腹部肌肉进行练功。慢性、外伤性耻骨联合错缝复位后以静养为宜。

（五）预防

1. 本病可能出现反复疼痛，必要时需佩戴专业的骨盆矫正带以保护，治疗期间腰部及下肢不宜做大幅度活动，以利于耻骨联合恢复。

2. 注意纠正日常生活中的不良姿势，避免外伤。

3. 局部要保暖防寒，避免过劳及风寒侵袭。

4. 对于急性或初发性耻骨联合错缝时要及时治疗，防止其转变为慢性劳损。

医者仁心

在中国女排备战世界大赛期间，主力队员因长期高强度训练导致腰部软组织严重损伤，疼痛难忍，甚至影响正常训练。面对伤病，她与医疗团队共同制订科学康复计划。

最终，她以惊人毅力重返赛场，在决赛关键时刻凭借稳定发挥助力夺冠。领奖台上，手指腰间的肌效贴，向幕后医疗团队鞠躬致谢。

女排腰伤的故事，不仅是奖牌的胜利，更是人性的胜利。医学的本质，正是以专业之力，守护这份"不放弃"的光芒——无论患者还是医生，皆需在疼痛中坚持，在极限处突破。

❓ 思 考 题

1. 试述颈部扭挫伤、落枕的鉴别诊断。
2. 论述颈椎病的分类、诊断及理筋手法治疗。
3. 简述落枕的病因、临床表现及理筋手法治疗。
4. 简述先天性肌性斜颈的发病原因。
5. 试述胸廓出口综合征的 Adson 试验操作及临床意义。
6. 比较胸锁关节错缝与锁骨胸骨端骨折的鉴别诊断要点。
7. 简述肋软骨炎与冠心病的鉴别方法。
8. 简述腰椎椎管狭窄症的临床特点。
9. 试述腰椎间盘突出症腰腿痛的特点。
10. 腰部扭挫伤的临床特点有哪些?

第三章 上肢筋伤

第一节 肩与上臂部筋伤

📋 **案例导入**

张某，女，52岁，教师，因"左肩疼痛伴活动受限3个月"就诊。患者自述初期左肩阵发性钝痛，夜间加重，梳头、穿衣困难，近期疼痛加剧且肩部活动明显受限。查体：左肩关节周围广泛压痛（以肩前喙突、肩后冈下肌处为著），肩关节主动外展60°、外旋10°、后伸摸背至骶髂关节水平，被动活动亦受限并引发剧痛，肩部肌肉轻度萎缩。X线示：左肩关节骨质未见异常，关节间隙稍狭窄。

问题： 1. 该病应诊断为什么？
2. 针对患者的情况，如何治疗？

一、肩部扭挫伤

（一）概述

肩部扭挫伤是指因外力牵拉、碰撞或过度扭转导致肩部筋肉、韧带、关节囊等软组织的损伤。临床以肩部疼痛、肿胀、活动受限为主要表现，严重者可合并关节囊撕裂或肱骨大结节骨折。本病多发于青壮年及体力劳动者。

考点与重点 肩部扭挫伤的诊断要点及理筋手法治疗

（二）病因病机

多因投掷、提拉动作时肩部过度扭转致伤。也可因肩部遭受撞击、挤压等外力，导致局部筋肉挫伤。长期肩部超负荷活动，筋肉疲劳，复加轻微外力即可诱发损伤。致使络脉破损，血溢脉外，气血凝滞，疼痛瘀肿，功能障碍。

链接

《医宗金鉴·正骨心法要旨》云："跌打损伤，瘀血留滞，肿痛青紫，宜活血散瘀，舒筋通络。"

（三）诊断与鉴别诊断

1. 主要病史　有明显外伤史，如跌倒、撞击或过度活动。

2. 临床表现　伤后当时多不在意，休息之后开始出现症状，肩部钝性疼痛、肿胀逐渐加重，皮下常出现青紫瘀斑，肩关节活动受限。一周内瘀肿疼痛症状会有明显缓解；重者伴有软组织撕裂或并发撕脱性骨折，症状可迁延数周。

3. 体格检查　局部有钝性压痛，肩关节活动受限，患臂不能旋转及高举。

4. 辅助检查　X线检查可明确是否合并肱骨外科颈骨折、肩关节脱位及肩锁关节脱位等。

5. 鉴别诊断　本病需与肩部其他筋伤疾病如肱二头肌长头肌腱炎和腱鞘炎、肱二头肌腱断裂、肩袖断裂进行鉴别，特别要注意是否合并有肩关节的骨折及脱位。

> **链接**
>
> 　　如果冈上肌腱发生断裂，患者上臂外展的力量会显著减弱，甚至无法主动完成外展动作。然而，当他人帮助患者将患肢被动外展至60°以后，患者便能主动抬举上臂，这是因为三角肌等其他肌肉在一定程度上代偿了冈上肌的功能。

（四）治疗

本病采用保守治疗，早期以冷敷、轻手法、固定、药物、针灸等治疗为主，中后期可配合重手法、练功和理疗等治疗。

1. 理筋治疗　分四步。首先在患侧肩部周围寻找痛点轻柔按压，以缓急止痛。第二步医生一手握患腕，一手以虎口贴患肩，并自肩部向下推摩至肘部，然后再由肘部向上推摩至肩，重复数次，以行气活血、疏通筋络。第三步沿肩前、肩外侧、肩后及腋下，弹拨筋肉，以舒筋定痛。最后患者取坐位，医生立于患者身后，一手握患腕上部，徐徐用力让患者被动屈肘由胸前内下方上举，再外旋外展后伸放下，重复数次，幅度由小到大，循序渐进。

2. 药物治疗

（1）内服中药：损伤初期血瘀气滞，肿痛明显，治宜行气活血、消肿定痛，方用舒筋活血汤加减。后期风寒湿阻，肩部酸胀疼痛，治宜祛风散寒，除湿通络，方用三痹汤加减。

（2）外用中药：急性期后可外搽正骨水、红花油等，也可外贴伤湿止痛膏等。

（3）西药治疗：可酌情使用布洛芬、双氯芬酸钠、塞来昔布等解热镇痛药。

3. 针灸疗法　针刺肩髃、肩髎、肩贞、肩前、天宗、合谷、阿是穴等，用泻法，急性期后结合灸法效果更佳。

4. 固定疗法　可用三角巾将伤肢屈肘90°悬挂胸前，以限制患肩关节活动1周左右，在病情允许下应尽早练功以防软组织粘连。

5. 物理疗法　损伤早期可采用冰袋冷敷，中后期可酌情选用红外线灯、中频电疗等治疗。

6. 练功疗法　中后期进行肩关节外展、内收、前屈、后伸、旋外、旋内和环旋等，每次5～10分钟。

（五）预防

1. 运动前充分热身，避免突然发力。

2. 提拉重物时保持肩部稳定，避免过度扭转。

3. 加强肩部肌肉力量训练，如哑铃侧平举、弹力带抗阻练习。

医者仁心

中医"治未病"理念在肩部扭挫伤的预防与治疗中具有重要指导意义。未病先防，通过功能锻炼以及日常防护（如避免过度劳累和使用合适装备），可增强肩部肌肉力量和关节灵活性，预防损伤。既病防变，一旦损伤，应及时就医接受手法、固定、药物等科学治疗。瘥后防复，康复后普及正确运动方法和防护知识，避免再次受伤。

二、冈上肌腱炎

（一）概述

冈上肌腱炎是指冈上肌腱因慢性劳损或急性损伤引起的无菌性炎症，临床以肩部疼痛、活动受限为主要表现，尤以肩外展60°～120°时疼痛加剧为特征。本病多发于中老年人及长期从事肩部活动的人群，如运动员、教师、建筑工人等。

考点与重点 冈上肌腱炎的疼痛弧征及理筋手法治疗

（二）病因病机

冈上肌起于肩胛骨冈上窝，止于肱骨大结节，肌腱在喙肩韧带及肩峰下滑囊下面、肩关节囊上面的肩峰下间隙通过，其作用为固定肱骨于肩胛盂中，使盂肱关节保持稳定，并与三角肌协同动作使上肢外展（图3-1）。冈上肌腱位于肩袖的顶部，是肩部受力集中点，容易在肩外展活动中发生损伤。长期肩部外展、上举活动，冈上肌腱反复摩擦肩峰下间隙，导致肌腱退变、炎症。肩部突然过度外展或提拉重物，冈上肌腱受到牵拉或挤压，也会引发急性炎症。肩峰下间隙狭窄或肩峰形态异常，都会增加肌腱摩擦的风险。

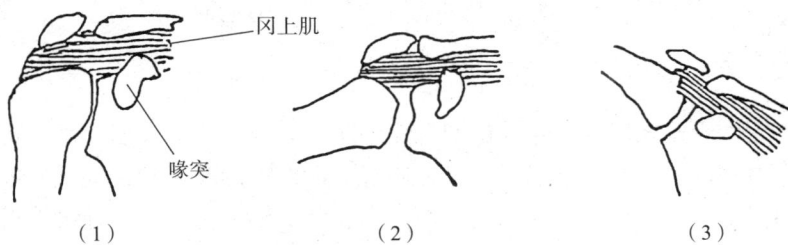

冈上肌

喙突

（1）　　　　　（2）　　　　　（3）

图3-1　冈上肌腱运动示意

中医认为肝肾亏虚、气血不足、血不荣筋是本病之本，外感风寒湿邪、筋脉瘀滞、气血痹阻为本病之标。

链接

《医宗金鉴·正骨心法要旨》云："肩痛者，多因劳损，气血瘀滞，筋脉失养，发为疼痛。"

（三）诊断与鉴别诊断

1. 主要病史　常有肩部劳损史或急性损伤史。

2. 临床表现　急性发作期，一般在肩外侧剧烈疼痛，活动用力、受寒时尤甚，疼痛可放射到三角肌止点。慢性期肩部疼痛、外展活动受限较轻。

3. 体格检查　肩外侧有明显压痛,肩关节疼痛弧试验阳性:当患者主动外展肩关节60°～120°时疼痛明显,不在此范围,疼痛减轻甚至无痛,此为冈上肌腱炎特有体征。病程长者可伴有肩外展肌肉萎缩。

4. 辅助检查　X线片排除肩峰骨质增生或钙化;MRI可显示冈上肌腱水肿、撕裂等病变。

5. 鉴别诊断

本病应与肩关节周围炎、肩峰下滑囊炎等相鉴别。

(1)肩关节周围炎:肩部压痛范围广泛,肩关节各个方向主动与被动活动均明显受限,以外展、外旋、后伸更为明显。

(2)肩峰下滑囊炎:肩外侧疼痛,外展、外旋加重,压痛点多位于肩峰下及肱骨大结节处。MRI可见肩峰下滑囊内高信号。

链接

肩部疼痛弧征的机制主要与冈上肌腱在肩外展过程中的受力和位置变化有关。冈上肌腱在肩外展的初期(0°～60°)位于肩峰下间隙的下方,随着肩关节的外展,冈上肌腱逐渐上升,在这个过程中,肌腱与肩峰下间隙的顶部和喙肩弓发生摩擦,导致疼痛。当肩关节外展超过120°后,冈上肌腱滑入肩峰下的更深处,摩擦减小,疼痛也随之缓解。

(四)治疗

治疗以手法为主,配合药物、针灸、封闭等。

1. 理筋治疗

(1)拿揉法:患者取坐位,医生拿揉患侧颈项部、肩部、上臂部,反复数遍,以舒筋活络。

(2)摇肩法:医生一手按肩部,一手托肘,相对用力拔伸肩关节,用托肘之手做肩关节由前向后及由后向前环转,幅度由小到大,以缓解粘连、疏通筋络。

(3)搓抖法:医生以两手环抱患侧肩部,在牵引的基础上由上而下搓动上肢,最后双手握患肢大小鱼际,做上肢的快速抖动,以滑利关节。

2. 药物治疗

(1)内服中药:急性发作期血瘀气滞,肩部疼痛肿胀,以夜间为甚,痛处固定拒按,舌质暗或有瘀斑,苔白,脉弦涩,治宜行气活血、通络止痛,方用舒筋活血汤加减。慢性期气血虚寒,肩部冷痛,劳累后疼痛加重,遇寒痛剧,得温痛缓,舌质淡,苔薄白,脉沉细无力,治宜补气养血,方用当归鸡血藤汤加减。

(2)外用中药:局部疼痛肿胀者,外敷消瘀止痛药膏;局部疼痛畏寒者,可用海桐皮汤做成腾药热熨患处。

(3)西药治疗:可口服非甾体抗炎药,外涂扶他林软膏等。

3. 针灸疗法　可取肩髎、天宗、臂臑等穴,平补平泻,也可辨证使用温针灸。

4. 固定疗法　急性期疼痛较重者,可用三角巾悬吊患肢于胸前,做短期制动。

5. 物理疗法　选用超声波、红外线或中药离子导入,促进局部血液循环。

6. 练功疗法　急性期宜避免做外展、外旋等用力动作。疼痛缓解后应进行功能锻炼,循序渐进地做肩关节各方向的活动,以舒筋活络,恢复肩部功能。

(五)预防

1. 避免肩部过度外展、上举活动,注意劳逸结合。

2. 加强肩部肌肉力量训练。

3.运动前充分热身，防止急性损伤。

三、肩袖损伤

（一）概述

肩袖损伤是指肩袖肌腱（包括冈上肌、冈下肌、小圆肌和肩胛下肌，图 3-2）的损伤或撕裂、断裂，通常由肩部过度使用、外伤或退行性变引起。肩袖损伤常见于中老年人，尤其是长期从事肩部重复性活动的人群，如运动员、体力劳动者等。主要症状包括肩部疼痛、活动受限、力量减弱等，严重者可能导致肩关节功能障碍。

考点与重点 肩袖损伤的诊断及治疗原则

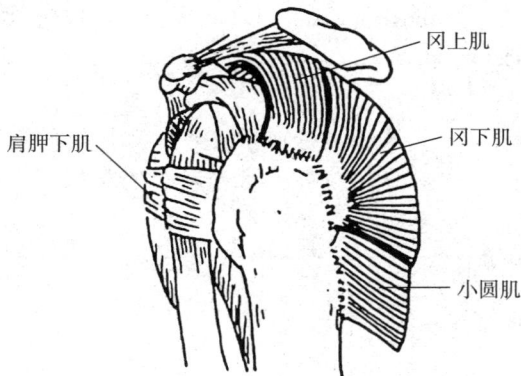

图 3-2 肩袖组成结构图

冈上肌
肩胛下肌
冈下肌
小圆肌

（二）病因病机

1.外伤性损伤 肩部直接受到外力撞击或跌倒时手臂外展着地，导致肩袖肌腱撕裂或断裂。

2.慢性劳损 长期从事肩部重复性活动，如投掷、举重等，导致肩袖肌腱慢性损伤。

3.退行性变 随着年龄增长，肩袖肌腱逐渐退化，弹性减弱，容易发生撕裂。

4.肩峰下撞击 肩峰下间隙狭窄，肩袖肌腱在肩关节活动时反复受到挤压，导致损伤。

链接

《诸病源候论》曰："邪客关机，则使筋挛，邪客足太阳之络，令人肩背拘急……"从中医角度解释肩袖损伤，认为是因外邪侵袭人体经络，导致筋脉拘挛，肩背部位出现疼痛、僵硬、活动受限等症状。

（三）诊断与鉴别诊断

1.主要病史 患者常有肩部外伤史或长期肩部劳损史。

2.临床表现 肩部疼痛，尤其在肩关节外展、上举时加重。肩关节活动受限，尤其是外展、外旋和内旋动作。肩部力量减弱，尤其是外展和旋转时。夜间疼痛明显，影响睡眠。

3.体格检查 根据损伤肌腱的不同在不同部位有压痛点：冈上肌损伤时，压痛点在肱骨大结节的顶部；冈下肌损伤时，压痛点在大结节中部；小圆肌损伤压痛点在大结节下部；肩胛下肌损伤时，压痛在肩前部的肱骨小结节。后期肩部肌肉萎缩或伴关节僵硬。肩关节外展或内、外旋活动障碍。肩关节主动活动受限大于被动活动受限。

（1）冈上肌损伤

1）空杯试验：肩关节外展 90°，水平面内收 30°（肩胛骨平面），内旋使大拇指向下，然后检查者在患者双侧手腕处施加垂直向下的力，并嘱患者抗阻力上举肩关节，与对侧相比力量减弱或疼痛者为阳性。

2）肩坠落试验：被动抬高患臂至上举 90°～120° 范围，撤去支持，患臂不能自主支撑而发生臂坠落和疼痛则为阳性，提示冈上肌完全断裂。

（2）冈下肌、小圆肌损伤：抗阻外旋试验阳性。患肩处于中立位，屈肘 90°，肘部夹紧身体，医生在前臂外侧给予适当阻力，嘱患者抗阻力将患肩外旋，出现疼痛或不能完成动作则为阳性。

（3）肩胛下肌损伤：抬离试验阳性：患者将手背置于下背部，然后嘱患者将手向后上抬离背部使肩关节内旋，必要时可以适当给予阻力，出现疼痛或不能完成者为阳性。

4. 辅助检查　X线检查可排除肩关节骨折、脱位等。MRI可明确肩袖肌腱损伤的程度和范围。必要时可行关节镜检查。

5. 鉴别诊断　本病应与肱二头肌长头肌腱断裂相鉴别，后者断裂部多位于肱骨结节间沟处，屈肘无力，局部出现凹陷畸形，抗阻力屈肘试验阳性。

链接

> 肩袖损伤可分为部分撕裂和完全断裂两类。部分撕裂仅发生在肩袖某一部分，又分为肩袖内肌纤维断裂、肩袖滑囊侧断裂、肩袖骨膜侧断裂三种病理类型。完全断裂是整层肩袖破裂，关节腔与肩峰下滑囊直接相通。

（四）治疗

对于早期肩袖损伤多采用保守治疗，若保守治疗效果不佳或肩袖完全断裂者应考虑手术治疗。

1. 理筋治疗　对早期患者应慎用理筋手法。在功能恢复期可酌情在肩关节周围使用擦揉、拿捏、点穴、弹拨、适度摇肩、搓抖等手法，但切忌进行过度运动，以患者能忍受为度，以争取早日恢复肩关节正常活动功能。

2. 药物治疗

（1）内服中药：血瘀气滞型治宜活血祛瘀，行气止痛，方用血府逐瘀汤加减。血不濡筋型治宜补血荣筋，方用当归鸡血藤汤加减。肝肾亏损型治宜补肝肾、强筋骨，方用补肾壮筋汤加减。

（2）外用中药：早期可外敷消瘀止痛药膏等，中后期可外搽正红花油、正骨水等，或用上肢损伤洗方、海桐皮汤熏洗。

（3）西药治疗：可使用非甾体抗炎药内服等。

3. 针灸疗法　取肩前、肩髎、肩髃、肩贞、臂臑、合谷、条口、阿是穴针刺。也可使用热敏灸。

4. 固定疗法　肩袖不完全断裂者，将肩关节置于外展、外旋、前屈位，用外展支架固定1个月左右。

5. 物理疗法　可采用冲击波、红外线照射、中药离子导入等，减轻炎症，加速修复。

6. 练功疗法　解除外固定后，应积极进行肩部练功活动。开始时可做被动上举，循序渐进，逐渐练习侧方外展、上举至无痛最大范围，应避免提举重物等活动。

（五）预防

1. 避免过度使用肩关节　尤其是从事肩部重复性活动的人群，应注意劳逸结合，避免肩部过度负荷。

2. 加强肩部肌肉锻炼　通过肩部肌力训练，增强肩袖肌腱的耐受力，预防损伤。

3. 注意肩部保暖　避免肩部受凉，尤其是在寒冷季节或空调环境里。

4. 保持正确姿势　保持正确的肩部姿势，避免长时间保持不良姿势，如耸肩、驼背等。

医者仁心

> 在肩袖损伤的治疗和康复过程中，医生应注重患者的心理疏导，帮助患者树立战胜疾病的信心，鼓励患者积极配合治疗和功能锻炼，体现医者仁心的职业精神。

四、肩关节周围炎

（一）概述

肩关节周围炎是以肩关节周围软组织广泛性粘连、疼痛及活动受限为主要特征的慢性无菌性炎症疾病。好发于 50 岁左右人群，女性多于男性。病程分为急性期、粘连期和恢复期，以肩部疼痛、夜间加重、主动与被动活动受限为特点。

考点与重点 肩关节周围炎的分期及理筋手法治疗

（二）病因病机

肩周炎是在神经、内分泌及免疫功能失调、肩关节周围软组织发生退变的基础上，肩部遭受外伤、劳损、风寒湿等因素，以致肩关节周围组织的慢性炎症，肩部软组织充血水肿，组织液渗出，久之肩关节周围软组织广泛粘连，造成关节活动严重受限。肩周炎属自限性疾病，但自愈时间较长，一般 1 年左右。

中医学认为，年老体衰、肝肾亏虚、气血不足、血不荣筋为该病内因，损伤、风寒湿邪侵袭为外因，内、外因相互作用，导致肩部经脉不通，引起肩痹。

> **链接**
>
> 　　肩周炎别名：本病好发于 50 岁左右患者，又称"五十肩"；因肩部受凉引起的称"漏肩风"或"露肩风"，漏肩风之名见于《绛囊撮要》，漏即暴露的意思，大凡因感受到风寒湿邪，引起肩部疼痛、无能无力、运动功能障碍等；中后期肩部活动明显受限，形如冻结而称"冻结肩"。

（三）诊断与鉴别诊断

1. 主要病史 多有肩部受风寒史，某些病例有外伤史。多呈慢性发病，隐匿进行，亦有疼痛较重及进展较快者。

2. 临床表现 主要症状为肩周疼痛，以肩关节的前、外侧部为重，肩关节活动受限，影响梳头、穿衣、背手。发病初期表现为轻微酸痛或钝痛，以后逐渐加重，疼痛呈刀割样，甚至夜间痛醒，不能向患侧侧卧。

3. 体格检查 检查肩部多无明显肿胀，压痛部位多在肩峰下、喙突、大结节、结节间沟等处，亦常见广泛性压痛而无局限性压痛点。病程长者可见肩臂肌肉萎缩，尤以三角肌为甚。肩外展试验阳性，即用一手触摸患侧肩胛下角，另一手将患肩外展，感到肩胛骨随之向外上方转动（肩胛联动现象），说明肩关节已粘连。

4. 辅助检查 X 线检查多为阴性，但可排除肩部骨性病变。MRI 检查能明确诊断是否有肩袖损伤等。

5. 鉴别诊断 本病要注意与神经根型颈椎病相鉴别，颈椎病有肩臂放射痛，但肩部往往无明显压痛点，仅有颈部疼痛和活动障碍，肩部活动尚好。还需与肩部骨关节、软组织损伤及由此而引起的肩关节活动受限的疾患相鉴别，此类患者都有明显外伤史，且可查到原发损伤。影像学检查可明确诊断。

> **链接**
>
> 　　肩关节周围炎分为原发性和继发性两类。继发性肩周炎继发于其他肩部损伤性疾病甚或神经根型颈椎病等。继发性肩周炎则较难自愈，治疗需针对原发病进行，同时结合肩周炎的保守治疗方法，如理疗、药物治疗、功能锻炼等。

（四）治疗

本病主要采用积极的保守治疗，可以缩短病程，加速痊愈。中期应进行积极的功能锻炼，加速肩关节功能恢复。

1. 理筋治疗　急性期疼痛严重者不宜用重手法治疗，以免加剧炎症反应。慢性期可采用理筋手法来舒筋活络、松解粘连。

（1）放松手法：医生用轻柔手法点按肩井、天宗、肩髃、曲池等穴，配合局部擦法、揉法。然后用一手的拇、食、中三指对握三角肌束，做垂直于肌纤维走行方向的拨法，再拨动痛点附近的肌肉以充分放松。

（2）关节松动术：医生一手扶住患侧肩部，另一手握住患手，做牵拉、抖动和旋转活动。最后帮助患肢做肩关节外展、内收、前屈、后伸等动作，解除肌腱粘连，帮助功能活动恢复。手法治疗时，会引起不同程度的疼痛，要注意用力适度，切忌简单粗暴，以患者能忍受为度。隔日1次，7次为1个疗程。

2. 药物治疗

（1）内服中药：瘀滞型治宜活血化瘀，行气止痛，可用血府逐瘀汤加减。风寒型治宜祛风散寒，通络宣痹，方用三痹汤或桂枝附子汤加减。亏虚型治宜补气养血，舒筋通络，方用当归鸡血藤汤或黄芪桂枝五物汤加减。

（2）外用中药：海桐皮汤熏洗，外贴伤湿止痛膏等。

（3）西药治疗：可内服、外用非甾体抗炎药。

3. 针灸疗法　选阿是穴结合肩前、肩髃、肩髎、肩贞、臂臑、天宗、巨骨、曲池、手三里、合谷等穴位，配合温针灸。

4. 固定疗法　肩周炎患者一般不需要固定，若疼痛严重，可暂时用三角巾悬吊1周。急性期过后应尽早进行功能锻炼。

5. 物理疗法　可选用超短波、磁疗、蜡疗、光疗等方法治疗，以减轻疼痛、促进恢复。对老年患者，不宜长期电疗，以防软组织弹性降低，反而有碍恢复。

6. 练功疗法　应鼓励患者早期做肩关节内收、外展、上举、内旋、外旋、前屈、后伸、环转等各方向活动。还可做手指爬墙、滑车牵拉、环转上臂、提肩夹臂、双手翻转乾坤等锻炼（图3-3）。

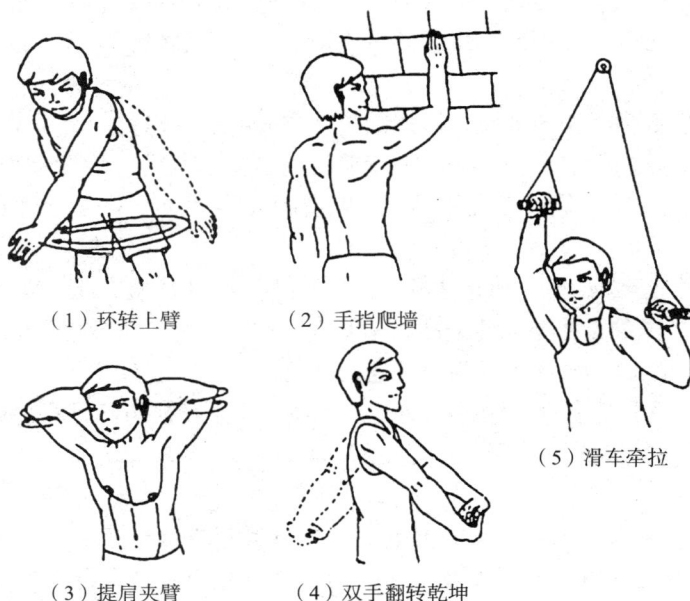

（1）环转上臂　　（2）手指爬墙　　（5）滑车牵拉

（3）提肩夹臂　　（4）双手翻转乾坤

图3-3　肩周炎练功活动

（五）预防

1. 避免肩部过度劳损及长期固定。
2. 注意肩部保暖，防止风寒湿邪侵袭。
3. 坚持肩关节功能锻炼，维持关节灵活性。

五、肩峰下滑囊炎

（一）概述

肩峰下滑囊炎是指由于各种致病因素刺激而致的肩峰下滑囊无菌性炎症反应的病症。临床以肩部疼痛及外展活动受限为主要特征，多继发于邻近组织病变。

肩峰下滑囊又称三角肌下滑液囊，分为肩峰下和三角肌下两部分。肩峰下部位于肩峰、喙肩韧带与冈上肌之间。三角肌下部位于三角肌上部与冈上肌腱止点之间，两囊儿童时期分开，成年人一般互通为一体。肩峰下滑液囊顶部与肩峰以及喙突肩峰弧紧密连接，而底部与肩袖和肱骨大结节相连，会在肩关节运动中受压（图3-4），具有滑利肩关节、减少磨损的作用。

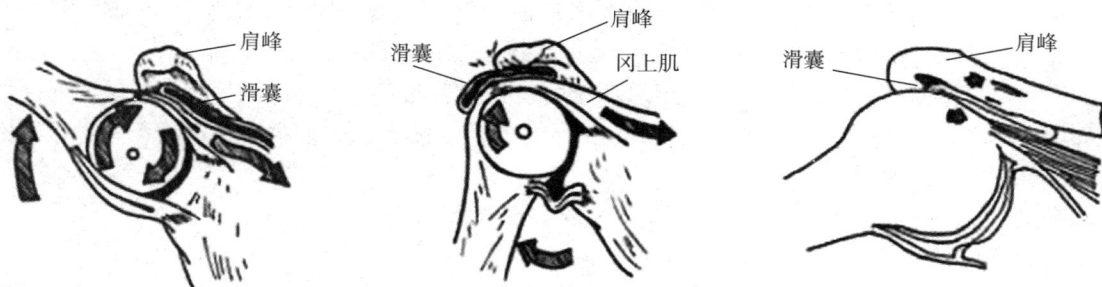

图 3-4　肩峰下滑囊在运动中受压

考点与重点　肩峰下滑囊炎的诊断及鉴别

（二）病因病机

本病多因肩关节频繁活动，长期反复摩擦致损，并常与邻近组织慢性炎症并存，且互为因果，肩部外伤和风、寒、湿邪侵袭等可加重局部炎症反应，诱发本病发作。滑囊发生充血、水肿和滑液分泌增多，形成滑囊积液，日久形成慢性炎症，不断刺激组织增生肥厚，组织粘连，以滑囊内更为显著，失去正常的缓冲功能，降低了肱骨大结节与肩峰之间软组织的滑动性，从而影响肩关节外展、上举和旋转等活动，出现活动痛及压痛。

> **链接**
>
> 《内经》提到"筋主束骨而利机关"，滑囊的功能类似于"筋"的辅助结构，帮助关节活动顺畅。

（三）诊断与鉴别诊断

1. 主要病史　患者多有肩部外伤或劳损病史，常继发于肩关节邻近组织退化和慢性炎症。

2. 临床表现　急性期肩部广泛疼痛，一般位于肩的深处并涉及三角肌的止点，亦可肌腱、手等处放射痛，且逐渐加剧，夜间痛甚，影响睡眠。外展和外旋时疼痛加重明显，为减轻疼痛，患者常使肩处于内收、内旋位。

3. 体格检查   在肩外侧可触及肿胀滑囊。多在肩峰下、大结节等处有局限性压痛。压痛可随肱骨的旋转而移位，肩关节完全外展后，因滑囊滑入肩峰，压痛点难以触及。

4. 辅助检查   X 线检查一般无异常。MRI 检查可见肩峰下滑囊积液明显，后期可见冈上肌腱增生、钙化等。

5. 鉴别诊断   本病应与肩关节周围炎、冈上肌腱炎等疾病相鉴别。

（1）肩关节周围炎：肩部疼痛范围广泛，夜间痛甚，肩关节主动与被动活动均明显受限，尤以外展、外旋、后伸受限明显，病程较长，有自愈倾向。

（2）冈上肌腱炎：肩外展 60° ～ 120° 的"疼痛弧"试验阳性。被动外展肩关节不受限制。

（四）治疗

本病的治疗以手法为主，配合药物、针灸、练功等疗法，以松解粘连、舒筋通络，恢复肩关节外展、上举和旋转等功能。

1. 理筋治疗   急性期不宜采用重手法，亚急性期或慢性期可使用如下手法。

（1）局部舒筋：患者取端坐位，医生站在患者患肢前外方，由轻而重、由表及里按揉患侧肩峰下、三角肌与肱骨头之间 5 ～ 10 分钟。最后在肩部施以弹拨手法，以理顺筋络，活络止痛。

（2）旋肩疗法：患者取坐位，医生立于患者身后，同侧手虎口托于其患侧手腕上，医生屈肘内收带动患者屈肘，由下向肩前上举，再外旋、外展、后伸放下，反复数次，使滑囊在肩峰下间隙得到间接按摩，促进炎症吸收、松解粘连。

2. 药物治疗

（1）内服中药

1）瘀滞证：多见于急性发作期。局部肿胀疼痛、压痛，夜间痛甚，局部触及有波动感，舌红，苔黄，脉弦数。治宜活血通络止痛。方用身痛逐瘀汤加减。

2）虚寒证：多见于慢性期。局部酸胀、喜温喜按，神疲体倦，舌淡，苔白，脉细。治宜补气养血，温经通络。方用当归四逆汤加减。

（2）外用中药：可适当选用海桐皮汤熏洗或中药热敷等方法。

（3）西药治疗：可内服布洛芬、塞来昔布等非甾体抗炎药，外用扶他林等抗炎镇痛类软膏。

3. 针灸疗法   取阿是穴、肩髃、肩髎、曲池、合谷等穴，可使用温针灸，也可采用热敏灸；陈伤亦可用拔罐治疗，或加刺血，以祛风散寒、活血化瘀。

4. 固定疗法   急性期应将患肢屈肘 90° 用三角巾悬挂胸前，使患肩休息 5 天左右。

5. 物理疗法   可采用超声波、红外线照射、中药离子导入等减轻炎症。

6. 练功疗法   耸肩环绕（图 3-5）。先做肩部上提的耸肩活动，再两臂侧平举，屈肘，手指接触肩部，分别做肩关节顺、逆时针方向环绕。

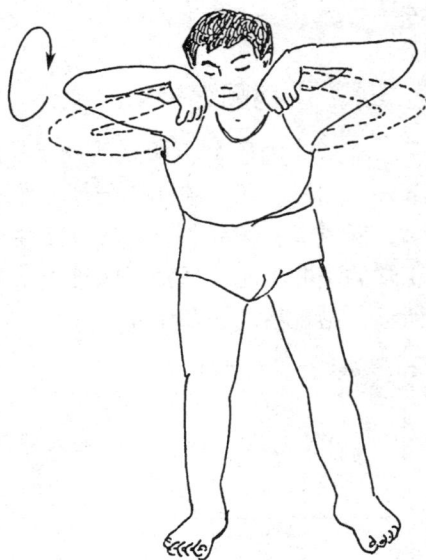

图 3-5   耸肩环绕

　　对于肩峰下滑液囊特别肿大的患者，治疗通常包括穿刺抽液、封闭注射和针刀疗法等。穿刺抽液可减轻滑囊内压力，缓解疼痛和肿胀，之后进行囊内封闭注射，每周1次，4次为1个疗程。针刀疗法通过松解粘连来治疗，同样每周1次，4次为1个疗程，具有操作简便、创伤小、恢复快等优点。

（五）预防

　　避免长时间保持手臂高举（如擦窗户、搬重物），减少肩峰与肱骨头反复摩擦。伏案者需调整电脑高度，保持肩部自然下垂，避免耸肩或含胸。注意肩部保暖，避免空调冷风直吹，寒冷可致局部血液循环减少，增加炎症风险。

六、肱二头肌长头肌腱损伤

（一）概述

　　肱二头肌长头肌腱炎、腱鞘炎、肌腱滑脱、肌腱断裂等都属肱二头肌长头肌腱损伤，本病是肱二头肌长头肌腱在腱鞘内长期摩擦而发生退变，或在外力作用下发生撕裂、断裂、滑脱等，使肌腱滑动功能受限及引发疼痛的病证。本病属于中医"筋痹"或"肩痹"范畴。

考点与重点 肱二头肌长头肌腱损伤的体征及固定疗法

（二）病因病机

　　肱二头肌长头肌腱起于肩胛骨盂上结节，在肱骨结节间沟与横韧带形成的骨纤维管道中滑行（图3-6）。结节间沟部位为肌腱损伤的好发部位，当上肢外展位屈伸肘关节时肱二头肌长头肌腱易被磨损而引起腱鞘病变；当肩关节内收或后伸时该肌腱易受到外侧应力撞击而向上方滑脱，当肩关节外展或屈曲时该肌腱易受到内侧应力撞击而滑向下方。

　　本病与慢性劳损、肩部暴力以及风、寒、湿邪侵袭等因素有关。由于肩关节反复不协调活动，使肱二头肌长头肌腱长期遭受磨损而发生退行性变，进而引起该腱鞘充血、水肿、增厚或粘连，造成肌腱炎及腱鞘炎症。长期反复过顶运动，导致肌腱受到撞击，使其滑车结构损伤，导致肌腱不稳并滑脱出结节间沟。由于肌腱磨损、退变，当受到外伤后易导致长头肌腱撕裂甚至断裂。

　　中医学认为肝肾亏虚，筋骨失养，复感受风、寒、湿之邪，或肩牵拉闪挫致脉络气血不畅、经脉不通而致其痹。

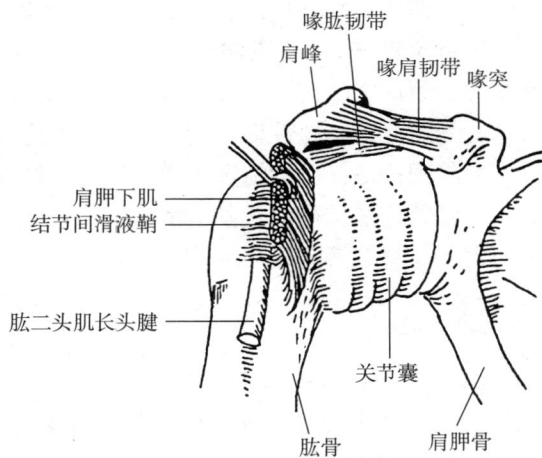

图3-6　肱二头肌长头肌腱腱鞘结构

　　肱二头肌长头肌腱损伤按病情可分为五型：Ⅰ型为肱二头肌长头肌腱肌腱炎；Ⅱ型为肱二头肌长头肌腱半脱位；Ⅲ型为肱二头肌长头肌腱脱位；Ⅳ型为肱二头肌长头肌腱部分损伤；Ⅴ型为肱二头肌长头肌腱断裂；Ⅵ型为肱二头肌腱盂唇复合体损伤。

（三）诊断与鉴别诊断

1. 主要病史　多见于 40 岁以上中年人，有肩部外伤史或过劳史，部分患者因受风着凉而发病。

2. 临床表现　主要为肩前部肱骨结节间沟处疼痛，并可向颈部和上臂放射，有时难以明确疼痛部位。肩部活动受限。凡能引起肱二头肌长头活动的动作，如屈肘等，均可能引起疼痛加重。

3. 体格检查　检查时见肩前相当于肱骨结节间沟内肱二头肌腱长头部位局限性深压痛。肩部外展、前屈和旋转活动可因疼痛而受限。抗阻力屈肘及前臂旋后时，在肱二头肌长头肌腱处出现剧烈疼痛，是诊断本病的特殊试验检查。

4. 辅助检查　X 线检查多无明显异常，部分患者可见结节间沟变浅、骨质增生等。MRI 检查可明确肱二头肌长头肌腱的损伤类型及程度。

5. 鉴别诊断　本病应与肩关节周围炎、冈上肌腱炎等相鉴别。

（1）肩关节周围炎：肩部广泛疼痛和压痛，夜间疼痛明显，肩关节的主动及被动活动均受限，以肩外展、外旋、后伸功能障碍明显。

（2）冈上肌腱炎：肩痛以外侧为主，疼痛相对较固定，疼痛弧试验以 60° ～ 120° 外展活动疼痛受限为阳性。

（四）治疗

1. 理筋治疗　医生先搓揉患侧肩部，再点按肩前、肩髃、肩井等肩周穴位以舒筋活络。然后将患者前臂屈曲，上臂外展 90° 左右，医生用拇指垂直于肱二头肌长头肌腱方向作来回拨动，以理顺筋肌，并用摇肩法松解粘连以恢复肩关节功能。最后双手握住患者患肢手腕，以牵抖手法结束。

2. 药物治疗

（1）内服中药：瘀滞型治宜祛瘀通络，方用舒筋活血汤加减。寒湿型治宜温经散寒，除湿通络，方用羌活胜湿汤加减。气血亏虚型治宜补气养血，温经通痹，方用黄芪桂枝五物汤加减。

（2）外用中药：急性疼痛者，外敷活血止痛膏；局部沉重冷痛者，可外敷温经通络膏，亦可用海桐皮汤熏洗患处，每日 1 次。

（3）西药治疗：可内服布洛芬、塞来昔布等非甾体抗炎药，外用扶他林等抗炎镇痛类软膏。

3. 针灸疗法　取肩髃透极泉、肩前、曲池穴，配以天宗、巨骨等穴进行针刺，使肩关节部有酸胀、麻木感，留针 20 分钟。加用温针灸效果更好。

4. 固定疗法　急性期可用三角巾悬吊患肢于肘关节屈曲 90° 位 1 周，有利于炎症消退。

5. 物理疗法　可酌情选用离子导入、红外线、冲击波等疗法。

6. 练功疗法　待症状基本消失后，可逐渐进行患侧肩关节功能锻炼，以前屈上举活动为主，同时可做摇肩、晃肩与摆肩运动。

> **链接**
>
> 　　对于肱二头肌长头肌腱炎及腱鞘病变，可酌情采用针刀进行治疗。选择结节间沟处为进针点，针面平行于肌腱走向进针至病变层次后，纵行切割肱横韧带，再进行纵向疏通、横向小幅度剥离。

（五）预防

避免日常生活和工作中的上肢外展位屈伸肘关节活动。急性发作期疼痛较重者，应休息制动，避免肩部受风寒。缓解恢复期应加强肩部功能锻炼，以恢复肩关节功能，预防肩周炎。

七、肩峰下撞击综合征

（一）概述

肩峰下撞击综合征是指肩峰下间隙内的结构如冈上肌腱、肱二头肌长头肌腱、肩峰下滑囊等与肩峰、喙肩韧带等反复挤压、碰撞与摩擦，导致在肩关节外展、上举范围内引起疼痛、活动受限为主要表现的疾病。多见于过肩活动的人群及中老年人。本病属于中医"肩痹"范畴。

考点与重点 肩峰下撞击综合征的诊断要点

（二）病因病机

本病常因反复过肩的活动劳损所致，肩峰下间隙又被称为第二肩关节，间隙内包含冈上肌腱、冈下肌腱、肱二头肌腱长头、肩峰下滑囊等结构。一方面，肩峰形态异常、肩锁关节增生、肱骨头上移等各种骨与关节退变的原因均导致肩峰下间隙体积减小。另一方面，当肩部外展、前屈时，肱骨大结节与肩峰下表面或喙肩弓反复撞击，导致肩峰下滑囊炎，肩袖组织、肱二头肌长头肌腱退变甚至撕裂。

中医认为，年老体弱，气血肝肾虚亏，筋肉失于濡养，加上肩部过度劳伤，若受外伤易致肩部经脉不运，气血凝滞而变生诸证。

> **链接**
>
> 肩峰分为三种形态：Ⅰ型为平坦型、Ⅱ型为弯曲型、Ⅲ型为钩型。Ⅱ型及Ⅲ型肩峰使得肩峰下间隙的容积减小，在过肩活动过程中，尤其是肩外展及前屈60°～120°时更易发生肩峰下面或喙肩韧带与大结节的撞击，损伤肩峰下间隙的软组织。

（三）诊断与鉴别诊断

1. 主要病史 患者常多有长期过肩活动史。

2. 临床表现 肩前外侧疼痛并可向上臂放射，夜间加重，患肩力量下降，肩关节活动受限，不能抬肩、持重，影响梳头、穿衣等活动。

3. 体格检查 肩前外侧压痛，肩关节外展、前屈或内外旋活动受限。疼痛弧试验阳性，撞击试验（Neer征）阳性：检查者用手向下压迫患者患侧肩峰，并使其拇指向下同时被动上举其患臂，如因肱骨大结节与肩峰撞击而出现疼痛即为阳性；霍金斯征阳性：检查者被动外展患者患肢至90°，同时屈肘90°，让前臂保持水平，此时被动内旋患者的肩关节，如出现疼痛即为阳性。肩峰下封闭试验简单有效。

4. 辅助检查 X线片可见肩峰形态异常或骨赘形成、肩锁关节增生等表现，还可发现肩峰与肱骨头间距减少。MRI检查可显示肩峰下间隙软组织损伤的部位及程度。

5. 鉴别诊断 本病需与肩关节周围炎等疾病相鉴别。肩周炎多发生在50岁左右人群，主要表现为进行性肩部疼痛、夜间加剧，肩关节各方向活动的主、被动活动均受限，以肩外展、外旋、后伸功能障碍明显。

> **链接**
>
> 肩关节骨关节炎也可表现为肩关节疼痛、无力和弹响。通过影像学检查可以发现关节软骨损害，关节间隙狭窄。

（四）治疗

1. 理筋治疗　可首先采用擦法、揉法放松肩部，舒筋活血，再用点法、拨法对相关肌肉的起、止点和痛点进行松解；最后根据病情进行关节牵伸、松动，以扩大肩峰下间隙。但切忌盲目采用大幅摇肩的方法，以防病情加重。

2. 药物治疗

（1）内服中药

1）瘀滞证：局部肿痛、疼痛拒按，夜间尤为明显，舌质暗红，苔薄黄，脉弦或涩。治宜行气活血，通络止痛。方用血府逐瘀汤加减。

2）虚寒证：局部酸胀疼痛，畏寒喜暖，神疲体倦，舌淡苔白，脉沉细。治宜温经散寒，养血通络，方用当归四逆汤加减。

（2）外用中药：可选用海桐皮汤等方剂熏洗患处。

（3）西药治疗：可口服非甾体抗炎药或外搽双氯芬酸二乙胺乳胶剂等，疼痛严重者可口服中枢性止痛药如曲马多等缓解疼痛。

3. 针灸疗法　可取肩髃、肩髎、肩前、曲池、手三里、合谷等穴，或结合温针灸，调气活血，疏经通络，祛风除湿。

4. 固定疗法　急性期应将患肢屈肘 90°，用三角巾悬挂胸前，使患肩休息 5 天左右。

5. 物理疗法　可采用超声波、红外线照射、冲击波治疗等。

6. 练功疗法　前期宜做耸肩、甩肩、扩胸、握拳和腕部练功活动，适度进行肩环转、牵伸运动，后期疼痛缓解后可通过推墙、拉力带等训练来加强肩胛骨稳定性。

（五）预防

锻炼必须酌情而行，循序渐进，避免选择游泳、跳舞、打羽毛球等过肩运动，切忌盲目地进行爬墙、拉单杠等运动。还需注意肩部防寒保暖，以减少疾病的诱发因素。可适当进行肩关节功能锻炼，加强肩部肌肉的力量。

医者 仁心

　　在治疗肩峰下撞击综合征中，需注重中西医结合，传承中医手法精髓，同时吸收现代医学技术，体现"守正创新"的医学发展理念。在实际治疗中，应根据患者具体情况灵活选择治疗方案，如病情较轻者可先采用中医保守治疗，对病情较重或保守治疗效果不佳者，可结合现代医学的物理治疗、药物治疗甚至手术治疗。

第二节　肘与前臂部筋伤

一、肘部扭挫伤

（一）概述

肘部扭挫伤是常见的肘关节闭合性损伤，多为直接或间接暴力作用，致使肘关节发生超出正常活动范围的运动，引起关节内、外软组织损伤。

链接

　　《医宗金鉴·正骨心法要旨》中论述肘部损伤："其斜弯之筋，以手推摩，令其平复，虽即时能垂能举，仍当以养息为妙。"

（二）病因病机

　　肘部扭挫伤多因外来暴力致伤，以间接暴力致伤较多见，如由高处坠落、失足滑倒，手掌着地，使肘关节处于过度外展、伸直位置，即可致肘部损伤。受伤后可因滑膜、关节囊、韧带等组织扭挫撕裂，引起局部充血、水肿，严重者关节内出血、渗出，甚至影响肘关节的功能活动。当作用于肘部的外力超过肘关节的承受能力时，可致肘部经脉、筋肉受损，气血瘀滞，气血运行不畅，局部组织得不到气血津液濡养，不通则痛，不荣则痛。日久可致关节失稳、筋脉挛缩。

链接

　　严重肘关节周围损伤，软组织内血肿和骨膜下血肿会发生血肿机化，通过骨膜下生骨，以及骨质内钙质进入结缔组织肿块内，造成关节周围组织的钙化和骨化，即所谓骨化性肌炎或异位骨化或创伤性骨化，是肘部损伤中最严重的并发症之一。

（三）诊断与鉴别诊断诊

1. 主要病史　本病有明显的外伤史。

2. 临床表现

（1）伤后肘部疼痛、肿胀、青紫瘀斑，活动功能障碍。

（2）轻者仅见韧带、筋膜过度牵引，受伤侧活动痛，但无肿物；部分重者的肘部扭挫伤有可能是肘关节脱位后已自动复位，只有关节明显肿胀，已无脱位征，易被误认为单纯扭伤。

3. 体格检查

（1）肘关节呈半屈曲位，肘部可见弥漫性肿胀，以肘后较明显，关节活动受限。

（2）重者关节伤侧肿痛明显，皮下有瘀斑，甚至有波动感。

（3）局部有压痛，压痛点往往在肘关节的内后方和内侧副韧带陈着部。

（4）前臂旋后位伸直内收时肘外侧痛，提示关节囊外侧或桡侧副韧带损伤；反之，肘内侧痛提示关节囊内侧或尺侧副韧带损伤。

考点与重点　肘部扭挫伤的临床表现和体征

4. 辅助检查

（1）X线检查：骨质无明显异常，但有软组织肿胀的阴影。对可疑病例可局部麻醉后，伸直肘关节，做被动肘外翻30°摄片，若内侧关节间隙明显增宽，则说明肘关节尺侧副韧带撕裂。同样，亦可做桡侧副韧带损伤检查。

（2）超声检查：评估软组织损伤程度。

（3）MRI检查：评估韧带、肌腱、软骨等损伤。

5. 鉴别诊断

（1）肘关节骨折：常有剧烈疼痛、肿胀明显、畸形，可触及骨擦音等，X线检查可确诊。

（2）桡骨小头半脱位：多见于5岁以下的小儿，有明显的肘部牵拉史，患肢不能抬举，桡骨小头压痛明显，手法整复后即可缓解。

（四）治疗

1. 理筋手法 肘关节急性扭挫伤伴有明显肿胀时，一般忌用手法治疗，特别是粗暴的重手法理筋。若伤后即来就诊者，怀疑有关节的微小错位，宜将肘关节做一次 0°～140° 的被动伸屈，可起到整复作用（图 3-7）。若肘伸直受限，可做肘关节的前臂旋后摇法，即在相对牵引拔伸下，边摇边将肘关节趋向伸直。若肘屈曲受限，可做肘关节的捻法治疗，即在相对拔伸下，边揉捻肌筋，边被动屈曲肘关节。

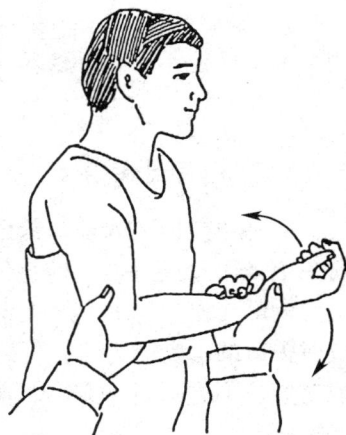

图 3-7 肘部被动伸屈

考点与重点 肘部扭挫伤的理筋手法

2. 药物治疗

（1）内服中药：早期肘部疼痛、肿胀、局部压痛明显，舌暗红或有斑点，脉弦紧，治宜散瘀消肿，方用活血止痛汤。痛甚者，可加服三七粉或七厘散；后期肘部酸胀疼痛，劳累后疼痛加重，畏寒喜温，舌苔淡，苔薄白，脉沉细，治宜温经散寒，养血通络，方用当归四逆汤加减。

（2）外用中药：局部肿痛者，可用双柏散或消炎散外敷；肿痛消退后，可用海桐皮汤熏洗。

（3）西药治疗：可口服非甾体抗炎药，减轻疼痛。

3. 针灸疗法 多选取曲池、小海、天井等穴行强烈针刺，不必留针。

4. 固定疗法 初期，胸前用三角巾悬吊患肢肘关节在屈曲 90° 功能位，或采用石膏托屈肘 90° 外固定 2～3 周，以限制肘关节的伸屈活动，利于损伤的修复。

5. 物理疗法 可采用频谱仪、红外透热照射仪、超短波和中药离子导入等物理疗法。

6. 练功疗法 早期可做无痛范围内的活动，2 周后肘部肿痛减轻，可逐步进行肘关节的屈伸和前臂旋转的锻炼，使粘连机化逐步松解，关节恢复正常。

（1）伸肘法：助患者双手足分开站立，双手十指交叉，掌心朝下。抬高至胸前，再将双手掌用力下压以伸直肘关节，然后收回复位，反复练习 20～50 次。

（2）屈肘法：助患者坐于桌旁，使患者上臂背侧贴于桌面上，以另一手握患肢腕部将患肘关节屈曲到最大限度，然后再恢复原位，反复练习 20～50 次。

（3）前臂旋转法：患者屈肘 90°，前臂贴于体侧，做前臂的旋前和旋后的动作。

7. 封闭疗法 泼尼松龙 12.5mg 加 1% 普鲁卡因 2mL 痛点封闭。

8. 针刀疗法 在肘关节周围寻找压痛点和条索状病变处，以针面平行于肌纤维或肌腱走向进针，至病变层次后小幅对病变处进行松解。

9. 手术治疗 一般不需要手术治疗，若经 MRI 证实肘关节尺侧副韧带完全断裂，可以考虑行尺侧副韧带修补术。术中注意避开和保护尺神经。

链接

严格外固定制动过久，会影响关节功能恢复，常可造成肌萎缩、关节粘连，甚至出现骨性强直。制动后过早运动，也会使急性损伤演变成慢性损伤，表现为患肘稍事活动即感关节疼痛、肿胀，并有关节囊肥厚现象。

（五）预防

1.日常生活中，应尽量避免导致肘部损伤。

2.伤后肘部注意保暖防寒。

3.加强上肢肌肉力量训练，提高关节稳定性。

二、肱骨外上髁炎

（一）概述

肱骨外上髁炎是由于各种急慢性损伤造成肱骨外上髁周围软组织的无菌性炎症，以肘关节外上髁部疼痛、压痛明显、伸腕和前臂旋转功能障碍为主要临床特征。又名肱骨外上髁综合征、前臂伸肌总腱炎，因多发生于网球运动员，故又称"网球肘"。

> **链接**
>
> 清代胡廷光在《伤科汇纂》中记载："臂膊之中曰肘尖，凸凹上下骨镶粘，直而不曲筋之病，屈若难伸骨有嫌。"

（二）病因病机

本病发生可因急性损伤与慢性劳损而引起，临床上慢性劳损多见。

1.急性损伤 前臂在旋前位时，腕关节突然猛力做主动背伸动作，使前臂桡侧伸腕肌强烈收缩，造成伸腕肌起点骨膜撕裂而发生本病。

2.慢性劳损 本病的发生与职业、工种有密切关系。长期反复地用力屈伸肘关节，尤其是做前臂旋前旋后动作，可引起前臂伸肌群联合总腱在肱骨外上髁部的反复牵拉损伤，如果应力超出适应能力，加上气血虚弱，血不荣筋，肌肉失却温煦，筋骨失于濡养，即可导致局部充血、水肿、机化、粘连等而形成本病。

（三）诊断与鉴别诊断

1.主要病史 本病多数有劳损史，或轻微外伤史、受凉史。

2.临床表现

（1）常见于 40～50 岁，男女比例为 3∶1，右侧多见。

（2）肘关节外侧酸痛无力，疼痛逐渐加重。初始表现为做某一动作时肘外侧疼痛，休息后缓解，劳累后加重，以后疼痛转为持续性，前臂旋转功能受限，握拳旋转时疼痛。

（3）部分患者疼痛可牵连上臂、前臂及腕部。

3.体格检查

（1）局部无肿胀，前臂旋前或旋后时，局部疼痛。

（2）压痛点局限，常在肱骨外上髁部部位，压痛可向桡侧伸肌总腱方向扩散。

（3）密尔（Mill）试验阳性：将患者患侧肘关节稍屈曲，前臂稍弯曲，手半握拳，腕关节尽量屈曲，然后将前臂完全旋前，伸直肘的活动可引起肱骨外上髁处疼痛（图 3-8）。

（4）伸肌抗阻力试验阳性：患者握拳屈腕，检查者以手按压患者手背，令患者抗阻力伸腕，如肘外侧疼痛为阳性（图 3-9）。

考点与重点 肱骨外上髁炎的体格检查

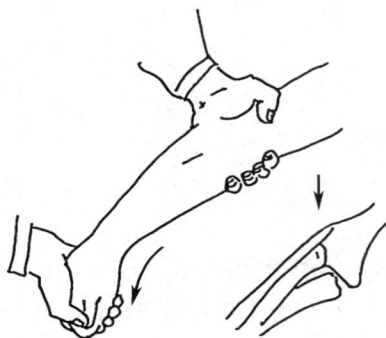

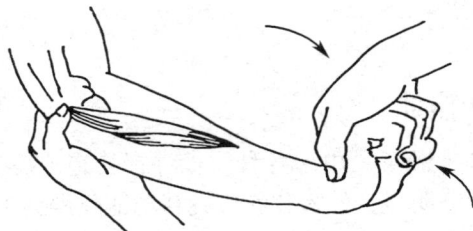

图 3-8　密尔试验　　　　　　　　图 3-9　伸肌抗阻力试验

4. 辅助检查

（1）X 线检查：多无异常，偶见肱骨外上髁处骨质密度增高的钙化阴影。

（2）高频超声：能清晰显示肱骨外上髁、伸肌总腱的回声。对于常见的由伸肌总腱损伤及撕裂所致的肱骨外上髁炎，超声检查不仅有诊断价值，对临床治疗也有指导意义。

5. 鉴别诊断

（1）肱骨内上髁炎：肘痛部位在肱骨内上髁，为屈肌群劳损所致。

（2）骨化性肌炎：疼痛部位较广泛，多伴有功能障碍，X 线检查可确诊。

（3）肘关节扭挫伤：有明显外伤史，伤后肘部弥漫性肿胀、疼痛、青紫瘀斑，肘关节呈强迫性半屈曲位，肘部屈伸及前臂旋转动作均受限。

（四）治疗

1. 理筋手法　本病早期手法不宜过重，急性期过后可加重手法刺激。

（1）扭拨法与摇揉法：患者取坐位或仰卧位，术者立于患侧，左手握患者上臂桡侧，拇指在上，余指在下，右手握腕部，操作时两手有机配合，先上下抖动，左右翻转，扭拨臂筋，左手边拨边向下移，至肘部时稍加力量，达腕部时重揉几下，可重复 1 ～ 2 次。

（2）拨筋法：在肱骨外上髁及臂桡侧用弹拨法和指揉法刺激桡侧腕伸肌和肱桡肌。

（3）弹筋法：患者屈肘取坐位，术者一手握腕，前臂托于肘下，另一只手拇食指相对呈钳形，提弹肘桡侧深、浅诸筋，先弹深层再弹浅层，各 2 ～ 3 次，再用掌根轻揉几下。

（4）扳法：适用于组织粘连，前臂旋前，伸肘功能受限之患者。术者站于患肘外侧，一手握肘背侧固定，另一手握腕，屈腕屈肘，前臂旋前位，做肘屈伸摇动数次，肘部手顺势向伸肘方向扳，常闻响声。

（5）旋转理筋法：局部先涂擦跌打药酒，医生站于患肘后侧，一手握腕，另一手托肘部，先用拇指指腹按揉患处 2 ～ 3 分钟，然后将患肘屈曲 90° 并做顺逆时针动作，同时用拇指在患处行拨筋治疗 5 ～ 10 次。继将前臂旋前、旋后 5 ～ 10 分钟，在旋前位迅速伸直肘关节。最后屈伸患肘，用拇指在患处上下推筋治疗，2 ～ 3 分钟后，在以双手掌面扶住患侧上肢快速按揉 5 ～ 10 次。

> **考点与重点**　肱骨外上髁炎的理筋手法

2. 药物治疗

（1）内服中药

1）风寒阻络证：肘部疼痛麻木，屈伸不利，遇寒加重，得温痛缓。舌苔薄白或白滑，脉弦紧或浮紧。治宜祛风散寒，通络宣痹。方用防风根汤、蠲痹汤加减。

2）气血亏虚证：起病时间较长，肘部酸痛反复发作，提物无力，肘外翻时疼痛，面色苍白。舌淡苔白，脉沉细。治宜补气补血，养血荣筋。方用当归鸡血藤汤加黄芪、桂枝等。

（2）外用中药：发病初期宜采用祛瘀通络的治法，外敷通经活血止痛膏药，后期筋络拘挛兼风寒湿侵袭，可选用温经通络的海桐皮汤加酒、干姜、羌活、艾叶、花椒等熏洗患肘。

（3）西药治疗：以非甾体抗炎药为主，辅以神经营养药物，减轻疼痛、促进修复。

3. 电针疗法　用 10 根以上银针自痛点进针，配以手三里、合谷、足三里等手阳明经穴，用一根细钢丝把所有丛针连接起来，接通电麻仪刺激 15 ～ 30 分钟。

4. 固定疗法　疼痛严重者，腕关节固定于背伸 30° 位，使前臂伸肌松弛，可用三角巾悬吊患肢于胸前 1 ～ 2 周。

5. 物理疗法　采用中药离子导入、超短波等物理疗法，促进炎症吸收，以减轻疼痛。

6. 练功活动　主动进行握拳、屈肘、旋前等功能锻炼，防止肘关节僵硬及软组织粘连。

7. 针刀疗法　局部麻醉后从压痛点进针，将沿肱桡肌内侧缘刺入，术者左手拇指在桡骨粗隆处将肱桡肌拨侧，针刀与伸肌的纤维走向平行，垂直刺入，直达肱桡关节滑囊和骨面，纵行疏通剥离数刀。若有瘢痕结节，行瘢痕刮除刀法。术后压迫针孔片刻，无菌纱布包扎后，伸屈活动患肘数次。适用于症状严重的顽固性肱骨外上髁炎患者。

8. 封闭疗法　醋酸泼尼松龙 25mg 和 2% 普鲁卡因 2 ～ 4mL 混合，在肱骨外上髁附近压痛最显著处局部封闭。具体操作：针刺至皮下进行浸润，再进至骨壁后稍退 0.4 ～ 0.5cm。估计在伸肌腱浅、深部进行缓慢加压注射。为使药液良好弥散，退针后在皮外做轻手法按摩。

9. 手术疗法　适用于症状严重、经保守治疗无效的患者。常用手术方式有伸肌总腱附着点松解术、环状韧带部分切除术等，术中注意避开和保护桡神经。

> **链接**
>
> 　　电针疗法可以有效地抑制局部微血管的痉挛，改善血流灌注，激活肌肉对血流的"泵"作用，促进局部血流，加速组织代谢，使渗出物吸收，肿胀得以消除，神经束卡压得以松解，达到治疗目的。

（五）预防

1. 避免肘部剧烈活动，尤其是旋拧动作。
2. 疼痛发作期应减少活动，必要时可作适当固定。
3. 待疼痛明显缓解后，应及时开始肘关节功能锻炼。

三、肱骨内上髁炎

（一）概述

肱骨内上髁炎是由于急性损伤或慢性劳损等引起的肱骨内上髁或周围软组织的无菌性炎症，以肘部内侧疼痛不适、屈腕为甚为主要临床特征。因本病好发于高尔夫球运动员，故又称高尔夫球肘。

> **链接**
>
> 　　《古今医鉴》曰："病臂病为风寒湿所搏；或睡后手在被外，为寒邪所袭，遂令臂痛……有血虚作臂痛者，盖血不荣于筋故也……"

（二）病因病机

本病发生可因急性损伤与慢性劳损而引起，临床上慢性劳损多见。

1. 急性损伤   突发外力作用（如跌倒时手掌撑地、肘关节过度外翻）使屈肌总腱被动过牵，造成肱骨内上髁肌肉起点撕裂，伤后血肿、炎性机化、粘连或钙化而形成本病。

2. 慢性劳损   本病的发生与职业、工种有密切关系。长期反复的屈腕、屈指或前臂旋前动作，引起肱骨内上髁屈肌腱附着处反复受到牵拉刺激，致使慢性损伤从而产生无菌性炎症。加上局部气血瘀滞，血不荣筋，肌肉失却温煦，筋骨失于濡养，不荣则痛。

（三）诊断与鉴别诊断

1. 主要病史   本病多有肘部劳损史，或轻微外伤史、受凉史。

2. 临床表现

（1）常见于 40 ～ 50 岁的中年人，女性患者较男性患者多，右侧多见。

（2）起病缓慢，初起时在劳累后偶感肘内侧疼痛，日久则加重。疼痛可向上臂及前臂尺侧腕屈肌放射。

（3）肢体功能受限表现为屈腕无力，患肢不敢提物，甚至不敢用力握拳。

（4）对外伤引起合并肘部创伤性尺神经炎者，出现前臂及手的尺侧疼痛、麻木，无名指及小指的精细动作不灵活，严重者可出现尺神经支配的肌力减弱。

3. 体格检查

（1）肱骨内上髁处压痛阳性：外观无明显红肿。

（2）屈腕抗阻力试验阳性：做抗阻力的腕关节掌屈和前臂旋前动作可引起患处疼痛。

（3）旋臂伸腕试验阳性：主动用力伸指、伸腕的同时，前臂旋后也可诱发肱骨内上髁处疼痛。

4. 辅助检查

（1）X 线检查：无明显异常，严重者可见骨膜增生。

（2）肌电图检查：若怀疑尺神经炎且有临床依据，可进一步行肌电图检查。

考点与重点   肱骨内上髁炎的诊断

5. 鉴别诊断

（1）肘关节创伤性骨关节炎：局部疼痛常不限于一侧，晨起或屈肘支撑时症状明显，肿痛无力。X线片可见关节间隙变窄、脱钙，骨边缘硬化，有游离体。

（2）肘关节尺侧副韧带损伤：肘部受展旋应力作用，常伤及尺侧副韧带的前束和后束，合并滑膜损伤，关节肿胀，内侧间隙压痛，伸肘、屈肘、外翻疼痛。

（3）肘管综合征：以逐渐出现患侧尺神经支配区感觉减退为主症。是一种因肘外翻、肘内髁部畸形，导致尺神经在尺神经沟部长期受压、摩擦引起炎症而诱发的尺神经麻痹。

（四）治疗

1. 理筋手法

（1）弹拨法：适于臂部、手部。以右侧为例，患者坐位，术者立或坐于患者前方，左手托肘臂外展90°，左手握患肢，右手在肘关节内侧痛点先用指揉法，放松周围软组织，然后用单侧拇指垂直屈肌附着点行分筋手法，以松解周围粘连。

（2）屈伸旋转法：以右侧为例，患者取仰卧位，患肢旋后位，掌心向上，医生先在肘部痛点及其周围做按摩手法 3 ～ 5 分钟，然后医生一手握住患者腕部，另一只手托住患者肘内侧，使患肢旋前屈肘，然后旋后伸肘，同时左手向上用力推托肘尖，随之在肘内侧可感到有撕布样的声响（图 3-10）。

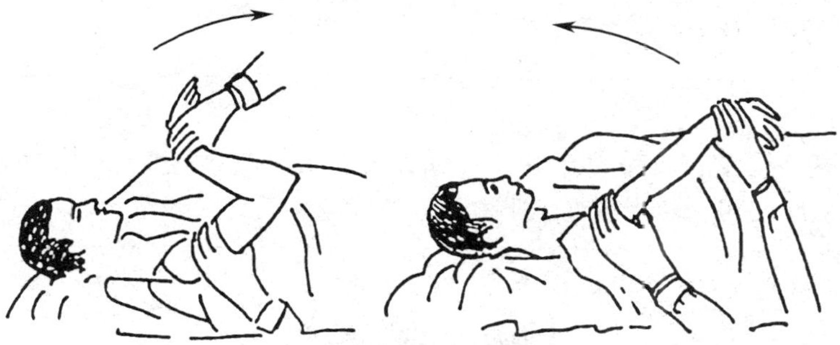

图 3-10 屈伸旋转法（仰卧位）

考点与重点 肱骨内上髁炎的理筋手法

2. 药物治疗 同"肱骨外上髁炎"。

3. 针灸疗法 可取少海、小海、阴郄穴等，强刺激，留针 3～5 分钟。

4. 固定疗法 采用固定疗法时应将腕关节掌屈，前臂旋前位，使前臂屈肌和旋前圆肌充分松弛。疼痛严重者，可用三角巾悬吊患肢于胸前 1～2 周。

5. 物理疗法 采用超短波疗法、磁疗、蜡疗、光疗、离子导入疗法等物理疗法，促进炎症吸收，以减轻疼痛。

6. 练功活动 为防止肘关节僵硬及周围软组织粘连，每日应主动进行伸肘、屈肘及前臂旋后和过伸运动等。

7. 针刀疗法 以肱骨内上髁压痛点为进针点，局部麻醉满意后，将针刀顺屈肌纤维方向刺入局部，在肱骨内上髁部位纵向切割，刀口线和屈肌的肌纤维走向平行，刀体与皮肤垂直刺入，紧贴内髁骨面行纵行疏通、横行剥离，切割时避免损伤尺神经。

8. 封闭疗法 痛点注射操作同"肱骨外上髁炎"。

9. 手术疗法 适用于症状严重、经保守治疗无效的患者。常用手术方式有屈肌总腱附着点松解术，术中注意避开和保护尺神经。

（五）预防

1. 避免用力握物、屈腕、前臂内旋等动作。

2. 局部保暖防寒。

3. 待疼痛明显缓解后，应及时开始功能锻炼。

链接

肱骨内上髁炎根据伴随尺神经炎的严重程度将肱骨内上髁炎分为：ⅠA型，不伴有尺神经症状与体征；ⅠB型，伴有轻度尺神经症状与体征；Ⅱ型，伴有中至重度的尺神经症状与体征。此类分型对外科治疗的适应证和预后有一定意义。

四、尺骨鹰嘴滑囊炎

（一）概述

尺骨鹰嘴滑囊炎是指肱三头肌腱附着于鹰嘴处的两个滑囊（图 3-11），因外伤或劳损而引起充血、水肿和渗出、囊内积液等主要病理改变，临床上以肘后鹰嘴处出现囊性肿物，疼痛，肘部活动不利为主要临床特征的外伤性劳损性病变。

链接

> 尺骨鹰嘴有两个滑囊：一个位于肱三头肌肌腱止点与尺骨鹰嘴之间，另一个位于肱三头肌在鹰嘴的止点与皮肤之间，后者常发生滑囊炎。

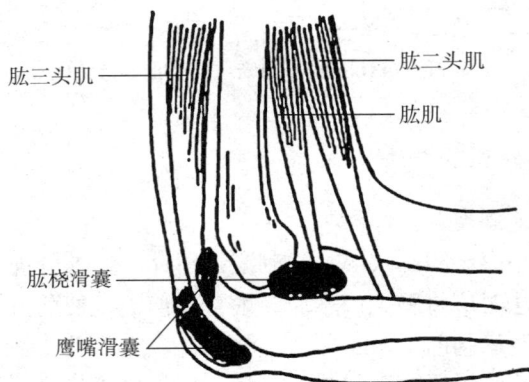

图 3-11　尺骨鹰嘴滑囊

（二）病因病机

本病主要因急性损伤和慢性劳损所致。以急性损伤为多见。

1. 急性损伤　当尺骨鹰嘴部遭受突然撞击，滑囊受到刺激后发生充血、水肿、渗出、增生、肥厚、粘连等无菌性炎症反应。急性损伤时，滑囊出现充血、水肿和渗出液增加，使滑囊膨胀，局部皮肤隆起，影响肘部屈伸活动。

2. 慢性劳损　由于肘后部长期反复摩擦或压迫，引起该部滑囊呈慢性肥厚、绒毛状，滑囊充血、水肿，兼有增生、纤维化，偶有钙质沉着，日久则硬结成块。劳损后，人体正气不足，卫外不固，风寒湿邪乘虚内侵，与未散之水湿、瘀血结于局部，难化难移，形成包块、肿物，阻碍肘关节正常活动，故见关节屈伸不利。

（三）诊断与鉴别诊断

1. 主要病史　本病常有肘部外伤史、受凉史，或经常用肘后支撑用力工作的劳损史。

2. 临床表现

（1）急性滑囊炎：多为局部突然受到撞击引起，表现为局部疼痛、肿胀，压痛明显。渗液多时可出现波动感及关节活动受限，应注意与单纯的皮下血肿鉴别。

（2）慢性滑囊炎：多为长期、反复摩擦所引起，表现为局限性圆形包块，局部肿胀并不明显，有剧烈的压痛，推之可移动，其软硬程度与囊壁增生和积液有关。

3. 体格检查

（1）急性损伤：局部呈半球形隆起，有压痛，有囊性感。

（2）慢性滑液囊炎：肿物在尺骨鹰嘴下，多为圆形或椭圆形，压痛不明显，质软，有弹性感，边缘清楚，表面光滑，推之略可移动，穿刺可抽出无色清亮黏液。

4. 辅助检查　X线检查一般无异常，但晚期可见钙化阴影，尺骨鹰嘴结节变尖。

5. 鉴别诊断

（1）肘关节结核：关节肿胀在肱三头肌两旁，不偏桡侧，无运动受限。有午后潮热、盗汗等全身结核症状。X线检查可见骨质破坏。

（2）尺骨鹰嘴骨折：有明确外伤史，局部肿胀明显，疼痛剧烈，青紫瘀斑，可闻及骨擦音，X线片可确诊。

（3）肱骨内上髁炎：屈腕无力，前臂旋前受限，在前臂旋前和主动屈腕时疼痛明显。肱骨内上髁局部有压痛，抗阻力屈腕前臂旋前试验阳性。

（四）治疗

1. 理筋手法

（1）急性损伤：多在伤后1周进行手法治疗，慎用重手法，可用指揉法或弹拨法等。

（2）慢性滑囊炎：可用较重手法刺激，首先用揉、散法，然后用刮法，舒筋通络，最后弹拨臂丛神经，拨指间关节；对于深部滑膜炎，用单拇指弹拨法，先屈后伸数次。

2. 药物治疗

（1）内服中药：血瘀气滞型治宜活血化瘀，行气止痛，可内服桃红四物汤加威灵仙、钩藤、羌活等；气虚血滞型治宜补气活血通络，可内服补阳还五汤加姜黄、鸡血藤、丹参等。

（2）外用中药：患处外敷坎离砂或云南白药，酒调敷于患处。

（3）西药治疗：可口服非甾体抗炎药。对于有细菌感染的尺骨鹰嘴滑囊炎，应配合针对性的抗生素治疗。

3. 针灸疗法 以局部取穴为主，常用小海、少海、曲泽、阿是穴等穴位，强刺激，留针3～5分钟。

4. 固定疗法 急性损伤症状较重者，可选用三角巾悬吊或用小夹板固定制动1～2周，减少对滑囊的摩擦和刺激，促进囊内炎症的吸收。

考点与重点 尺骨鹰嘴滑囊炎的固定疗法

5. 物理疗法 采用热敷、磁疗、电疗、红外线和超短波等物理疗法，缓解疼痛。

6. 练功活动 适用于有肘关节活动受限者，可做前臂旋前屈伸与旋后屈伸各10～20次，每日3次。

7. 针刀疗法 患肢屈肘约90°，选取局部压痛点及条索状物为治疗点。平行肌纤维垂直皮肤进针，层次至尺骨鹰嘴滑囊处后稍进行纵向切割。

8. 封闭疗法 醋酸氢化可的松25mg加1%普鲁卡因1mL封闭治疗。注射前应先抽出滑囊中的渗液，然后注入药物，加压包扎1周。

9. 手术疗法 对合并感染的严重病例，应行手术切开引流；对慢性患者反复发作者，可行滑囊切除术。术中注意保护尺神经。

链接

尺骨鹰嘴滑囊炎以活血通络、散寒除湿类药物为主进行中药熏洗，疗效显著。具体操作：中药熏洗每次30分钟，每日2次，两次熏洗间隔4小时以上，可根据个人耐受性调整熏洗温度，一般温度控制在58℃±2℃，最高不宜超过65℃，以防烫伤。熏洗10～14天。

（五）预防

1. 加强自我保护意识，避免肘部外伤和肘部过度用力而劳损。

2. 加强肘关节功能锻炼，增强肘关节周围肌肉的力量和稳定性。

3. 注意肘关节的保暖，避免寒邪侵袭。

五、旋前圆肌综合征

（一）概述

旋前圆肌综合征是指正中神经和骨间掌侧神经在前臂近侧受压后，产生以该神经所支配的肌肉运动功能障碍为主的综合征。旋前圆肌的解剖示意见图 3-12。

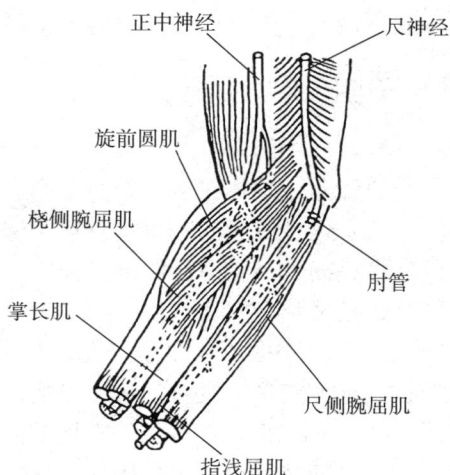

图 3-12　旋前圆肌

（二）病因病机

前臂处于旋前位受伤后，未能及时治疗，使得该处软组织发生纤维化或腱性组织变得坚韧；长期前臂用力旋前或用力屈腕、屈指，使得前臂所司屈肘、屈腕、屈指及前臂旋前之诸肌群反复受累而损伤，继之腱性组织变得坚韧或呈纤维化，以上均可导致正中神经、骨间掌侧神经受压而发生本病。

人体正气不足，受到外邪的侵袭，使得经络受阻，气血亏虚，筋脉失养，容易发生臂屈肌和旋前圆肌的慢性损伤，进而会导致旋前圆肌和周围筋膜的炎症、粘连或变性，筋膜腔压力增高，刺激、压迫正中神经而发生本病。

旋前圆肌、指浅屈肌起点处腱性组织发育异常也可导致本病。

（三）诊断与鉴别诊断

1. 主要病史　本病常有前臂不同程度的外伤史或劳累史。

2. 临床表现

（1）前臂近端的疼痛，可向上臂、肩部放射，且在劳累后加重。

（2）手掌桡侧半和拇指、食指、中指掌面等部位可出现麻木、刺痛等异常感觉。

（3）旋前圆肌、屈腕肌、屈指肌等肌肉无力，影响前臂旋前、屈腕、屈指等动作。

3. 体格检查

（1）前臂肘窝下 2～4 横指处（相当于旋前圆肌下缘）有明显压痛。

（2）旋前圆肌综合征诱发方式：①中指对抗阻力屈曲，前臂近端疼痛加重，提示正中神经在指浅屈肌腱弓处受压；②前臂抗阻力旋前时，前臂近端疼痛加重，提示正中神经在旋前圆肌平面受压；③前臂抗阻力旋后和屈肘屈腕时，前臂近端疼痛加重，提示正中神经在肱二头肌腱膜处受压。

4. 辅助检查

（1）X 线检查：一般无异常表现，严重者局部有骨膜增生改变。

（2）MRI 检查：正中神经损伤可导致其所支配的前臂肌出现增厚。

（3）肌电图检查：前臂运动神经传导速度减慢。

5. 鉴别诊断

（1）腕管综合征：由于腕管内容积减少或压力增高，导致正中神经支配区疼痛、麻木、手指运动无力等，疼痛可放射至食指、中指。用手指叩击腕掌部，中指等麻木为阳性。

（2）骨间掌侧神经卡压综合征：骨间掌侧神经损伤会引起手内肌不同程度瘫痪，典型症状是捏 - 握征（图 3-13）阳性（由于拇长屈肌和食指深屈肌瘫痪，

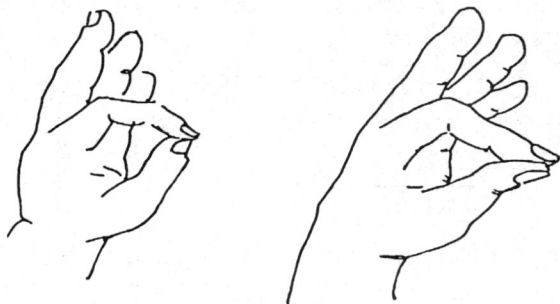

图 3-13　捏 - 握征

当拇指与食指尝试捏合时，拇指指间关节和食指远指间关节均呈现过伸的状态）。

考点与重点　旋前圆肌综合征的诊断与鉴别诊断

（四）治疗

1. 理筋手法

（1）揉擦前臂法：患者取坐位，医生面对患侧。患肢前臂屈曲向上，下垫软枕，医生先用揉法和擦法两种轻手法沿前臂上下往返交替操作 3 ～ 5 遍。

（2）弹拨旋前圆肌：用弹拨法对旋前圆肌肌腹呈垂直方向弹拨 1 ～ 2 分钟，注意弹拨力量要适度。

（3）痛点弹推法：选择较敏感的痛点用一指禅推法，每个痛点做 100 次以上。

（4）擦前臂法：用擦法沿正中神经和旋前圆肌投影区在前臂来回往返数次，以透热为度，并可加用灸法配合治疗。

2. 药物治疗

（1）内服中药

1）瘀滞证：有急性损伤史，舌红苔薄黄，脉弦滑或弦细。治宜活血化瘀，消肿止痛，方用和营止痛汤、正骨紫金丹等。

2）虚寒证：有反复多次劳损史，舌黄苔薄白，脉沉细。治宜活血止痛，温经通络，方用当归四逆汤加减。

（2）外用中药：有瘀肿者，可外用消肿止痛膏，后期用海桐皮汤熏洗。

（3）西药治疗：可口服非甾体抗炎药和肌肉松弛剂，缓解肌肉紧张，减轻疼痛；辅以神经营养药改善神经元的传导。

考点与重点　旋前圆肌综合征的药物治疗

3. 针灸疗法　可针刺尺泽、曲池、手三里、孔最、列缺及阿是穴，进针得气后留针 15 ～ 20 分钟，每日 1 次，10 次为 1 个疗程。

4. 固定疗法　早期患肢固定于屈肘 90°，旋前 60°、90° 位，固定时间 5 ～ 6 周。

5. 物理疗法　采用磁疗法、干扰电疗法、经皮神经电刺激疗法（TENS）、微波疗法、超声波疗法、光疗法及蜡疗法等物理疗法，缓解肌肉紧张，减轻疼痛。

6. 练功活动　症状减轻后，可进行腕、肘关节屈伸和前臂的旋转锻炼。

7. 针刀疗法　对卡压点行针刀松解，针刀术后，做肘关节屈伸旋转及过伸活动 2 ～ 3 次。

8. 封闭疗法　可用醋酸泼尼松龙 25mg 加 1% 普鲁卡因 3mL 封闭治疗。

9. 手术疗法　对于症状严重或反复发作的患者，宜施行手术治疗，解除神经受压。

> **链接**
>
> 　　针刀疗法的常见松解点：①肱二头肌腱膜处卡压点在肱二头肌肌腱止点，以 Tinel 征阳性点定位。②旋前圆肌肌腹卡压点在前臂前侧上 1/3 处，以 Tinel 征阳性点定位。③屈指浅肌腱弓卡压点在前臂前侧中上 1/3 处，以 Tinel 征阳性点定位。

（五）预防

1. 避免长时间、频繁使用前臂和腕部的活动。

2. 适当的手部和前臂功能锻炼，缓解肌肉紧张，增强肌肉力量和灵活性。

3. 前臂和腕部活动时，避免过度用力或突然用力，以免损伤肌肉和神经。

六、桡侧腕伸肌腱周围炎

（一）概述

桡侧腕伸肌腱周围炎是指桡侧腕伸肌腱在没有经过腱鞘部位急剧的频繁的活动摩擦，而引起腱周围组织充血、水肿、渗出的无菌性炎症，以前臂远端背侧疼痛、握拳时出现捻发音为主要临床特征，又称前臂伸肌腱周围炎。

（二）病因病机

本病多见于木工、砖瓦工，亦常见于从事紧张的伸肘腕活动的劳动者。

劳动者长时间、超耐力做频繁的伸腕动作，致使桡侧腕长短、伸肌腔周围组织摩擦损伤，而引起肌腱及周围组织水肿，纤维变性、浆液渗出粘连及新生血管等病理变化。腕部长期过度使用或姿势不当，外邪侵入经络，导致局部筋脉受损，血液难循常道，溢于脉外而成瘀血，阻滞局部，不通则痛，日久形成筋脉拘挛，瘀肿疼痛，腕部屈伸不利。

（三）诊断与鉴别诊断

1. 主要病史 本病的有明显的腕部劳损史。

2. 临床表现

（1）好发于中年男，春秋季节发病较多，右侧多见。

（2）前臂远端背侧下 1/3 处的桡侧腕伸肌肌腱呈条索状肿胀、疼痛，有明显压痛、局部灼热感，腕部活动欠灵活。

3. 体格检查

（1）局部有轻度肿胀，皮温升高。

（2）桡骨远端背侧有压痛。

（3）嘱患者握拳并做腕关节强力伸屈时，腕部疼痛加重，并可闻及摩擦感或捻发音。

考点与重点 旋前圆肌综合征的体格检查

4. 辅助检查

（1）X 线检查：一般无异常，部分患者可见局部骨密度减低或软组织肿胀影。

（2）肌电图检查：可以判断神经肌肉的功能状态，有助于排除神经源性损害。

（3）超声检查：可以实时显示桡侧腕伸肌腱及其周围组织的形态和结构。

5. 鉴别诊断

（1）肱骨外上髁炎：压痛点主要在肱骨外上髁部，中指抗阻力伸直试验阴性，无伸拇功能受限及各掌指关节功能障碍等。

（2）桡骨干骨折：有明确的外伤史，前臂畸形，有骨擦音。X 线检查可鉴别。

（3）桡骨茎突狭窄性腱鞘炎：腕部桡侧疼痛，持物乏力，桡骨茎突部轻微隆起，压痛明显，握拳尺偏试验阳性。

（四）治疗

1. 理筋手法 急性期疼痛较甚时不宜行手法治疗，待病情缓解后再行理筋手法治疗。具体操作：患者取端坐位，一助手握住患肢前臂上端，医生一手握住患侧拇指，与助手稍相对用力行牵引拔伸，另一手拇指沿着患肢桡侧腕伸肌腱，自下而上反复用顺法、捻法，直至腕关节活动时捻发音消失。

2. 药物治疗

（1）内服中药

1）急性损伤：前臂中下段背桡侧部肿痛，灼热，活动痛甚，压痛，可扪及捻发音。舌红，苔薄黄，脉弦滑或弦细。治宜祛瘀消肿，舒筋止痛，方用身痛逐瘀汤或正骨紫金丹。

2）慢性劳损：前臂中下段背桡侧轻度肿胀、疼痛，有压痛，劳累后疼痛加重，休息后减轻，舌淡，苔薄白，脉沉细。治宜温经通络，消肿止痛，方用当归四逆汤加减。

（2）外用中药：局部可外敷消炎止痛贴或贴宝珍膏，配合海桐皮汤熏洗。

（3）西药治疗：可口服非甾体抗炎药，以减轻炎症反应和疼痛。

3. 针灸疗法 取曲池、手三里、外关、合谷等穴，进针得气后行温针灸，留针 15～20 分钟，每日 1 次，10 次为 1 个疗程。

4. 固定疗法 用石膏托或者小夹板固定腕关节 1～2 周，待捻发音消失后撤除外固定。

5. 物理疗法 采用超短波、红外线、微波及蜡疗等物理疗法，促进血液循环，减轻疼痛。

6. 练功活动 急性期可做握拳运动，恢复期可进行前臂的旋转活动。

7. 封闭疗法 以醋酸泼尼松龙 12.5～25mg 加 1% 普鲁卡因 4～6mL 进行局部痛点封闭。

> **链接**
>
> 三色膏特色疗法：黄荆子（去衣炒黑）、紫荆皮（炒黑）各8份，全当归、木瓜、羌活、赤芍、片姜黄、白芷、独活、秦艽、天花粉、怀牛膝各2份，白芍、连翘各1份，威灵仙、木防己、防风各2份，甘草半份，制马钱子2份。将上药研成细末。用蜜糖调拌如厚糊状，密封储存，用时将敷料剪成15cm×10cm大小。药膏平敷料上，然后将膏敷于患处，用绷带缠好，患肢用绷带悬挂于胸前，3天更换1次。现代研究认为：三色膏外敷可促使局部组织水肿、浆液渗出缓解，使腱旁组织产生的无菌性炎症消退，从而防止肌肉纤维变性并使粘连松解，达到活血散瘀、消痛消肿的目的。

（五）预防

1. 避免长时间、频繁进行腕部的活动，减少对桡侧腕伸肌腱的损伤。

2. 进行腕部用力活动时，佩戴护腕等防护用品，以减少对腕部的冲击和损伤。

3. 注意腕部的保暖，避免长时间暴露在寒冷环境中。

七、肘关节骨化性肌炎

（一）概述

肘关节骨化性肌炎是肘部创伤后，导致肘关节周围软组织内钙化、骨化并影响关节功能，是肘部损伤的严重后遗症之一，也是肘部损伤后功能障碍的重要原因之一。多见于肘关节脱位、侧副韧带损伤及肘内侧装置断裂。

> **链接**
>
> 骨化性肌炎是一种肌肉及其邻近结构的局限性、含有非肿瘤性钙化和骨化的病变，又称外伤性骨化、创伤性骨化、关节周围骨化等。其特点为纤维组织、骨组织与软骨组织的增生及骨化。可见于肘部、髋部、踝部及肩部，以肘部最为常见。

（二）病因病机

肘部的外伤或反复多次的积累性损伤，引起关节内出血、骨膜下血肿及周围软组织血肿，血中血红蛋白、复杂蛋白质触发了骨膜再生→细胞分化→骨基质→骨形成，最后形成钙化或骨化，影响关节活动。

骨膜损伤或骨膜破裂后，骨细胞进入邻近部位肌肉组织并在其中继续增殖成骨，造成血肿部位的机化、钙化、骨化，影响关节活动功能。

外来暴力损伤肘部，致筋肉损伤、经络受损、血脉破裂，血溢脉外，致血瘀气滞，日久则瘀血结于局部，难化难移，形成包块、肿物或弥漫性肿胀，阻碍肘关节正常活动。

（三）诊断与鉴别诊断

1. 主要病史　本病有明确的肘外伤史。

2. 临床表现

（1）早期肘关节局部肿胀，伴有疼痛，3～4周后肿胀不见好转，肘关节活动受限。

（2）当外固定解除后，发现肘前有坚硬肿物隆起。

（3）约8周后，关节疼痛减轻或消失，但关节功能受到影响，甚至强直。

3. 体格检查

（1）尺骨鹰嘴周围有压痛。

（2）肘关节前可触及皮下肿物，质地较硬，表面不光滑，逐渐增大。

4. 辅助检查　早期X线检查一般无特殊表现，在3～4周后，肘关节周围可发现有云雾状的骨化团块，第4周后显示肌腱附着部位或骨折处有骨化现象，通常持续6～8周。晚期骨化范围缩小，密度增高，边界清楚。

5. 鉴别诊断

（1）肘关节创伤性关节炎：病变在关节内，关节软骨面粗糙，软骨下骨质增生、硬化，关节间隙变窄，虽然临床表现相似，但X线检查可鉴别。

（2）异位骨化：多呈局限性，发生在离开骨膜和骨组织较远的组织内，凡是容易发生病理性钙化的结缔组织同样也是异位骨化最常见部位。异位骨化并非由直接损伤所引起。

（3）进行性骨化性肌炎：是一种先天性、非损伤性疾病。纤维组织内反复的炎性反应后，在肌腱和肌肉纤维间隔内发生骨化，多发于背部肌肉组织，以后逐渐蔓延全身。

（四）治疗

1. 理筋手法

（1）活筋法：选用揉、搓、推等手法松解肘部肌肉痉挛，松解关节周围软组织粘连。

（2）摇揉法：在肘关节周围寻找压痛点，多见于内上髁、外上髁、肱二头肌腱附着点、尺骨鹰嘴等，术者一手握住患者腕关节做摇肘动作，另一手分别在压痛点部位行揉、拨、弹、点等手法。屈侧痛点在伸直位施行，伸侧痛点在屈曲位施行。这样在活动关节的同时进行痛点治疗，可解除关节周围软组织的粘连、挛缩，促进肘关节功能的恢复。

（3）镇定法和扳法：适用于以软组织挛缩为主的患者。本手法具有松解屈侧软组织粘连的作用，所施的手法力量以患者能耐受为度，防止手法粗暴生硬。具体操作：患者取仰卧位（以右侧为例），术者坐在患侧床边，左腿屈曲，置于床边，将患肢放在术者大腿前外侧，术者左手垫在患肢肘尖下，同时以左肘压在患者肩前方，右手按压前臂下端，行三点挤压矫正肘关节伸直障碍（图3-14）。在此位置维持30秒，最后再轻轻用力一扳。屈肘困难的患者，术者站在患侧，将患肢屈肘固定在床边，左手固定上臂，右手推前臂下端，令其被动屈肘，维持20秒，尽可能增加屈曲度（图3-15）。

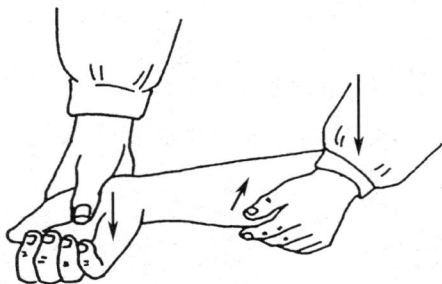

图 3-14 肘关节三点挤压法

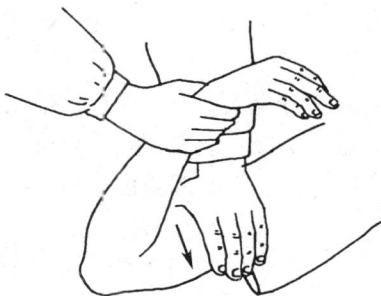

图 3-15 肘关节屈曲镇定法

考点与重点 肘关节骨化性肌炎的理筋手法

2. 药物治疗

（1）内服中药

1）血肿瘀积证：治宜活血止血，消瘀止痛，方用桃红四物汤加蒲黄、五灵脂、田三七。

2）气虚血凝证：治宜补气活血，方用补阳还五汤加减。

（2）外用中药：早期可外敷消瘀止痛药膏、消炎散等；后期可用上肢损伤洗方或海桐皮汤煎水熏洗患肢，达到化瘀散结的效果。

（3）西药治疗：可口服非甾体抗炎药。塞来昔布可以预防骨化性肌炎病情发展。

3. 针灸疗法 选取阿是穴、曲池、手三里、外关等穴位，进行针灸治疗，缓解疼痛。

4. 固定疗法 关节脱位或关节附近的骨折复位后必须固定，使撕裂的关节囊及剥离的骨膜重新附着于原处，以防止骨化或使其范围缩小。固定方法可采用夹板或石膏固定。

5. 物理疗法 成熟期，可采用超短波疗法、光疗法、泥疗法、蜡疗法等物理疗法。

6. 练功活动 在未成熟期，在无痛情况下做主动、轻缓的练功活动，使功能活动范围逐渐恢复。切勿做被动性牵拉或强力活动治疗，避免引起广泛的损伤。

（1）屈肘环转法：屈肘位从健侧胸壁向上画圆，摸到肩、锁骨、胸骨和患侧锁骨远端。屈肘角度逐渐增加，直到最后恢复正常功能。每日 3～5 次，每次 10 分钟左右。

（2）伸肘撤"砖"法：适于伸肘障碍者。以患侧肘尖为支撑，上臂贴紧桌面，前臂远端翘起，用书本或木块在前臂背侧加垫，然后患者自己用健手向下推压患侧前臂，使肘关节尽量伸直，并记录衬垫高度。每日降低高度，直至肘关节伸直功能恢复。

考点与重点 肘关节骨化性肌炎的练功活动

7. 针刀疗法 肘关节活动受限者，成熟期可用针刀松解粘连的软组织，改善肘关节功能。

8. 封闭疗法 早期以曲安奈德 2.5～5mg 加利多卡因 2.5～5mL 做痛点封闭。

9. 手术疗法 早期不宜行骨块切除术，以免在原有的骨化区以外再形成术后新血肿，扩大骨化范围。至成熟期，骨化范围已稳定或缩小，若确有骨块妨碍关节活动者，可行骨化部切除术。手术采用肘关节后正中切口，切口不可过高，以免损伤桡神经。术中注意游离尺神经并保护。

链接

肘关节损伤后正确及时地整复肘部骨折和脱位，是预防肘关节外伤性骨化性肌炎的关键，复位应在 24 小时内，在良好的麻醉下进行，反复多次复位会加重损伤，增加发病机会。

（五）预防

1. 肘关节活动时应注意运动保护，使用护肘等护具，以免肘部损伤。
2. 肘关节意外受损，应立即到医院接受正确的治疗，以减少肘部出血和血肿的形成。
3. 肘部急性扭挫伤、肘部脱位都应选择外固定。

八、肘管综合征

（一）概述

肘管综合征是由于各种原因导致肘管挫伤、狭窄，管内尺神经受压，而引起的一系列神经症状为主的综合征，又称迟发性尺神经炎。

> **链接**
>
> 　　肱骨内上髁、尺骨鹰嘴与两者之间的弓状韧带三者围成一骨性纤维鞘管即肘管，该管长1.5～2cm，上端开口于肱二头肌内侧头下极，下端开口于尺侧腕屈肌的肱头和尺头中间，外侧紧贴于肘关节囊、尺侧副韧带及鹰嘴内侧面，内侧壁为弓状韧带（亦称肘管支持带），前壁为肱骨内上髁。肘管中有尺神经、尺侧上下动静脉的吻合系统。

（二）病因病机

任何破坏肘管结构、压迫、牵拉或摩擦该部尺神经的因素均可导致本病。

1. 先天变异　如先天性尺侧腕屈肌腱膜紧张、肥厚，或先天性纤维筋膜弓形成等，致肘管纤维壁紧张、狭窄，纤维筋膜嵴形成，卡压尺神经而引起症状。

2. 肘关节病变　如关节内囊状突出、关节边缘骨质增生及类风湿性滑膜炎，均可造成肘管狭窄，压迫尺神经而产生症状。

3. 肱骨髁部病变　如骨折或骨骺发育不良、肘外翻畸形等，致肘管粗糙不平，容积减少，磨损、压迫、牵拉尺神经而产生症状。

4. 尺神经固着不良　肘管纤维壁宽松或薄弱，尺神经活动度增加，致屈肘时尺神经滑向前方，甚至滑过内上髁，伸肘时又复位，反复磨损，导致尺神经组织充血、水肿而产生症状。

尺神经于肘管处受压、牵扯及磨损，造成局部脉络损伤，气血凝滞不通，相应组织失去气血津液濡养，而致麻木或不仁。

考点与重点　肘管综合征的病因病机

（三）诊断与鉴别诊断

1. 主要病史　本病常有肘部外伤或劳损史。

2. 临床表现

（1）早期：手指的精细动作不灵活，进而发展到无名指感觉迟钝及疼痛，肘管处有明显压痛，屈肘时疼痛加重。手掌内侧及小指感觉异常或麻木，握物无力及手指外展无力。

（2）晚期：尺神经麻痹引起骨间肌、蚓状肌瘫痪及尺神经支配区域痛觉减退，"爪形手"畸形。

3. 体格检查

（1）肘管处有压痛，肘屈曲试验阳性（图3-16）。方法：患肘下垂，令前臂屈肘120°，持续3分钟，出现手部尺侧感觉异常为阳性。

（2）肘下 Tinel 征阳性（图 3-17）。

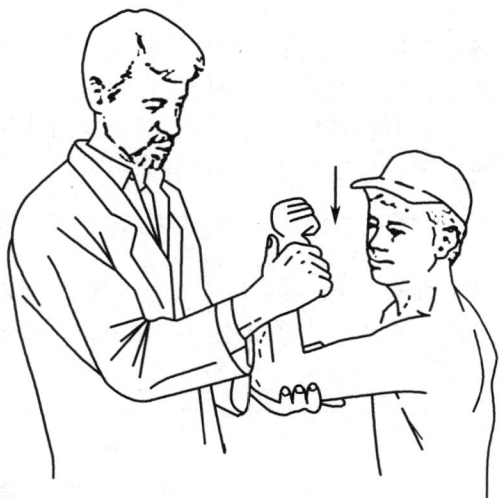

图 3-16 屈肘试验

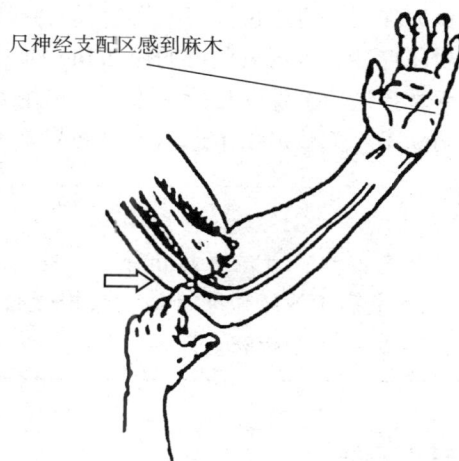

尺神经支配区感到麻木

图 3-17 肘下 Tinel 征

4. 辅助检查

（1）X 线检查：部分患者有肘外翻表现。

（2）肌电图检查：尺神经在肘部传导速度减慢或完全性传导阻滞。

（3）高频超声诊断：能够明确肘管综合征的病因以及尺神经的形态学变化。

5. 鉴别诊断

（1）神经根型颈椎病：以手尺侧麻木、乏力为主要表现。主要区别在于颈椎病时肘管区无异常表现，颈椎 X 线片多有改变，肘管综合征无肘上颈项部症状。

（2）神经鞘膜瘤：肘部尺神经鞘膜瘤与肘管综合征有同样表现，检查时可扪及节段性增粗的尺神经，Tinel 征阳性，无肘部骨关节病变。

（四）治疗

1. 理筋手法 以解除尺神经的压迫、舒解疼痛为目的。手法操作：患者端坐，肘微屈曲，医生站于患侧。一手托住患侧前臂，另一手拇指指腹于筋结处做轻柔按摩，然后拇指尖在该处做弹拨等强刺激手法。然后医生一手握患肢腕部，另一手拇指置于肱骨内上髁肘管上，随肘关节屈伸拇指向下推按，再以食指或中指于患侧锁骨中点上 1cm 处按压，以患肢远端出现麻木感为佳。

考点与重点 肘管综合征的理筋手法

2. 药物治疗

（1）内服中药

1）气滞血瘀证：治宜活血化瘀，散结通络，方用桃红四物汤加减。

2）气血亏虚证：治宜益气养血，疏经通络，补中益气，方用黄芪桂枝五物汤加减。

3）脾肾亏虚证：治宜温补脾肾，通经活络，方用四君子汤加全蝎、僵蚕、五加皮等。

（2）外用中药：海桐皮汤湿热敷，减轻组织水肿。

（3）西药治疗：可口服非甾体抗炎药以减轻炎症反应和疼痛，辅以神经营养药改善神经元的传导。

3. 针灸疗法 取阿是穴，进针后行提插、捻转手法，得气后行温针灸，留针 15～20 分钟，每日 1 次，10 次为 1 个疗程。

4. 固定疗法 症状较重的患者，肘关节伸肘位制动 3～4 周，目的在于减少对尺神经的刺激。

5. 物理疗法 可采用超短波、微波、红外线等温热疗法。

6. 练功疗法　早期应多做握拳活动，促进患肢血液循环。若病程至晚期行手术治疗后更应多做用力握拳活动，配合手滚圆球锻炼，以尽快恢复手指功能。

7. 针刀疗法　可通过针刀松解肘部弓状韧带，松解尺神经卡压。注意不要损伤尺神经。

8. 封闭疗法　可用氢化可的松 25mg 加 1% 普鲁卡因 2mL 行肘管内封闭，每周 1 次。

9. 手术疗法　经保守治疗无效，可选用手术治疗。常用方法有肘管切开减压术、尺神经前移和肱骨内上髁切除术。关节镜手术适用于肘关节无明显畸形、尺神经无明显变性的肘管综合征患者。

> **链接**
>
> 特色疗法：直流电离子导入，将 2% 维生素 B_{12} 导入阳极，5% 碘化钾溶液导入阴极，以维持神经营养及神经传导功能，促进慢性炎症消散，减轻肘管压迫。每次 15～30 分钟，每日 1 次，20 次为 1 个疗程。

（五）预防

1. 避免肘部长时间处于受压状态，如避免长时间枕臂入睡或肘部长时间靠在硬物上。
2. 肘部骨折，应及时就医并进行正规治疗，以防出现肘关节畸形压迫尺神经。
3. 加强上肢和肩背部肌肉的锻炼，提高关节的稳定性。

> **医者仁心**
>
> 2019 年，WHO 发布《国际疾病分类第 11 版（ICD-11）》，首次将传统医学（包括针灸）纳入全球疾病分类体系。肱骨内上髁炎作为"肌肉骨骼系统疾病"范畴，针灸被列为推荐疗法之一。WHO 对针灸治疗肱骨内上髁炎的认可，是中医药"从经验到科学"的里程碑。未来需进一步通过多学科研究揭示中医治疗疾病的机制，推动中医筋伤学在全球范围内的"守正创新"。

第三节　腕与手部筋伤

> **案例导入**
>
> 患者，女，36 岁，家庭主妇，因"右手腕桡侧疼痛、活动受限 3 月余"就诊，近 3 个月来右手腕桡侧疼痛，拧毛巾、抱孩子时加剧。查体：桡骨茎突处压痛明显，握拳尺偏试验阳性。X 线片示手腕部骨与关节未见异常改变。
>
> 问题：1. 该病应诊断为什么？
> 　　　2. 针对患者的情况，如何采用手法治疗？

一、腕部扭挫伤

（一）概述

腕部的结构复杂、运动灵活，常因运动不慎或用力不当造成腕部的扭挫。腕部扭挫伤涉及桡腕关节、腕中关节、腕掌关节及其他相关的软组织。前臂的肌腱及滑液鞘均经过腕部，这些结构依靠特殊变厚的深筋膜与腕骨保持密切的联系，这样的解剖关系，可以适应腕部的大范围运动和手的多种复杂功能，当外力超过腕部软组织的承受能力时，即可发生腕部扭挫伤或腕骨间骨错缝，出现相应症状，影响腕及手的功能。

考点与重点 腕部扭挫伤的概念及治疗原则

（二）病因病机

本病一般为直接暴力或间接暴力所致，间接暴力常见，是由于上肢用力过猛，或跌倒时手掌或手背着地，腕部过度背伸、掌屈或旋转，引起腕部韧带、筋膜的扭伤，甚至撕裂；也可以因打击或挤压等直接暴力挫伤腕部。

中医学认为，手腕部的扭挫跌仆易导致腕部伤筋后局部瘀血形成，血运滞涩，引起疼痛和功能障碍。迁延日久，则瘀血凝结，血不荣筋，导致筋肉挛缩、疼痛。

> **链接**
>
> 《诸病源候论》曰："夫腕伤重者，为断皮肉、骨髓，伤筋脉，皆是卒然致损，故气血隔绝，不能周荣，所以须善系缚，按摩导引，令其气血复。"

（三）诊断与鉴别诊断

1. 主要病史 如跌仆、腕关节扭挫等。

2. 临床表现 主要症状为腕部酸痛无力，腕关节活动受限，重则腕部肿痛，功能活动受限。挫伤者，一般肿胀较重，可见皮下瘀血斑，甚至皮肤破损等。

3. 体格检查 局部压痛拒按，功能活动障碍，并且可伴有皮下弥漫性瘀斑。

4. 辅助检查 桡腕关节正侧位、斜位 X 线检查一般无异常发现，如疑合并骨折，可在伤后 2 周复查。CT 检查可排除隐匿性骨折。肌骨超声检查、MRI 检查可以发现隐匿性骨折、腕部韧带撕裂等，使诊断更加准确。

5. 鉴别诊断 本病应与腕部的各种骨折、脱位相鉴别。

（1）桡骨远端骨折：桡骨远端骨折者患肢疼痛、肿胀较剧烈，可有畸形，可触及骨擦感。必要时需结合 X 线、CT 等辅助检查排除隐匿性骨折。

（2）腕舟骨骨折：临床比较常见，表现为鼻烟窝肿胀（阳溪穴部位），局部压痛明显。桡偏腕关节或叩击第 2、第 3 掌骨头部，腕部有剧烈疼痛。临床需结合 X 线检查或 CT 检查以鉴别。

（3）腕月骨骨折伴脱位：腕部掌侧肿胀隆起，多为腕月骨骨折同时向前脱位，局部压痛明显。握拳时第 3 掌骨头有明显的凹陷。X 线检查或 CT 检查可明确诊断。

> **链接**
>
> 伤后早期宜冷敷，有韧带撕裂者需予以固定。腕关节扭伤后容易发生腕部韧带挛缩，出现腕关节掌指关节僵硬，应主动活动，如早期主动进行指间关节、掌指关节的运动。待外固定去除后，积极进行腕关节的运动及前臂的旋转运动，如揉转小球、核桃等。

（四）治疗

采用理筋、药物等非手术方法治疗为主，受伤后可冷敷、固定处理，注意休息，避免损伤加重，理筋手法应在受伤 2～3 天后进行，严重者考虑手术治疗。

1. 手法治疗

（1）点穴理筋：先于前臂掌侧、背侧压痛点（阿是穴）点穴，腕部肿胀、压痛不明显时，采用轻柔和缓的按、摩、揉、捏等手法作用于腕部，使筋急、筋挛得以松弛。

（2）牵指活腕：再分别拿住各指末端左右摇晃、拔伸3～6次，使受损之筋得以松弛、理顺，然后轻轻屈伸腕部，理顺筋络。

2. 药物治疗

（1）内服中药

1）气滞血瘀证：多见于损伤早期，局部肿胀疼痛，痛处固定、拒按，腕部活动不利。舌质红，苔薄白，脉弦。治宜活血化瘀，消肿止痛，方用活血止痛汤加减。

2）寒湿阻络证：伤后日久，手腕沉重冷痛，顽麻，肿胀反复，时轻时重，屈伸不利。舌淡胖，苔白滑，脉沉弦或滑。治宜除湿散寒，祛风通络，方用薏苡仁汤加减。

（2）外用中药：急性扭挫伤局部瘀肿者，可选用消瘀止痛膏、双柏散或消炎散外敷。肿痛减轻后，可选用上肢损伤洗方、海桐皮汤煎水熏洗。

（3）西药治疗：可内服非甾体抗炎药，外用抗炎镇痛类药物如双氯芬酸二乙胺乳胶剂。

3. 针灸疗法　取患侧腕部阿是穴及合谷、内关、外关、列缺、阳池、曲池、阳溪等穴位进行针刺。

4. 固定疗法　腕关节扭挫伤后应将腕部制动休息。损伤严重者，可用石膏托或支具将腕关节固定在功能位，3周左右随病情好转情况去除外固定，改用护腕继续保护2周左右。

5. 物理疗法　损伤早期肿胀严重者可采用冷疗，中后期可采用超短波等物理治疗。

6. 练功疗法　受伤24小时后疼痛缓解，可练习手指屈伸活动。3～5天疼痛减轻后，练习用力握拳及伸展手指的运动，如握力球、揉转金属球、核桃，待腕部外固定去除后，练习腕关节屈伸及前臂旋转活动，功能锻炼应以不加重腕部的疼痛为准。

（五）预防

1. 运动前充分热身以增加腕关节的灵活性，根据运动项目的特点和自身腕部的情况，选择合适的护具。

2. 运动过程中要保持正确的运动姿势，合理安排运动量，通过一些专业练习来增强腕部的肌肉力量和关节稳定性。

3. 日常工作生活中要注意保持正确的工作姿势，避免过度使用腕部。

医者仁心

　　唐代蔺道人，隐居山林潜心钻研，著成《仙授理伤续断秘方》，这是我国现存最早的一部骨伤科专著，开创了中医骨伤科系统理论与实践的先河。他心怀苍生，治病救人不分贵贱，面对贫苦患者，常常免费施医赠药，其仁心仁术备受赞誉。

二、桡尺远侧关节损伤

（一）概述

桡尺远侧关节解剖复杂，是由桡骨远端乙状切迹与尺骨小头、尺骨小头与腕关节三角软骨复合体构成的双枢轴滑膜关节，由关节囊、韧带、骨间膜加固，完成前臂及腕关节的稳定和功能的实现。是连接手和前臂的重要关节，对维持手和前臂的正常旋转功能和腕关节的稳定具有重要作用，前臂的旋前和旋后通过上尺桡关节和下尺桡关节作为一个整体来实现。桡尺远侧关节损伤是指因创伤（如跌倒时手掌撑地、运动撞击）或慢性劳损（如长期重复旋转动作）导致的关节结构破坏，包括 TFCC 撕裂、韧带损伤或关节脱位。

考点与重点 桡尺远侧关节损伤的概念及手法治疗

（二）病因病机

本病青壮年发病率较高。多因跌倒时腕部背伸位触地，受到旋转、剪切伤，或长期做前臂回旋活动的工作（如洗衣服等），而致桡尺远侧关节的损伤。若损伤严重，破坏了该关节的稳定性，则可发生桡尺远侧关节损伤。

中医学认为，桡尺远侧关节的扭挫跌仆易导致局部骨错筋伤，伤后局部瘀血形成，血运滞涩，引起疼痛和功能障碍。迁延日久，则瘀血凝结，血不荣筋，导致筋肉挛缩、疼痛。

链接

> 《医宗金鉴·正骨心法要旨》曰："腕骨……若坠车马，手掌着地，只能伤腕；若手指着地，其指翻贴于臂上者，则腕缝必分开。"

（三）诊断与鉴别诊断

1. 主要病史 通常有明确外伤史，如跌仆、腕关节扭挫等。

2. 临床表现 在桡尺掌侧或背侧部有局限性肿胀，压痛，前臂旋前或旋后受限，并且伴有疼痛，偶有弹响，腕关节背伸时医生下压尺骨小头部疼痛加重，患手不能举重物，自觉腕部无力。

3. 体格检查 局部压痛，桡尺远端掌侧或背侧被动活动增加，指压尺骨小头有浮动感或摩擦音。慢性期腕部疼痛，前臂活动时加重，休息后减轻，尺骨小头较正常隆起，按压有松动感，腕三角软骨盘挤压试验阳性（图3-18），即前臂旋前，用力将腕关节极度掌屈、尺偏，则桡尺远侧关节处疼痛。

4. 辅助检查 X线检查一般无明显异常，部分患者正位片显示桡尺远侧关节间隙增宽，侧位片显示尺骨小头有前后轻度移位。可行双侧腕部X线片对比。

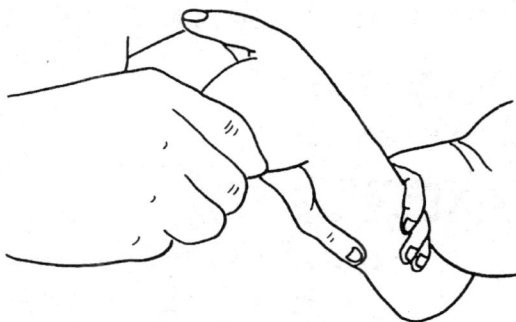

图3-18 腕三角软骨盘挤压试验

5. 鉴别诊断

（1）腕舟骨骨折：多发生于青壮年，有明显外伤史，鼻烟窝处多呈肿胀，且有明显压痛，桡偏腕关节或叩击第2、第3掌骨头部，腕部有剧烈疼痛。X线检查可以确定诊断。

（2）腕月骨无菌性坏死：有外伤史或慢性劳损史，腕部疼痛，腕背部稍肿，腕关节伸屈受限，以背伸受限显著。腕背正中相当于月骨处有明显压痛，X线检查显示，早期月骨密度增高或囊性改变，但轮廓无明显改变；中期可见月骨变形或碎裂；晚期有腕关节创伤性关节炎。

链接

> 当前臂发生旋前动作时，在近端桡尺关节会发生桡骨头往前的滚动和往后的滑动，而在远端桡尺关节会发生桡骨乙状切迹往前的滚动和滑动；当前臂发生旋后动作时，在近端桡尺关节会发生桡骨头往后的滚动和往前的滑动，而在远端桡尺关节会发生桡骨乙状切迹往后的滚动和滑动。

（四）治疗

1. 理筋治疗

（1）对桡尺远侧关节的一般性损伤的手法治疗可参考"腕部扭挫伤"。

（2）如有桡尺远端关节分离、尺骨小头突起者，可用手法复位。复位时患者掌心向下，医生右手拇、食二指分别捏住桡骨远端背侧与掌侧，其余三指扶持手掌桡侧鱼际部；左手食指半屈曲，以末节的桡侧顶住尺骨小头，拇指扶持尺骨小头的背面，视尺骨小头移位情况沿顺时或逆时针方向环转腕关节，并将尺骨小头向桡侧和掌侧或背侧挤压靠拢。复位后无浮动感，患者自觉症状减轻。

2. 药物治疗

（1）中药治疗：同"腕部扭挫伤"。

（2）西药治疗：同"腕部扭挫伤"。

3. 针灸疗法

取阿是穴、外关、阳池、阳谷、腕骨、养老、神门等腕部穴位，急性期以强刺激为主，以酸麻胀痛得气为佳；慢性期以轻刺激为宜，或加艾灸。

4. 固定疗法

桡尺远侧关节损伤应进行有效固定。无明显桡尺远侧关节分离者，可用夹板固定，将腕部以衬棉包扎3～5层，然后放置大小适宜的夹板，用布绷带加压包扎固定，最后用三角巾屈肘90°前臂中立位悬吊于胸前。固定时间为3～4周。

因在前臂旋转时，桡尺近侧与远侧关节同步运动，单纯使用前臂石膏难以控制前臂纵向旋转，势必造成固定不牢，从而影响治疗效果。所以，对部分伴有桡尺远侧关节脱位的患者在纠正脱位后，应采用上肢长臂石膏托屈肘90°前臂中立位固定，必要时选用长臂石膏夹固定，固定时间6周左右。

5. 物理疗法

损伤24小时内采用冷敷，3天后可以选用微波、超短波、红外线等治疗。

6. 练功疗法

受伤24小时疼痛缓解后，练习手指屈伸活动。去除外固定后，进行腕关节屈伸及前臂旋转活动锻炼。练功活动应以不加重腕部的疼痛为度。

（五）预防

同"腕部扭挫伤"。

医者仁心

"双桥老太太"罗有明，出身骨科世家，自幼刻苦学习正骨之术。她不仅医术精湛，正骨手法稳、准、轻、快，更以高尚的医德闻名遐迩。她经常免费为患者诊治，对经济困难的患者还给予生活上的帮助。在战争年代，她更是不顾危险，奔赴战场为战士们救治伤病，被解放军指战员亲切地称为"编外好军医"。

三、腕管综合征

（一）概述

腕管是腕掌侧一个骨纤维性管道（图3-19），其桡侧为舟骨及大多角骨，尺侧为豌豆骨及钩骨，背侧为月骨、头状骨、小多角骨，掌侧为腕横韧带。指深、浅屈肌腱及正中神经、拇长屈肌腱从腕管内通过。

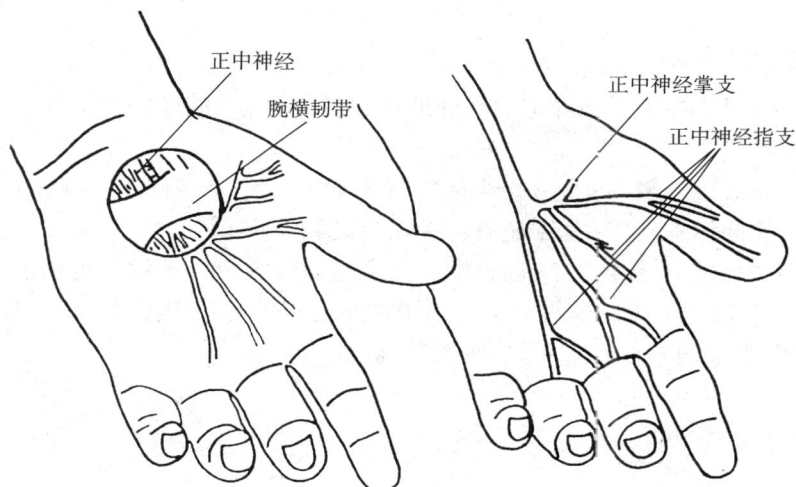

图 3-19 腕管

腕管综合征在临床中较为多见。该病是由于正中神经在腕管中受压而引起的以手指（小指除外）麻木、疼痛、无力为主的感觉、运动和自主神经功能紊乱的一系列临床症状，属于中医学"痹证""麻木"范畴。腕部正中神经感觉支配区域见图 3-20。

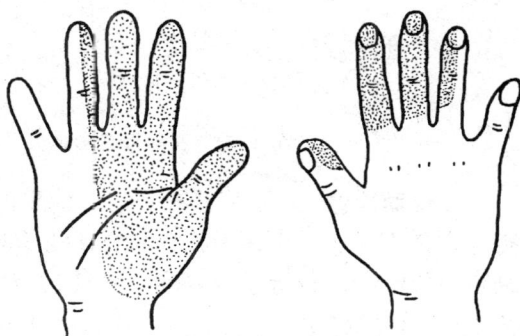

图 3-20 腕部正中神经感觉支配区域

考点与重点 腕管综合征的概念及鉴别诊断

（二）病因病机

腕管内的组织排列十分紧密，任何增加腕管内压的因素，都将使正中神经受压而产生一系列症状。

1. 腕管内容物慢性病变 长期反复、过度使用腕关节可使腕部发生慢性损伤。腕部的活动范围较大，在掌指和腕部活动中，指屈肌腱和正中神经长期与腕横韧带来回摩擦，引起肌腱、神经的慢性损伤，尤其在握拳屈腕时。风湿和类风湿疾病、糖尿病、怀孕、产后或闭经期内分泌功能紊乱，以及结缔组织病和掌长肌先天性肥大均可诱发腕管内病理变化，正中神经受卡压。

2. 腕管内容物的增多 如常见的腱鞘囊肿、良性肿瘤、钙质沉着、痛风石等。肥胖亦可增加发病风险，可能的原因为肥胖者腕管内脂肪组织沉积，正中神经受压，血供减少，引起神经损伤。

3. 腕管容积缩小 腕横韧带可因内分泌病变（肢端肥大症、黏液性水肿）或外伤后瘢痕形成而增厚，或月骨脱位、桡骨远端骨折畸形愈合等都可使腕管内腔缩小，压迫正中神经。

链接

腕管是由腕骨、韧带、肌腱以及正中神经等组成的一个复杂的解剖结构，其内面有8块腕骨，分为两排，远端自桡侧至尺侧依次为大多角骨、小多角骨、头状骨和钩骨，近端则依次为舟骨、月骨、三角骨和豆骨，腕管的掌面由横跨其上的腕横韧带形成，正中神经的位置处于9条屈肌腱的上方，腕横韧带的正下方，它被包裹在一层腱鞘结构里，正中神经对于压力作用非常敏感。

（三）诊断与鉴别诊断

1. 主要病史   除因外伤导致的腕部陈旧性骨折外，本病多无明确外伤史。常见于腕部的慢性损伤，多见于职业性损伤。

2. 临床表现   典型表现，患手桡侧 3 个半手指感觉异常，麻木或刺痛，多于腕背伸动作如骑车拧车把时加重，部分患者夜间加剧，甚至影响睡眠，活动或甩手后可减轻。

3. 体格检查   正中神经支配区的感觉异常、痛觉过敏、大鱼际萎缩、拇指外展无力。体格检查发现以下三项中的一项即应考虑腕管综合征：正中神经支配区的感觉异常、神经叩击试验（Tinel 征，图 3-21）阳性、屈腕试验（Phalen 征，图 3-22）阳性。

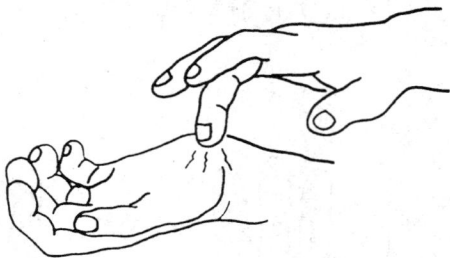

图 3-21   神经叩击试验   图 3-22   屈腕试验

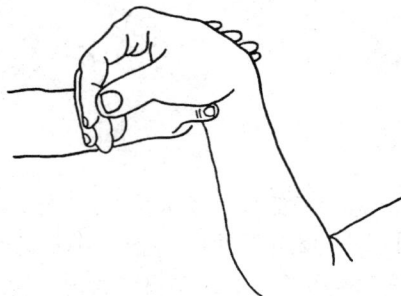

4. 辅助检查   肌电图检查，通过检测正中神经在腕管内的传导情况以及相关肌肉的电活动，判断是否存在正中神经受压，为腕管综合征的诊断提供客观依据。肌骨超声检查能清晰显示腕部肌肉、肌腱、韧带、神经、占位等组织病变。MRI 检查可以直观反映腕部解剖结构的异常，发现正中神经受压的特征以及占位的情况。

5. 鉴别诊断

（1）颈椎病：除腕部症状外，多伴有颈部疼痛等症状，肌电图和颈椎 MRI 检查可鉴别。

（2）胸廓出口综合征：如颈肋可有手部发麻或疼痛，但不局限于正中神经区，较多在患手尺侧，患者多伴有血管受压症状，如手指发冷、发绀，桡动脉搏动减弱，X 线检查有颈肋可以鉴别。

（3）多发性神经炎：常双侧发病，不局限于正中神经，尺神经、桡神经也可同时受累，呈手套状感觉麻木区。

> **链接**
>
> 腕部的创伤要及时、正确处理，尤其是腕部的骨折和脱位，要对位良好。对于合并有风湿免疫类疾病或高尿酸血症者，应积极治疗原发病，已发生腕管综合征者，急性疼痛期施行理筋手法后要固定腕部，不宜做热疗，以免加重病情。经保守治疗无效者，应尽快行手术治疗，防止正中神经长时间严重受压而变性。

（四）治疗

1. 理筋治疗   术者可用拇指、食指指腹或指尖按压、揉摩患者外关、阳溪、鱼际、合谷、劳宫及阿是穴，然后将患手在轻度拔伸下，缓缓旋转、屈伸腕关节。最后依次拔伸 1～4 指，以能发生弹响为佳。

2. 药物治疗

（1）内服中药

1）气滞血瘀证：腕部压痛，手指麻木、刺痛，得热痛增，腕部活动不利，舌质紫，苔薄白，脉弦或涩。治宜活血通络，方用舒筋活血汤加减，或内服舒筋活血片等。

2）阳虚寒凝证：手指麻木，遇寒冷者发冷、发绀，手指活动不便，舌质淡，苔薄白，脉沉细。治宜调养气血，温经通络。方用当归四逆汤加减。

3）风邪阻络证：手指麻木，疼痛游走不定，遇风加剧，舌质淡，苔薄白，脉弦。治宜祛风通络，方用小活络丸加减。

（2）外用中药：早期可贴舒筋活血祛痛膏、通络祛痛膏、云南白药膏等祛风消肿、活络止痛。中后期可用八仙逍遥汤或海桐皮汤熏洗。

（3）西药治疗：可内服非甾体抗炎药、神经营养药物、改善微循环药物，外用抗炎镇痛类药物。

3. 针灸疗法 取阳溪、外关、合谷、劳宫等穴，得气后留针 15 分钟，隔日 1 次。

4. 固定疗法 一般不需要固定，或只用腕部弹力带固定，严重者才用腕关节支具，将腕关节固定于中立位，观察 2～4 周后，症状缓解后可解除外固定。

5. 物理疗法 康复期可以用微波、超短波、红外线等辅助治疗。

6. 练功疗法 固定 24 小时后疼痛减轻，在有外固定的情况下，应加强练习各指伸屈活动；解除固定后练习手指、腕关节屈伸及前臂旋转活动，防止失用性肌萎缩及粘连。

7. 针刀疗法 主要通过对腕横韧带的切割松解，减轻腕管内对正中神经的压迫，减轻腕管内压力，应用得当，具有较好的疗效。操作时应避开正中神经，切勿损伤神经，超声引导可显著提高安全性及有效率。

8. 注射封闭 选用含有盐酸利多卡因、醋酸曲安奈德注射液或复方倍他米松注射液等制剂的溶液做腕管内注射，每周 1 次，2～3 次为 1 个疗程，可配合手法与固定方法治疗。应注意不能将药物注入正中神经鞘内，否则可造成神经损伤，超声引导可显著提高安全性及有效率。

9. 手术治疗 病情严重或病程长，出现肌萎缩，经非手术治疗无效者，根据情况选择手术治疗以彻底松解正中神经压迫。

（五）预防

1. 保持良好的工作与生活习惯，避免手腕长时间处于不自然的弯曲或扭转状态，合理安排工作节奏，避免过度劳累。

2. 适当的运动锻炼，增加腕关节灵活性；增强上肢肌肉力量，减轻手腕负担。

3. 避免腕部长时间接触冷水；选择合适的劳动工具，避免过度弯曲手腕。

4. 注重疾病管理，糖尿病、类风湿关节炎、痛风、甲状腺功能减退等疾病的人群，要积极治疗和控制基础疾病。

医者 仁心

20世纪80年代初期，超声开始在我国应用于一些简单肌骨疾病的诊断，如骨髓炎、囊肿等。到了 20 世纪 90 年代，彩色超声问世，其在肌骨疾病领域的应用才真正起步，北京大学第三医院、北京积水潭医院等诸多医院的前辈们积极探索实践。进入 21 世纪，国内如郭瑞军教授等一批先驱者大力推动，2007 年，中国超声医学工程学会肌骨超声专业委员会在北京成立，标志着我国肌骨超声发展进入全新阶段。

四、腕关节三角软骨复合体损伤

（一）概述

腕关节三角软骨复合体（triangular fibro-cartilage complex，TFCC）为三角形的纤维软骨组织，其底边附着于桡骨远端尺骨切迹的边缘，尖端附着于尺骨茎突基部。具有限制前臂过度旋转的功能，是桡尺远侧关节的主要稳定装置。它是维持腕关节稳定性的重要结构，起到缓冲震荡、分散压力、协调腕关节运动的作用。

TFCC 损伤是指因外伤或退行性变，出现远侧尺桡关节稳定性缺失、腕关节尺侧疼痛、活动时有弹响、腕关节旋转受限等为主要临床特征的疾病。本病发病人群以青壮年为主，多见于有外伤史或腕部过度使用者。

> **考点与重点** TFCC 损伤的概念及手法治疗

（二）病因病机

由于下尺桡关节的解剖结构相对不稳定，突发扭转暴力可使下尺桡关节过度旋转，超出正常范围，导致 TFCC 损伤。另外，长期劳损也可引起 TFCC 退变。按致伤原因不同，可分为创伤性因素、退行性因素、其他因素。

1. 创伤性因素

（1）摔倒时手撑地。

（2）腕关节过度扭转：在一些需要频繁扭转腕关节的运动或工作中，如打网球时的反手击球动作、拧螺丝等，会使 TFCC 受到过度的牵拉和挤压，从而导致损伤。

2. 退行性因素　随着年龄的增长，TFCC 会逐渐出现退变，其内部的纤维组织会发生磨损、撕裂等变化。长期从事腕部负重工作或频繁使用腕关节的人群，TFCC 退变的速度可能会加快，更容易出现损伤。

3. 其他因素　腕关节发育异常，如尺骨撞击综合征，由于尺骨相对过长，会增加 TFCC 的压力，其更容易受损。此外，类风湿关节炎等疾病也可能累及 TFCC，导致其损伤。

本病也常并发于桡骨远端骨折或腕部其他严重的损伤，此时腕三角软骨损伤的早期症状常被其他严重损伤所掩盖。

> **链接**
>
> 《杂病源流犀烛》曰："忽跌扑闪挫，卒然身受，由外及内，气血俱伤病也。……夫至气滞血瘀，则作肿作痛，诸变百出。"

（三）诊断与鉴别诊断

1. 主要病史　常有明确外伤史，或腕部过度重复使用劳损史。网球运动员、体操运动员、推拿从业者属于高危人群。

2. 临床表现

（1）疼痛：腕关节尺侧疼痛是最主要的症状，疼痛通常在用力旋转腕关节、支撑体重或按压腕关节尺侧时加重。

（2）肿胀：损伤部位可能会出现肿胀，尤其是在急性损伤后，有时还会伴有局部发热的症状。

（3）活动受限：尤其是旋转和尺偏、桡偏活动。

（4）弹响和卡顿：在活动腕关节时，部分患者可能会感觉到腕关节尺侧有弹响或卡顿现象，这是由于损伤的 TFCC 组织在关节内移动或与其他结构摩擦引起的。

3. 体格检查　腕关节尺侧、远侧尺桡关节隐窝处压痛（图 3-23），前臂中立位腕关节尺偏可产生腕关节尺侧疼痛。尺骨撞击试验（图 3-24）为阳性（轴向压迫患者腕关节，过伸和尺偏腕关节，引发疼痛）。

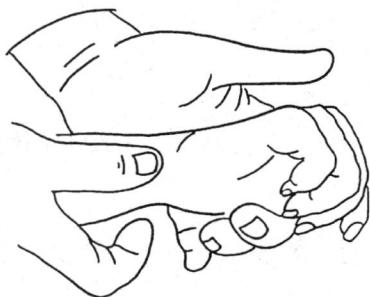

图 3-23　尺侧隐窝处压痛　　　　　　　图 3-24　尺骨撞击试验

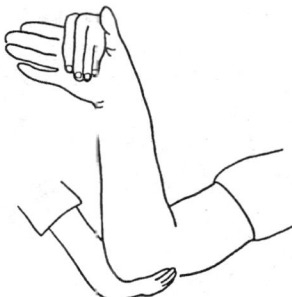

4. 辅助检查

（1）X 线检查：常规平片可发现尺骨等变异，以及尺骨远端完整性和腕部轴向力线的变化。

（2）MRI 检查：是诊断腕关节三角软骨复合体撕裂的有效手段，冠状面的 T_2 加权像对于该复合体撕裂的诊断最有价值。

（3）腕关节镜：腕关节镜可清晰显示损伤部位和程度。

5. 鉴别诊断　本病应与桡腕关节扭挫伤、腕尺侧副韧带损伤、腕部的各类型骨折等疾病相鉴别。

（1）桡腕关节扭挫伤：常因扭伤或直接挫伤导致腕关节疼痛，但疼痛部位集中在腕关节桡侧，通过仔细询问病史及查体可鉴别。

（2）腕尺侧副韧带损伤：与本病相似，可因外伤或劳损而出现腕关节尺侧疼痛，但腕尺侧副韧带损伤者通常疼痛部位较表浅，尺骨撞击试验为阴性，反而桡偏腕关节时可出现腕关节尺侧疼痛，结合肌骨超声、MRI、腕关节镜检查，可资鉴别。

> **链接**
>
> 治疗时应充分考虑到腕关节三角软骨血供较差，愈合较慢，甚至存在不愈合的可能。针对腕三角纤维软骨"损伤易、治难愈"的特点，医生在治疗的同时应向患者交代该病的严重性、迁延性，并定期随访，及时评估疗效，以便采取相应治疗措施。

（四）治疗

1. 理筋治疗　采用拔伸捺正法。先行腕部牵引，维持牵引下环转摇晃腕关节，再轻揉尺骨头与桡骨远端的尺侧缘，后适度力量按压此处，屈伸并再次摇晃腕关节，最后维持腕部于功能位固定。

2. 药物治疗　同"腕部扭挫伤"。

3. 针灸疗法　隔姜灸或艾条悬灸痛处，适用于寒湿或气血不足型。

4. 固定疗法　损伤初期，行理筋手法后，将腕关节置于中立位，前臂置于旋后位，以腕关节支具固定 4～6 周，后期佩戴护腕保护。

5. 物理疗法　急性期冷敷消肿，损伤后期可酌情应用热敷、离子导入、磁疗、蜡疗、超短波等以促进局部血液循环，加速组织修复，缓解疼痛和肿胀。

6. 练功疗法　急性损伤早期，在固定下，患肢手指、肘关节、肩关节可做适当的屈伸活动，以防止发生相邻关节僵硬及肢体肌肉萎缩等并发症。解除固定后，逐步练习腕部功能活动。

7. 封闭疗法　用醋酸曲安奈德注射液或复方倍他米松注射液 1mL 加 1% 盐酸利多卡因注射液 2～3mL 做痛点注射，每周 1 次，3 次为 1 个疗程。

8. 手术治疗　如保守治疗效果不满意；三角软骨复合体损伤严重，如完全撕裂、脱位，或合并有腕关节其他结构损伤，如尺骨茎突骨折不愈合、下尺桡关节脱位等，导致腕关节稳定性受到明显影响的情况；存在明显的尺骨撞击综合征，经保守治疗无法缓解，且影像学检查显示 TFCC 损伤与尺骨撞击有关的患者可考虑手术治疗，主要有尺骨短缩术、腕关节镜下三角软骨清创或修补等。

（五）预防

同"腕部扭挫伤"。另外，本病具有易发、难愈的特点，损伤早期应注意固定休息，为软骨修复提供良好环境，4～6周后再逐渐进行腕关节屈伸及旋转功能锻炼。

五、手腕部腱鞘囊肿

（一）概述

手腕部腱鞘囊肿是发生于手腕关节腱鞘的囊性肿物，内含无色透明或微呈白色、淡黄色的浓稠黏液，囊壁为致密的纤维结缔组织（图3-25）。古称"腕筋结""腕筋瘤""筋结"等。腱鞘囊肿外壁由多方向的胶原纤维组成，因其内壁缺乏上皮细胞，故认为不是真正的囊肿。本病好发于腕背侧，任何年龄都可发生，但多见于青壮年，女性多于男性。

考点与重点　手腕部腱鞘囊肿的概念及手法治疗

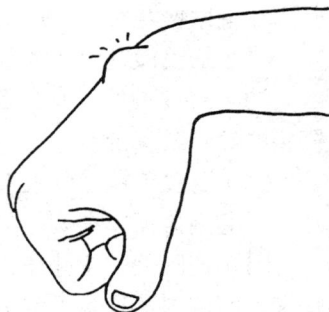

图 3-25　腕部腱鞘囊肿示意图

（二）病因病机

1. 劳损　频繁的活动使手腕部的腱鞘受到过度摩擦和压力，导致腱鞘组织发生损伤和退变，从而引发腱鞘囊肿。

2. 外伤　手腕部受到如扭伤、撞击等损伤，可能会导致腱鞘内的组织受损，引起局部的炎症反应，促使腱鞘囊肿的形成。

3. 关节退变　随着年龄的增长，手腕关节的软骨、韧带等组织会发生退变，关节的稳定性下降，关节液容易通过薄弱的关节囊或腱鞘间隙渗出，形成腱鞘囊肿。

4. 其他因素　类风湿关节炎等全身性疾病，以及遗传因素等，也可能与手腕部腱鞘囊肿的发生有关。中医学认为，寒邪侵袭，或劳作损伤筋脉、气血运行不畅而致病。病机为气滞血瘀，寒邪凝聚。

链接

《灵枢·经筋》中治疗经筋病主张"治在燔针劫刺，以知为数，以痛为输"。提出了经筋病的治疗手段可采用燔针，取穴应当以痛点为施治的部位，治疗的次数是以"知"为数，即以疾病痊愈为度。

（三）诊断与鉴别诊断

1. 主要病史　腱鞘囊肿生长一般较为缓慢，常于无意中发现，部分有逐渐增大的趋势。

2. 临床表现

（1）肿块：手腕部出现肿块是腱鞘囊肿最主要的症状。肿块通常为圆形或椭圆形，大小不一，小的如米粒，大的可能直径达2～3cm。肿块表面光滑，边界清晰，质地一般较硬，但也有部分囊肿质地较软，有弹性。

（2）疼痛：多数情况下，无明显疼痛，但在按压肿块时，部分患者会感到疼痛。

（3）活动受限：当腱鞘囊肿较大或位置特殊时，可能会影响手腕的正常活动。

3. 体格检查　囊肿发生的部位可触及囊性肿物，质软或韧，也有部分囊肿坚如骨质，但仍存一定弹性。

4. 辅助检查

（1）MRI检查：囊肿特征表现是T_1加权像呈低信号，T_2加权像呈高信号，边界清楚；MRI能更好地显示囊肿周围的结构关系。

（2）肌骨超声检查：可确定肿物的性质为囊性结构，可显示与周围结构的关系。

（3）X线检查：一般无明显异常发现，但可判断周围骨关节有无异常改变。

5. 鉴别诊断

（1）脂肪瘤：是脂肪颗粒堆积在一起，形成有包膜的包块，好发于脂肪丰富的部位。MRI、肌骨超声检查可以鉴别。

（2）腕部血管瘤：部分血管瘤表面皮肤可呈红色或紫红色，有时可触及搏动或闻及血管杂音，按压时肿块可能会缩小，松开后又恢复原状。

（3）腕部神经鞘瘤：常伴有神经功能障碍，如沿神经分布区域的疼痛、麻木、感觉减退或肌肉无力等症状，且症状可能会逐渐加重。

（4）类风湿关节炎累及腕关节：常表现为多个关节的对称性肿胀、疼痛、僵硬，尤其在早晨起床时明显，活动后症状可有所缓解，但随着病情进展，关节功能可能会受到严重影响，出现畸形等改变。实验室检查常可见红细胞沉降率增快，C反应蛋白升高，类风湿因子、抗CCP抗体等自身抗体可能呈阳性。

链接

　　对于腱鞘囊肿的诊断主要依赖病史、临床表现和主要体征。但不能判断囊肿与肌腱的关系。肌骨超声辅助检查具有无创性，有助于确定浅表软组织肿块的形态、大小及深度，区分肿块的囊实性与血流特征，易于分辨囊肿与腱鞘的关系，具有一定的临床应用价值，但其对软组织肿块无法进行病理诊断。

（四）治疗

对于较小、无症状的腱鞘囊肿，可以暂时不进行特殊治疗，定期观察其变化。部分腱鞘囊肿可能会自行吸收消失，但这种情况相对少见。

1. 理筋治疗　对于发病时间短，囊壁较薄，囊性感明显者，可用按压法压破囊肿。将腕背伸或掌屈（肿物在背侧者掌屈，反之背伸）使囊肿较为固定并突出后，术者用拇指向近侧或远侧挤压囊壁，囊壁薄弱一侧因囊内张力骤增而破裂，再用手揉捏囊肿部位，使之逐渐减小或消失。但这种方法有一定的复发率。破裂后，嘱患者从囊肿盲端向破口处挤压，每日晨起、上午、下午、睡前各1次，每次反复挤压3～5个回合，坚持2～3周。可促使囊壁贴合，减少复发概率。

2. 药物治疗　囊壁已破，囊肿变小，局部仍较肥厚者，可贴万应膏，使肿块进一步消散。

3. 针灸疗法　对囊壁厚、按压不破者，可加针刺治疗。患处消毒后，用三棱针垂直刺入囊肿内，起针后在肿块四周挤压，将囊肿内容物挤入皮下，部分胶状黏液可从针孔中挤出，然后用消毒敷料加压包扎2～3天，以减少复发。

4. 固定疗法　囊肿手法压破后，局部用绷带加压包扎，固定2～3天。

5. 物理疗法　热敷、超声波、冲击波等物理治疗方法可以缓解疼痛、减轻炎症、改善关节功能。

6. 练功疗法　固定疗法治疗24小时后，疼痛减轻即可进行腕和手指屈伸活动锻炼。

7. 穿刺抽液　在局部消毒后，使用注射器穿刺囊肿；抽出囊液，然后可向囊内注入糖皮质激素等药物，以减少复发的可能性。

8. 手术治疗　对于保守治疗无效、囊肿较大且症状明显、影响手腕功能的患者，可考虑手术切除腱鞘囊肿。

（五）预防与调护

同"腕管综合征"。

六、桡骨茎突狭窄性腱鞘炎

（一）概述

桡骨茎突狭窄性腱鞘炎是由于拇长展肌和拇短伸肌在桡骨茎突部的腱鞘内长期过度摩擦或反复损伤，导致腱鞘发生炎症、增厚、狭窄，从而引起以桡骨茎突处疼痛、压痛和活动受限为主要表现的疾病，属中医学"筋伤"范畴。拇长展肌和拇短伸肌肌腱在桡骨茎突局部有共同的腱鞘，经过桡骨茎突桡侧的纤维鞘管内，出鞘管后肌腱呈一折角分别止于第1掌骨基底和拇指近节指骨基底（图3-26）。当拇指和腕关节屈伸活动时，此折角加大，从而增加了肌腱与腱鞘的磨损，故该病发病率较高。该病好发于30～50岁，女性多于男性，因此又称"妈妈手"。

考点与重点 桡骨茎突狭窄性腱鞘炎的概念及手法治疗

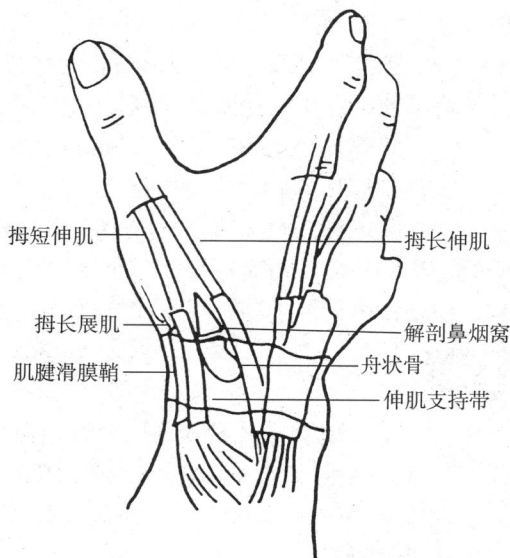

图3-26 桡骨茎突腱鞘示意图

拇短伸肌　拇长伸肌　拇长展肌　解剖鼻烟窝　舟状骨　肌腱滑膜鞘　伸肌支持带

（二）病因病机

1. 慢性劳损 频繁地做握拳、伸指、拇指外展等动作，是导致该病的主要原因。

2. 解剖因素 桡骨茎突处的腱鞘相对狭窄，拇长展肌和拇短伸肌的肌腱在其中通过时，空间较为有限，容易受到摩擦和挤压。

3. 外伤 手腕部或拇指的急性损伤，如扭伤、拉伤等，若未得到及时、正确的治疗，可能会导致局部组织的慢性炎症，进而引发该病。

4. 其他因素 女性在孕期或产后，体内激素水平的变化可能会导致腱鞘组织的水肿和增生，增加发病风险。此外，类风湿关节炎等疾病也可能累及腱鞘，引发炎症。

中医学认为，患者体弱血虚、血不荣筋，加之长期劳损导致局部气滞血瘀，血气运行不通则痛，部分患者可因腕关节外伤导致劳损的肌腱局部气滞血瘀。

> **链接**
>
> 《灵枢·经筋》记载："手太阳之筋……结于腕，上循臂，结于肘……其病当所过者支转筋，筋痛。"

（三）诊断与鉴别诊断

1. 主要病史 多有手腕部劳损史，某些病例有外伤史。

2. 临床表现

（1）疼痛：桡骨茎突处疼痛是最主要的症状，疼痛一般为隐痛、胀痛或酸痛，在用力活动拇指或手腕时，疼痛会明显加剧，部分患者疼痛可向拇指或前臂放射。

（2）活动受限：随着病情的发展，拇指和手腕的活动会受到限制，尤其是拇指的外展、伸展和握拳尺偏动作。

3. 体格检查 与健侧对比，患侧可见桡骨茎突处有一结节状轻微隆起，扪之约为豌豆大小，压痛明显。如将拇指屈于掌心，然后握拳，将腕部轻度偏向尺侧，桡骨茎突部疼痛者，为握拳尺偏试验（Finkelstein 试验，图 3-27）阳性。

4. 辅助检查

（1）X 线检查：一般情况下，桡骨茎突狭窄性腱鞘炎在 X 线片上无明显的特异性改变，但可以帮助排除其他可能引起腕部疼痛的疾病，如骨折、脱位、骨质增生等。

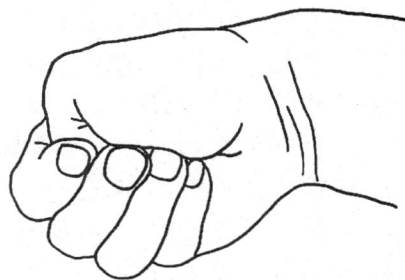
图 3-27 握拳尺偏试验

（2）超声检查：是一种常用的检查方法，可清晰地显示桡骨茎突处的腱鞘、肌腱等结构。同时，通过超声检查还能评估肌腱的运动情况，判断是否存在肌腱卡压等问题。

（3）MRI 检查：能更清楚地显示软组织的细节，MRI 可显示腱鞘的炎症改变，如腱鞘增厚、水肿，以及肌腱的信号异常等，有助于明确病变的范围和程度，尤其对于一些症状不典型或超声检查结果不明确者。

5. 鉴别诊断

（1）腕背侧腱鞘囊肿：主要表现为腕背部或桡侧出现圆形或椭圆形的肿块，一般质地较韧或有弹性，多数无明显疼痛，或疼痛程度相对较轻，超声检查可发现腕部的囊性肿物，边界清晰，内部为液性暗区，与桡骨茎突狭窄性腱鞘炎的超声表现不同，后者主要显示腱鞘和肌腱的病变。

（2）腕关节扭伤：多有明确的外伤史，伤后腕关节周围迅速出现疼痛、肿胀，可伴有皮下瘀斑，疼痛范围较广泛，不仅仅局限于桡骨茎突处。

（3）桡骨茎突骨折：有明确的外伤史，如摔倒时手部着地、手腕受到直接撞击等，伤后桡骨茎突处立即出现剧烈疼痛、肿胀、畸形，可伴有骨擦音或骨擦感，腕关节和拇指的活动严重受限。X 线检查可发现桡骨茎突处有骨折线、骨皮质不连续等骨折征象。

（4）拇指关节炎：常见于中老年人，多为拇指的掌指关节或指间关节发病，可累及多个关节，表现为关节疼痛、肿胀、畸形，活动时疼痛加剧，尤其是在进行握拳、屈伸拇指等动作时，疼痛可在关节活动的各个阶段出现，且随着病情进展，关节功能障碍会逐渐加重，可出现关节僵硬、活动范围减小等症状。与桡骨茎突狭窄性腱鞘炎的压痛部位不同，后者主要在桡骨茎突处的腱鞘。

链接

高频超声能清晰地显示狭窄性腱鞘炎中肌腱、腱鞘的病变形态及范围，实时动态显示肌腱在腱鞘内的运动情况，可为临床提供客观的诊断依据，并具有操作简便、经济、无创、可重复应用等优点，是狭窄性腱鞘炎首选的影像学检查方法。

（四）治疗

1. 理筋治疗 术者一手托扶患手，另一手在桡侧痛处做轻柔按摩、推拿，边做边拔伸牵引与旋转腕部，最后将拇指伸屈外展 5～6 次，并向远心端牵拉。以上方法需缓慢而稳妥，可每日或隔日 1 次。

2. 药物治疗

（1）内服中药

1）气滞血瘀证：多为早期，有急性劳损史。局部肿痛，皮肤稍灼热，筋粗。舌苔薄白，脉弦或涩。治宜活血化瘀，行气止痛，方用活血止痛汤加减。

2）虚寒凝滞证：多为后期，劳损日久，腕部酸痛乏力，劳累后加重，局部轻度肿胀，筋粗，喜按喜揉，舌质淡，苔薄白，脉沉细。治宜温经通络，调养气血。方用桂枝汤加当归、何首乌、威灵仙、黄芪等。

（2）外用中药：早期可贴舒筋活血祛痛膏、通络祛痛膏、云南白药膏等祛风消肿、活络止痛。中后期可用上肢洗方或海桐皮汤熏洗。

（3）西药治疗：口服非甾体抗炎药，如布洛芬、双氯芬酸钠等，可减轻炎症和疼痛。也可在桡骨茎突处涂抹消肿止痛药膏，如双氯芬酸二乙胺乳胶剂等。

3. 针灸疗法　针灸治疗取阳溪为主穴，配合谷、曲池、手三里、列缺、外关等，得气后留针 15 分钟，隔日 1 次，疗程为 4 周。

4. 封闭疗法　用含盐酸利多卡因的复方倍他米松注射液或醋酸曲安奈德混合液行局部鞘内注射封闭，每隔 7～10 天封闭 1 次，2～3 次为 1 个疗程，超声引导下注射可明显提高注射安全性及有效率。

5. 固定疗法　疼痛重时，可用支具或大小合适、能与拇指贴合的纸板或铝板，将拇指固定在背伸 20°、桡侧偏 15° 和拇指外展位，根据患者情况可固定 3～4 周。

6. 物理疗法　热敷、超声波、冲击波等物理治疗方法可以促进局部血液循环，减轻炎症反应，缓解疼痛和肌肉紧张。

7. 练功疗法　拇指与腕部及其他各指的活动，应在不引起桡骨茎突部疼痛的情况下，循序渐进地进行。

8. 手术治疗　对于保守治疗无效、症状严重影响日常生活和工作的患者，可考虑手术治疗。手术方式主要是腱鞘切开减压术，切开增厚的腱鞘，松解受压的肌腱，以恢复肌腱的正常滑动。

（五）预防

1. 合理安排工作和生活　避免长时间连续使用手腕和拇指，工作中定时休息，活动手腕和手指，缓解局部疲劳。

2. 保持正确姿势　在进行手部活动时，保持正确的姿势，避免手腕和拇指过度弯曲或伸展，减少对腱鞘的损伤。

3. 加强手部锻炼　适当进行手部的运动锻炼，增强手部肌肉力量，提高关节的灵活性和稳定性。

七、指屈肌腱狭窄性腱鞘炎

（一）概述

指屈肌腱狭窄性腱鞘炎又称为"弹响指"或"扳机指"，是一种常见的手部疾病，主要是由于手指的屈肌腱在通过腱鞘时，受到反复的摩擦、挤压等机械性刺激，导致腱鞘发生炎症、增厚，进而引起腱鞘狭窄，影响肌腱的正常滑动而形成的疾病（图3-28）。发病部位多在掌骨头相对应的指屈肌腱纤维鞘管的起始部，此处由较厚的环形纤维性腱鞘与掌骨头构成相对狭窄的纤维性骨管。指屈肌腱通过此处时受到机械性刺激而使摩擦力加大，加之该部掌骨隆起，手掌握

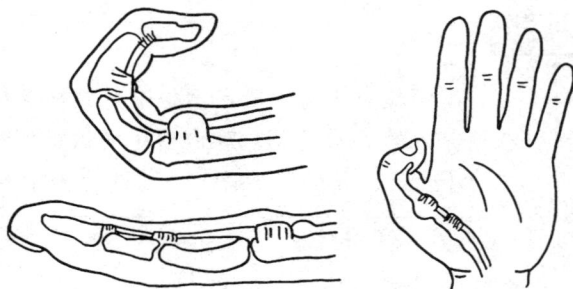

图 3-28　指屈肌腱狭窄性腱鞘炎示意

物时，腱鞘受到硬物与掌骨头两个方面的挤压损伤，逐渐形成环形狭窄。本病可发生于不同年龄，多见于妇女及手工劳动者。任何手指均可发生，但多发于拇指，部分拇指"扳机指"是先天性的。

考点与重点　指屈肌腱狭窄性腱鞘炎的概念及手法治疗

（二）病因病机

1. 外部劳损因素

（1）过度使用：长期反复进行手指的屈伸动作，如从事乐器演奏、纺织、装配等职业的人群，容易

导致腱鞘和肌腱的损伤，引发炎症。

（2）姿势不当：如长时间过度弯曲或伸展手指，会使屈肌腱承受不均匀的压力，局部压力过大的部位更容易出现磨损和炎症。

2. 内部病理因素

（1）年龄因素：随着年龄的增加，人体的肌腱和腱鞘会发生退行性改变，腱鞘的弹性和韧性下降，更容易受到损伤。

（2）疾病因素：类风湿关节炎、痛风性关节炎等疾病会影响关节和腱鞘的正常代谢和功能。

（3）内分泌因素：女性在孕期、哺乳期或更年期等特殊时期，体内激素水平会发生变化，可能导致腱鞘组织水肿和增生，增加腱鞘内的压力，影响肌腱的正常滑动，从而诱发指屈肌腱狭窄性腱鞘炎。

3. 其他因素

（1）环境因素：长期处于寒冷、潮湿的环境中，手指的血管会收缩，导致局部血液循环不畅，腱鞘和肌腱的营养供应受到影响，组织的代谢产物排出困难，容易引发炎症和病变。

（2）先天性因素：部分患者可能由于先天性腱鞘发育异常，导致腱鞘相对狭窄，容易引发本病。

从中医角度来看，长期的劳损、外伤等因素会导致手指局部的气血运行不畅，气血瘀滞于腱鞘和肌腱之间。气血瘀滞还会影响筋脉的滋养，导致筋脉失养，出现拘挛、屈伸不利。

链接

《素问·调经论》曰："血气者，喜温而恶寒，寒则泣而不流，温则消而去之。"

（三）诊断与鉴别诊断

1. 主要病史　一般有明确的劳损病史。

2. 临床表现

（1）疼痛：成人指屈肌腱狭窄性腱鞘炎起病缓慢，最初晨起时患指发僵、疼痛，屈伸困难，活动后症状可改善。手指掌侧近侧指间关节处可触及明显的压痛，有时可摸到硬结，严重时可放射至手掌和手腕。

（2）弹响或卡顿：手指屈伸活动时，可感觉到明显的弹响或卡顿现象，严重时手指可能会卡在屈曲或伸直位，需要辅助才能恢复正常位置。

（3）肿胀：部分患者可能出现手指局部肿胀，外观上可见手指增粗，影响手指的正常活动。

（4）先天性拇长屈肌腱腱鞘狭窄：家长发现婴幼儿拇指指间关节常呈半屈曲状，扳动拇指指间关节伸直时，可有弹响，掌指关节掌侧可触到硬结节，无明显压痛。

3. 体格检体　掌骨头的掌侧面明显压痛，并可触到结节，狭窄严重者可触及交锁感。

4. 辅助检查　一般情况下，通过病史和体格检查即可明确诊断。但在一些特殊情况下，如症状不典型或与其他疾病难以鉴别时，可能需要进行超声、MRI 等检查，以更清楚地观察腱鞘和肌腱的病变情况。

5. 鉴别诊断

（1）掌腱膜挛缩症：掌腱膜挛缩症可见于手指挛曲难以伸直，但无明显疼痛，以活动受限为主，本病以疼痛为主，因疼痛而活动受限伴弹响。

（2）类风湿关节炎：二者都可能出现手指疼痛、活动受限的症状，在病情进展后都可能影响手部功能，常累及多个手指关节，还可伴有腕、肘、肩等其他关节受累，伴有明显的晨僵现象，晨僵时间常超过 1 小时；而指屈肌腱狭窄性腱鞘炎通常为单指发病，少数情况下可累及多个手指，但不对称。

（3）手指骨关节炎：二者都可能出现手指疼痛、活动时不适，随年龄增长发病率增加。手指骨关节炎主要累及手指的关节软骨、骨质和周围韧带等结构，疼痛多位于关节间隙；指屈肌腱狭窄性腱鞘炎的疼痛主要在手指掌侧的腱鞘部位，压痛也主要集中在腱鞘处。

（4）手指腱鞘囊肿：二者都可能在手部出现肿块，有时可能伴有疼痛或不适。手指腱鞘囊肿通常表现为手指背侧或掌侧的圆形或椭圆形肿块，表面光滑，质地较硬或有弹性，一般边界清楚，可随手指的屈伸活动而移动；指屈肌腱狭窄性腱鞘炎一般无明显肿块，有时可在腱鞘处触及硬结，以手指的弹响、疼痛和活动受限为主要症状，肿块不是其主要特征。

> **链接**
>
> 　　屈指肌腱腱鞘炎临床分度：Ⅰ度，患指仅表现为晨僵，局部疼痛及压痛，但无弹响及交锁征。Ⅱ度，局部除疼痛外，可触及腱鞘的肿胀与结节，但可独立完成伸屈动作。Ⅲ度，Ⅱ度症状进一步加重，局部结节增大，出现频繁的交锁与弹响征，患指需借助外力完成屈伸动作。Ⅳ度，患指终日"固定"于伸直或屈曲位，完全不能屈伸。此种分类方法有利于临床治疗方法的选择。

（四）治疗

1. 理筋治疗　患者取坐位或卧位，医生先以揉法、擦法等手法在患指及前臂掌侧进行放松，以缓解肌肉紧张，促进局部血液循环。然后在腱鞘部位用拇指进行弹拨、按揉，以松解粘连，理筋整复。最后，医生一手握住患指远端，另一手固定手掌，进行手指的屈伸、拔伸等被动活动，以改善手指的活动功能，但手法要轻柔，避免过度用力造成损伤。每日或隔日1次。对晚期硬结明显者慎用，以免加重症状。

2. 药物治疗

（1）内服中药

1）气滞血瘀证：局部轻度肿胀、疼痛、压痛，扪及筋结，指屈伸不利，动则痛甚，有弹响声或闭锁，舌质红，苔薄黄，脉弦。治宜活血化瘀，消肿止痛。方用身痛逐瘀汤加减。

2）寒湿痹阻证：多因寒湿之邪侵袭，阻滞经络，气血运行不畅，手指疼痛，遇冷加重，得温减轻。局部肿胀，僵硬感明显。晨起手指活动不利，伴有麻木感。舌淡苔白腻，脉沉紧。治宜散寒除湿，温经通络，方选蠲痹汤加减。

3）阳虚寒凝证：局部有酸痛感，轻压痛，可扪及明显结节，指屈伸不利，有弹响声或交锁，舌质淡，苔薄白，脉沉细。治宜温经散寒，兼补气血。方选黄芪桂枝五物汤，或当归四逆汤加减。

（2）外用中药　可用海桐皮汤熏洗。外洗只对轻症有效果。

（3）西药治疗：口服非甾体抗炎药，如布洛芬、双氯芬酸钠等，可减轻炎症和疼痛。

3. 针灸疗法　取阿是穴、合谷、曲池、阳溪等穴位。每周治疗2～3次。

4. 针刀疗法　局麻后，用针刀平行于肌腱方向刺入结节部，沿肌腱走行方向做上下挑割，切开狭窄处，不要向两侧偏斜，否则可损伤肌腱、神经和血管。如弹响已消失，手指活动恢复正常，则表示已切开腱鞘。超声引导可显著提高疗效和安全性。

5. 腱鞘内注射　用复方倍他米松注射液或醋酸曲安奈德注射液加1%盐酸利多卡因2mL，做腱鞘内注射，每周1次，共2～3次，超声引导可显著提高疗效和安全性。

6. 固定疗法　一般不需固定，早期应减少局部活动，必要时用纸夹板固定，患指制动2～3周。

7. 物理疗法　可采用热敷、按摩、超声波等物理治疗方法，促进局部血液循环，减轻炎症反应，缓解疼痛。

8. 练功疗法　局部疼痛减轻后，即可练习腕、指关节的伸、屈等功能锻炼。

9. 手术治疗　对于保守治疗无效或症状严重影响生活和工作的患者，可考虑手术治疗。手术方式主要是腱鞘切开减压术，将狭窄的腱鞘切开，解除对肌腱的卡压，恢复肌腱的正常滑动。

（五）预防与调护

同"桡骨茎突狭窄性腱鞘炎"。

八、掌指与指间关节扭挫伤

（一）概述

掌指关节（metacarpophalangeal joint，MP）和指间关节（interphalangeal joint，IP）扭挫伤是手部常见的外伤，多因外力冲击、过度屈伸或扭转导致，以损伤掌指或指间关节部位的疼痛、肿胀、功能障碍为主要临床表现。掌指关节与指间关节两侧有副韧带加强，限制了掌指关节与指间关节的侧向活动。掌指关节损伤发生机会相对较小，当掌指关节屈曲位时遭受侧方暴力则可损伤侧副韧带。当手指受到撞击或间接暴力而急骤地过度背伸、掌屈和扭转时均可引起指间关节损伤。

掌指与指间关节扭挫伤是劳动和运动中常见的损伤之一，多发生于青中年人群。中医将其归于"筋伤"范畴，认为其病因与气血瘀滞、经络不通有关。

考点与重点 掌指与指间关节扭挫伤的概念及手法治疗

（二）病因病机

1. 直接暴力 如手指受到重物砸压、撞击等，可直接导致掌指或指间关节周围的软组织如韧带、肌腱、关节囊等损伤。

2. 间接暴力 最为常见的是关节过度伸展、屈曲或扭转。例如，在打篮球时，手指在接球瞬间，由于姿势不当，手指过度背伸或侧偏，就容易造成掌指或指间关节的扭挫伤；在日常生活中，不慎滑倒时用手撑地，也可能使掌指关节过度伸展而受伤。

中医学认为，外力损伤是该病的主要病因，如损伤后风、寒、湿邪侵袭亦可使急性筋伤缠绵难愈或使慢性筋伤症状加重。皮肉筋骨损伤，必损及气血，血脉不畅，形成气滞、血瘀，早期以气滞血瘀为主；后期因风、寒、湿等外邪入侵、血气不足，则以阳虚寒凝为主。

链接

掌指关节屈曲时侧副韧带紧张；而指间关节在伸直时侧副韧带紧张，屈曲时松弛。

（三）诊断与鉴别诊断

1. 主要病史 外伤史明确，发生于损伤之后。

2. 临床表现

（1）疼痛：受伤关节局部会出现明显疼痛，关节间隙、韧带附着点等，按压时会有明显的压痛感。

（2）肿胀：一般在受伤后数小时内逐渐明显。

（3）活动受限：由于疼痛和肿胀，关节的正常屈伸、旋转等活动会受到限制。

（4）瘀斑：部分患者在受伤后，关节周围皮肤可能会出现瘀斑。瘀斑通常在受伤后 1～2 天逐渐显现。

3. 体格检查 患处压痛明显，做被动侧向活动时可使疼痛加重；当侧副韧带受损或关节囊撕裂时，可出现一侧疼痛，指间关节不稳并有侧向活动及侧弯畸形。

4. 辅助检查 X 线检查多无明显异常表现，有时可见有侧方移位或指骨基底部撕脱骨折或可见关节被动屈曲位，如有侧副韧带断裂，做应力位 X 线正位片，可见伤侧关节间隙增大。

5. 鉴别诊断

（1）指骨骨折：损伤处疼痛、压痛、肿胀青紫，指间活动功能障碍，与扭挫伤近似，但指骨骨折可见损伤部位成角或缩短畸形，并有骨擦音、异常活动等特有体征。X 线片可明确诊断，对于一些隐匿性骨折，CT 或 MRI 检查有助于进一步明确诊断。

（2）指间关节脱位：损伤处疼痛、肿胀、关节功能障碍等症状与扭挫伤近似，但指间关节脱位可见关节明显畸形，并可触及移位的骨端。

（3）手指肌腱断裂：由于外力作用，导致手指深浅屈伸肌腱发生断裂，以指伸肌腱断裂为常见，"锤状指"是指伸肌腱断裂的主要特征表现。

（四）治疗

1. 理筋治疗

（1）初期（受伤 1 ～ 2 周）理筋手法

1）点穴止痛：用拇指指腹点按合谷、劳宫、鱼际、后溪等穴位，以及损伤关节周围的阿是穴，每个穴位点按 1 ～ 2 分钟，以患者感到酸胀为度，可起到疏通经络、缓解疼痛的作用。

2）揉法：在关节周围用轻柔的揉法，以拇指或食指、中指指腹在肿胀疼痛部位做环形揉动，动作要缓和，频率每分钟 120 ～ 160 次，每次操作 3 ～ 5 分钟，可促进局部血液循环，减轻疼痛和肿胀。

3）摩法：用手掌或手指在关节周围做轻柔的摩动，以腕关节为中心，带动手指或手掌做环形运动，频率每分钟 100 ～ 120 次，一般操作 5 ～ 10 分钟，可起到消肿散瘀、调和气血的作用。

（2）中期（受伤 2 ～ 4 周）舒筋手法

1）拔伸牵引：术者一手握住患指的远端指节，另一手握住患指的近节指骨，适当用力进行拔伸牵引，持续 1 ～ 2 分钟，以拉开关节间隙，缓解关节粘连，改善关节活动度。

2）屈伸关节：在拔伸牵引的基础上，缓慢地进行掌指关节和指间关节的屈伸活动，活动范围由小到大，以患者能耐受为度，每个关节屈伸 5 ～ 10 次，可促进关节滑液的循环，防止关节僵硬。

3）侧方活动：在关节处于轻度拔伸状态下，轻轻向左右两侧推动关节，活动范围不宜过大，以关节有轻度的松动感为宜，每个方向活动 3 ～ 5 次，可改善关节的侧方稳定性，松解关节周围的粘连组织。

（3）后期（受伤 4 周以后）整复与功能恢复手法

1）弹拨法：用拇指指腹在关节周围的肌腱、韧带等组织上做与纤维方向垂直的弹拨动作，力量由轻到重，以能触及条索状硬结或痛点为宜，每个部位弹拨 3 ～ 5 次，可松解粘连的肌腱和韧带，恢复其弹性和滑动功能。

2）摇法：一手握住患指的近端，另一手握住患指的远端，做顺时针和逆时针方向的环形摇转动作，动作要缓慢、均匀，幅度逐渐增大，每个方向摇转 3 ～ 5 圈，可进一步改善关节的活动度，增强关节的灵活性。

3）捋顺法：用拇指和食指沿手指的纵轴方向，从近端向远端轻轻捋顺，以理顺筋脉，恢复肌肉、肌腱的正常位置和走行，每次捋顺 3 ～ 5 遍，可促进局部组织的修复和功能恢复。

2. 药物治疗

（1）内服中药

1）气滞血瘀证：损伤早期，伤后局部肿胀、疼痛，痛有定处，舌质紫暗或有瘀斑，脉弦涩。治宜活血化瘀，消肿止痛。以桃红四物汤加减。若疼痛较甚者，可加乳香、没药、延胡索等以增强止痛之效；肿胀明显者，可加泽泻、猪苓、茯苓等利水消肿。中成药：可选用云南白药胶囊、活血止痛胶囊等，以活血化瘀、消肿止痛。

2）寒湿痹阻证：伤后关节疼痛，遇寒加重，得温则减，关节肿胀，活动不利，局部皮色不红，触之不热，舌质淡，苔白腻，脉弦紧或濡缓。治宜散寒除湿，通络止痛。蠲痹汤加减。若寒邪较甚者，可加制川乌、制草乌、细辛等以增强散寒止痛之力；湿邪较重者，可加苍术、薏苡仁、防己等以利水渗湿。中成药可选用小活络丸、寒湿痹颗粒等，以祛风散寒，除湿通络。

3）筋脉失养证：伤后关节隐痛，时轻时重，劳累后加重，休息后缓解，关节活动不利，伴肌肉萎缩，舌质淡，苔薄白，脉细弱。治宜养血荣筋，通络止痛。用养血荣筋汤加减，若肌肉萎缩明显者，可加黄芪、党参、白术等以健脾益气，促进肌肉恢复；关节僵硬者，可加木瓜、僵蚕、全蝎等以舒筋通络，缓解僵硬。中成药可选用养血荣筋丸等，以养血荣筋，滋补肝肾。

（2）外用中药：初期以活血化瘀、消肿止痛为主，可用消肿止痛膏、三色敷药等外敷，或用云南白药喷雾剂、消肿止痛酊等外搽；后期可用海桐皮汤，根据辨证可加重桂枝、红花、当归、川芎、伸筋草等药物用量。

（3）西药治疗：可外用双氯芬酸二乙胺乳胶剂，也可口服非甾体抗炎药，如布洛芬、塞来昔布等，缓解疼痛和炎症。

3. 固定疗法 对于单纯扭挫伤、无侧向不稳定者，可用大小适宜手指的纸板、铝板条或外固定器，将患指固定于屈曲 35° ～ 45° 位 2 ～ 3 周。对于有侧副韧带损伤、侧方不稳定的患者，以上法固定 6 ～ 8 周。

4. 物理疗法 损伤 24 小时内可采用冷敷治疗。解除固定后，可选用微波、超短波或中药离子导入等方法配合治疗。

5. 练功疗法 治疗 24 小时后疼痛减轻者，可练习腕及未受伤指的活动，但不能使伤指疼痛加剧。3 ～ 5 天后，练习伤指关节的活动，循序渐进，防止做被动的强烈运动。

6. 手术治疗 对于侧副韧带完全断裂存在明显不稳定者，应考虑手术治疗，缝合损伤的侧副韧带、关节囊，必要时行韧带重建术；特别是食指、中指桡侧副韧带断裂，因用手捏、握时，上述部位承受从桡侧的外力较大，手术指征更加明确。如伴有骨折片妨碍关节活动，或经上述保守治疗后症状无改善者，考虑行骨折片切除、侧副韧带修复手术。

（五）预防

1. 运动前充分准备 进行体育锻炼、体力劳动等之前，一定要充分热身。提高关节灵活性，降低受伤风险。

2. 佩戴防护装备 从事可能会损伤手部的运动或工作时，要佩戴合适的防护用具，如打篮球、排球时戴手指护具，做木工等体力劳动时戴手套，为关节提供额外保护。

3. 增强关节稳定性 可进行一些针对性的锻炼来增强手部肌肉和关节稳定性，如握力器训练、手指屈伸抗阻训练等，提高关节的抗损伤能力。

链接

国际手外联合会制定的手指伸屈功能总主动活动度（TAM）测定标准：以患指的远指间关节（DIP）、近指间关节（PIP）、掌指关节主动屈曲度总和与健侧相比较。各关节伸直位以 0° 为准，过伸部分不计。

评级标准：优——TAM 与健侧活动范围相同；良——TAM 大于健侧活动度的 75%；可——TAM 大于健侧活动度的 50%；差——TAM 小于健侧活动度的 50%。

思考题

1. 试述肩部扭挫伤与肩周炎在临床表现上的异同。
2. 试述冈上肌腱炎的疼痛弧征及其临床意义。
3. 试述腕管综合征的病因、临床表现及理筋手法治疗。

本章数字资源

第四章　下　肢　筋　伤

第一节　髋与大腿部筋伤

一、髋部扭挫伤

📋 案例导入

患者，女，18岁，学生，因"滑倒后右髋疼痛、跛行1天"就诊。患者右髋外展位着地，现腹股沟区疼痛，内收受限。查体：右髋关节内收肌群紧张，耻骨联合旁压痛（＋），"4"字试验（±）。X线检查未见骨折。

问题：1. 该病的诊断及需排除哪些严重损伤？
　　　2. 急性期手法治疗如何操作？

（一）概述

髋部扭挫伤是指髋关节在过度外展、内收、屈曲、过伸时遭受突然的扭转、牵拉或直接暴力撞击等，导致髋部周围的肌肉、肌腱、韧带、关节囊等撕裂、出血、水肿，从而出现髋部疼痛、肿胀、活动受限等临床症状的一种常见筋伤疾病。本病在日常生活、体育运动以及意外事故中较为常见，可发生于各个年龄段，但以青壮年更为多见。若治疗不及时或不当，可能会遗留慢性疼痛、髋关节功能障碍等问题，影响患者生活质量。

（二）病因病机

由直接暴力、间接暴力及慢性劳损所致。直接暴力多为髋部直接受到外力撞击或重物挤压导致髋部软组织挫伤，如交通事故、高处坠落、倒塌的重物压迫等。间接暴力多见于运动及日常生活中突然快速旋转动作以及外力对下肢的过度牵拉。长期从事需要髋关节频繁活动或长时间保持特定姿势的工作，如长时间站立、行走、负重劳动，以及特殊职业进行高强度髋部训练，可导致髋部软组织慢性劳损。

中医认为本病主要是由于外力作用，导致局部经络气血运行不畅，气滞血瘀。气血不通则痛，故患者出现疼痛症状；气血瘀滞，津液输布失常，可导致局部肿胀。若损伤日久，气血亏虚，经络失养，还可能出现肌肉萎缩、髋关节活动不利等慢性症状。

《素问·阴阳应象大论》中提道："气伤痛，形伤肿。故先痛而后肿者，气伤形也；先肿而后痛者，形伤气也。"

（三）诊断与鉴别诊断

1. 主要病史 多有明显的外伤史或过度运动史。

2. 临床表现 损伤后髋部疼痛，可为刺痛、胀痛、酸痛等，可伴有放射性疼痛，向大腿前侧、外侧或臀部放射。或有肿胀，髋关节活动功能受限，患肢不敢着地及负重行走，呈保护性姿态，如跛行、拖拉样步态、骨盆倾斜等。

3. 体格检查 可见骨盆向患侧倾斜，患侧腹股沟部有压痛及不同程度肿胀，股骨大转子后方亦有压痛，髋关节各方向运动时均可加剧疼痛，偶有患肢外观假性变长。部分患者因髋部肌肉牵拉腰椎，可出现腰部疼痛、压痛，功能受限。"4"字试验、髋关节撞击试验可呈阳性。

4. 辅助检查 X线检查多无明显异常，MRI检查可表现为关节腔积液、肌肉间积液或水肿，肌肉、韧带、关节囊不连续信号。

5. 鉴别诊断

（1）股骨头骨骺炎：本病发病年龄较小，外伤史常不明确，跛行较明显，局部压痛及肿胀不明显，晚期的X线片有明显的软骨损害，股骨头变扁。

（2）髋关节结核：多见于儿童及青少年，症见消瘦，疲乏，食欲减退，常盗汗，体温升高，红细胞沉降率加快，患髋可出现屈曲、内收、内旋畸形，髋关节功能受限，托马斯征阳性。晚期可出现脓肿、窦道。X线片可见骨质破坏，关节间隙狭窄，或有死骨出现，常合并病理性髋脱位或畸形。

（四）治疗

治疗目的是舒筋活血、消肿止痛，防止髋部软组织产生粘连及挛缩，恢复髋关节的正常活动度。优先选用手法治疗，可酌情选用药物治疗、封闭等疗法。

1. 理筋治疗 在损伤初期（伤后24～48小时内）手法宜采用按摩肌肉、点按穴位，损伤中期（伤后3～7天）、损伤后期（伤后7天以上）可采用以下手法。

患者取俯卧位、侧卧位，术者在髋部痛点做按压、揉拨；然后改仰卧位，术者在髋部痛处施行按揉、推拿、弹拨等理筋活络手法，最后一手固定骨盆，一手握膝，在屈膝屈髋下边摇转边下压，并外展外旋伸直下肢数次，以解脱嵌顿的软组织如滑膜等，消除因疼痛导致的肌肉痉挛，恢复髋关节的正常活动度。（图4-1）

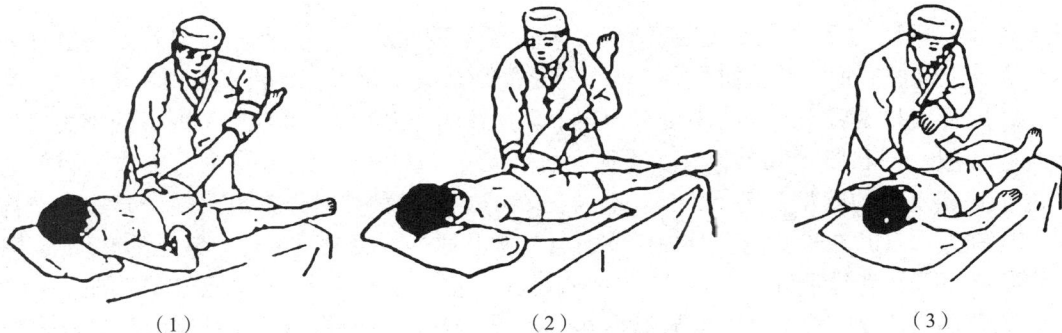

（1）　　　　（2）　　　　（3）

图4-1 髋部理筋手法

2. 药物治疗

（1）内服中药

1）气滞血瘀证：伤后髋部疼痛剧烈，呈刺痛或胀痛，痛点固定不移。髋关节活动受限，尤其是内旋、外展等活动时疼痛加剧。局部可见轻度肿胀，皮肤颜色可正常或稍有青紫。舌质暗红，或有瘀斑，苔薄白，脉弦涩。治法为活血化瘀、行气止痛，方用身痛逐瘀汤加减。

2）筋脉失养证：髋部隐痛，劳累后疼痛加剧，休息后缓解，伴有髋部肌肉轻度萎缩，肢体麻木、拘挛，活动时髋部有不适感，动作欠灵活。舌淡苔薄白，脉细弱。治法为养血壮筋，方用壮筋养血汤加减。

（2）外用中药：早期可外敷消瘀止痛药膏或消肿止痛膏；后期可选用海桐皮汤外洗、热敷、熏蒸。

（3）西药治疗：早期可选用非甾体抗炎药治疗。

3. 封闭疗法　疼痛剧烈者可选压痛点封闭治疗。

4. 固定疗法　患者应卧床制动，或患肢不负重，以利早日恢复。

5. 物理疗法　损伤早期可冷敷，中后期可选用中药离子导入、频谱治疗仪、红外线照射仪、超短波、磁疗、电疗等方法配合治疗。

6. 练功疗法　损伤初期以卧床休息、适当主动练功为主，损伤后期疼痛不明显时应做髋屈伸、收展和旋转等各个方向的活动锻炼，以尽快恢复髋部功能。

（五）预防

1. 本病多由髋部运动过度引起，因此在进行各种运动前应充分做好准备活动。平时应加强髋部肌肉的锻炼，增强髋部肌肉力量，提高髋关节的稳定性。

2. 损伤早期可冷敷，后期宜热敷。损伤早期以卧床休息为主，避免患肢负重。后期应加强腰髋膝部主动练功活动以增强肌力，加速损伤修复。

3. 保持良好的姿势和运动习惯；搬运重物时，要注意姿势正确，避免过度扭转或牵拉髋关节。

二、梨状肌综合征

（一）概述

梨状肌损伤是临床上腰腿痛常见病证。因梨状肌发生损伤、痉挛、变性等，刺激或压迫坐骨神经而引起以臀部疼痛及下肢放射性疼痛为主要表现的一种病症。属中医学"痹证"的范畴。多发于青壮年，尤其多见于经常从事体力劳动、体育运动以及久坐少动的人群。

（二）病因病机

梨状肌位于臀中肌的下方。梨状肌起于第 2 ～ 4 骶椎前面的骶前孔外侧，向外穿过坐骨大孔出盆腔，与坐骨大孔上缘之间形成梨状肌上孔，与下缘之间形成梨状肌下孔，止于股骨大转子尖。梨状肌体表投影区，即尾骨尖与髂后上棘连线中点至大转子尖连线的上 2/3 段。此肌收缩时，使髋关节外展和外旋。坐骨神经一般从梨状肌下缘出骨盆，于臀大肌下面降至大腿后面，在该处分支成为胫神经和腓总神经，支配小腿、足部的感觉和运动，但坐骨神经在与梨状肌相交时经常可出现变异。因坐骨神经的分支平面差异较大，有时在骨盆内已分为两支，且与梨状肌的位置关系密切，常见的有以下几种类型：以一总干穿梨状肌下孔者最常见，占 66.3%；坐骨神经在盆内分为两支，胫神经出梨状肌下孔，腓总神经穿经梨状肌肌腹者占 27.3%；其他变异型占 6.4%。故当梨状肌损伤、出血肿胀时，易压迫坐骨神经（图 4-2）。

梨状肌综合征发病主要分为急性损伤和慢性劳损。如闪、扭、跨越等髋关节突然内旋、内收等动作，使梨状肌受到过度牵拉，可导致梨状肌急性损伤。经常盘腿而坐、长期弯腰劳作、反复下蹲等动作及其他慢性劳损，或感受风寒湿邪也可使梨状肌造成损伤而发病。梨状肌或坐骨神经的解剖变异者使得坐骨神经更容易受到梨状肌病变的影响。

急性损伤可导致局部充血、水肿等炎症性反应及肌肉保护性收缩痉挛，使坐骨神经受到刺激、牵拉或挤压而出现臀部及下肢疼痛等症状。慢性损伤的主要病理变化为局部肌纤维的变性、粘连与挛缩，因累及坐骨神经和臀下神经而出现臀部和下肢肌肉萎缩、肌力减退等一系列症状。久之则可引起臀大肌、臀中肌的萎缩。

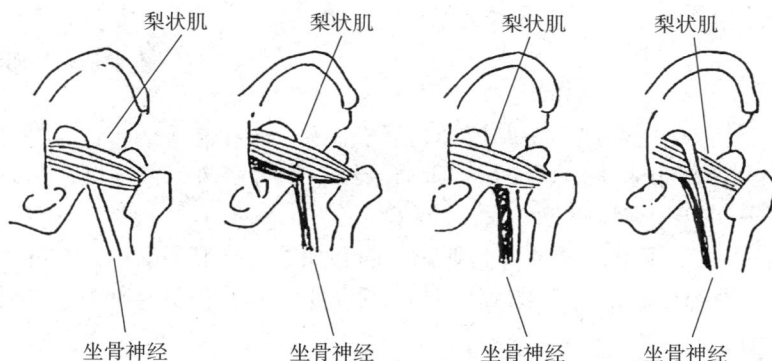

图 4-2　坐骨神经走向变异示意图

（三）诊断与鉴别诊断

1. 主要病史　常有髋部扭闪外伤史或感受风寒湿、慢性劳损等病史。

2. 临床表现　多发生于侧臀部，主要症状是臀部刺痛、胀痛、酸痛或烧灼样痛，可向大腿后侧、小腿后外侧放射，严重时可伴有下肢麻木、无力。肌肉痉挛严重者，呈"刀割样"或"烧灼样"疼痛，咳嗽、打喷嚏时可加重疼痛，睡卧不宁，甚至走路跛行，偶有会阴部不适、小腿外侧麻木。髋关节活动受限，大腿内旋、外旋、外展等牵拉坐骨神经的运动可加重疼痛，并出现放射痛。

3. 体格检查　梨状肌体表投影区可触及明显压痛，有时可触及条索状硬结；髋关节内收、内旋受限。直腿抬高试验在 60° 以内可出现臀部及下肢疼痛加重，超过 60° 疼痛反而减轻。梨状肌紧张试验阳性。

4. 辅助检查　骨盆及腰椎 X 线片一般无明显异常，但可排除髋关节、腰椎的骨性病变。

5. 鉴别诊断

（1）腰椎间盘突出症：腰痛伴下肢放射性疼痛，但多有腰痛在先，随后出现下肢疼痛，疼痛部位多沿坐骨神经走行分布，且直腿抬高试验阳性，在 60° 以后疼痛加剧。梨状肌的局部封闭不能缓解神经根的疼痛。

（2）臀上皮神经卡压综合征：主要表现为臀部外上方疼痛，可向大腿后侧放射，但一般不超过膝关节，疼痛范围相对较局限，且在髂嵴中点下方 2 ～ 3cm 处有明显压痛，而梨状肌综合征的压痛主要在梨状肌体表投影区，通过详细的体格检查和症状特点可进行鉴别。

（四）治疗

梨状肌综合征的治疗以松解粘连、缓解疼痛、解除梨状肌对神经的压迫为主要目的，可采用多种治疗方法综合应用。

1. 理筋治疗　通常作为首选疗法，通过局部手法缓解梨状肌痉挛，改善局部营养供应，解除对神经的压迫，同时可以加速血液循环，促进新陈代谢，消除局部无菌性炎症，修复受损的组织。急性期手法宜轻柔和缓，切忌暴力，以理筋轻手法为主，以免加重病情，用揉法、擦法在臀部及下肢后侧肌肉上进行操作，由轻到重，速度适中，然后用拇指点按环跳、秩边、委中、承山等穴位，每个穴位点按 1 ～ 2 分钟，以有酸胀感为度；慢性期手法宜深沉有力，以弹拨法为主。患者俯卧位，放松手法完成后，医生用拇指或肘尖用力深压来回拨动梨状肌，弹拨方向与梨状肌纤维方向相垂直 10 ～ 20 次。最后配以按压痛点和髋关节的屈伸、旋转活动，以放松关节周围肌肉。每周 2 ～ 3 次，连续 2 ～ 3 周。（图 4-3）

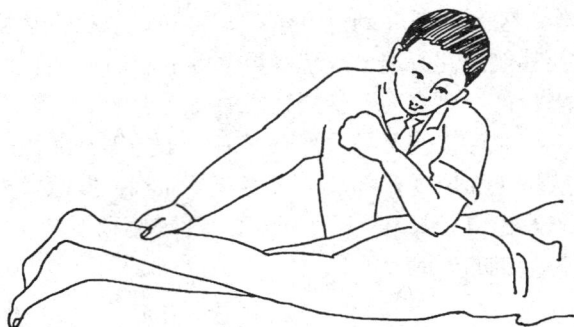

图 4-3　梨状肌慢性期深部理筋手法

2. 药物治疗

（1）内服中药

1）气滞血瘀证：臀部疼痛剧烈，呈刺痛样，痛点固定不移，疼痛可向大腿后侧、小腿外侧放射，行走或活动时疼痛加剧，严重者可出现跛行。舌质暗红，或有瘀斑，苔薄白，脉弦涩。治法为活血化瘀、行气止痛，方用桃红四物汤加减。

2）寒湿痹阻证：臀部及下肢冷痛，得温则减，遇寒加重，疼痛呈酸痛或重痛，有沉重感。患者常自觉下肢发凉，可伴有腰部冷痛，阴雨天症状明显。舌淡胖，苔白腻，脉弦紧。治法为散寒除湿、温经通络，方用独活寄生汤加减。

3）湿热阻络证：臀部疼痛伴有灼热感，疼痛呈胀痛或跳痛，活动后疼痛加剧。下肢麻木，感觉异常，可伴有口苦、口干、小便短赤，大便不爽等症状。舌质红，苔黄腻，脉滑数。治法为清热利湿、通络止痛，方用四妙散加味。

（2）外用中药：早期可选用活血化瘀、消肿止痛的中药膏剂或擦剂，如云南白药膏、红花油等，涂抹或贴敷于臀部疼痛部位；后期可选用海桐皮汤外洗、热敷、熏蒸。

（3）西药治疗：可选用非甾体抗炎药、肌肉松弛剂及营养神经药物内服。

3. 针灸疗法　选穴原则以局部取穴和循经取穴相结合。取患侧阿是穴、环跳、殷门、秩边、委中、阳陵泉、承山、足三里等穴，用泻法，以有酸麻感向远端放射为宜，其间可适当行针以增强针感。急性期每日针 1 次，好转后隔日 1 次。

4. 封闭疗法　对于疼痛症状严重，经保守治疗效果不佳的患者，可采用局部封闭治疗。注意严格无菌操作，防止感染的发生。对于梨状肌局部粘连、挛缩的患者，可辅以针刀治疗。

5. 物理疗法　损伤早期可冷敷，中后期可选用热毛巾、热水袋或红外线治疗仪等对臀部进行热敷，以及中药离子导入、频谱治疗仪、红外线照射仪、超短波、磁疗、电疗等方法配合治疗。

（五）预防

1. 急性期疼痛严重者应卧床休息，以将伤肢保持在外旋、外展位为佳，避免髋关节的旋转活动，平时要避免风、寒、湿邪侵袭。

2. 好转后保持正确的坐姿和站姿，避免久坐或久站，定时起身活动，舒展身体。

3. 疼痛缓解后应加强臀部肌肉的锻炼，如髋关节的屈伸、外展、内收等活动，增强臀部肌肉力量，以减少肌肉萎缩，提高髋关节的稳定性，减轻梨状肌的负担。

三、弹　响　髋

（一）概述

弹响髋，又称"髋关节弹响综合征"，是指髋关节在主动屈伸、内收、外展或旋转活动时，出现听得见或感觉得到的"咔嗒"声弹响，并可伴有不同程度疼痛的一种病症。本病多见于青壮年，患者常因弹响声而感到不安和心理负担。

（二）病因病机

本病多发生于急性损伤与慢性劳损。髋关节突然受到过度的屈伸、扭转等外力作用，如运动中突然的变向、过度的踢腿动作，可能导致髋关节周围的肌肉、肌腱、韧带或盂唇损伤。或长期反复进行髋关节的特定运动，如舞蹈演员频繁的髋关节外展、内收动作，运动员长期的跑步、跳跃训练等，可使髋关节周围的软组织反复受到摩擦、牵拉，导致慢性劳损。患者存在髋臼发育不良、股骨大转子形态异常等情况更容易发生弹响髋。

链接

弹响髋临床可分为关节内和关节外两种，以后者多见。

关节内较少见，发生于儿童中多因股骨头在髋臼内的后上方边缘轻度自发性移位，大腿突然屈曲和内收而发生弹响，成年人则由于髂股韧带呈条索状增厚，在髋关节过伸，尤其是外旋时与股骨头摩擦而产生弹响声。

关节外弹响较常见，也称为阔筋膜紧张综合征。是由于髂胫束的后缘或臀大肌肌腱的前缘增厚，在髋关节屈曲、内收或内旋活动时，增厚组织滑过大转子的突起而发生的弹响声。一般不痛或只有轻度疼痛。日后由于增厚组织的刺激，可发生大转子部的滑囊炎。

（三）诊断与鉴别诊断

1. 主要病史 多有慢性劳损史，少有明显外伤史。

2. 临床表现 一般无症状，患者在主动屈伸及行走时，可出现听得见或感觉得到的"咔嗒"声弹响。因出现响声而感不安，通常很少引起不适。不影响关节活动，疼痛不明显，若继发有大转子区滑囊炎可出现疼痛。轻者仅在活动时稍有不适，重者可影响日常生活活动，如行走、上下楼梯、下蹲等。

3. 体格检查 可有髋大转子部位有压痛；局部可触到条索状物，令患者主动伸直、内收或内旋髋关节，可摸到一条粗而紧的纤维带在大转子处滑动并发出弹响声。Ober 试验可有阳性，提示髂胫束挛缩，可能与弹响髋有关。

4. 辅助检查 X线检查无明显异常，可排除髋关节周围的骨性病变或其他游离体等。

5. 鉴别诊断

（1）髋关节骨关节炎：多见于中老年人，主要表现为髋关节疼痛、肿胀、活动受限，疼痛在活动后加重，休息后缓解。X线检查可见髋关节间隙变窄、骨质增生等表现。

（2）髋关节游离体：患者可出现髋关节的弹响，但弹响通常较为突然，且可伴有髋关节的交锁现象，即髋关节突然不能活动，需改变姿势或稍加活动后才能恢复正常。X线片显示关节内有小的钙化阴影。

（四）治疗

如只有弹响声而无明显不适症状者，经确诊后给予耐心解释，一般无需特殊处理。有轻微疼痛不适者，可采用非手术疗法对症治疗。患者过度不安或疼痛影响患者工作、生活，可考虑手术治疗。

1. 理筋治疗

（1）放松手法：患者取俯卧位，医生先用揉法、㨰法在臀部及大腿后侧肌肉上进行操作，由轻到重，速度适中，反复操作5～10分钟，以放松臀部及下肢肌肉。

（2）弹拨手法：患者取侧卧位，患侧在上，从臀部起，先顺阔筋膜张肌、髂胫束走行方向做揉㨰、推按、提拿与弹拨法，用拇指指腹沿肌肉、肌腱的垂直方向进行弹拨，弹拨力度适中，以患者能耐受为度，每个部位弹拨3～5次，并配合髋关节屈伸被动运动。

（3）整复手法：患者取仰卧位，在屈膝屈髋下，边摇转边下压，并外展外旋伸直下肢数次。

2. 药物治疗

（1）内服中药

1）气滞血瘀证：髋关节活动时出现弹响，伴有疼痛，疼痛部位固定，呈刺痛。部分患者可触及局部条索状硬结。舌质暗红，有瘀斑，苔薄白，脉弦涩。治法为活血化瘀、行气止痛，方用身痛逐瘀汤加减。

2）筋脉失养证：活动时反复出现髋关节弹响，声音较为柔和。伴有髋部及下肢隐隐酸痛、麻木感，劳累后症状明显加重，休息后可稍有缓解。舌淡苔薄，脉象细弱。治法为养血柔筋、濡养经脉，方用养血荣筋汤加减。

（2）外用中药：早期可外敷消瘀止痛药膏或消肿止痛膏；后期可选用海桐皮汤、下肢熏洗方外洗、热敷、熏蒸。

（3）西药治疗：可选用非甾体抗炎药、肌肉松弛剂及营养神经药物内服。

3. 针刀疗法　行局部痛点阻滞后，刀口平行于髂胫束，垂直刺入，针刀达髂胫束后，沿髂胫束两侧纵行数刀，至手下感觉病变处有松解感，出刀后双手拇指用力推拿5～10次，1周内避免剧烈活动。

4. 手术疗法　经保守治疗3～6个月无效，弹响严重影响患者生活质量，且存在明显的解剖结构异常（如髂胫束增厚、股骨大转子骨质增生等）导致弹响的患者，应根据病因选择不同手术方式，如髂胫束松解术、髂胫束延长术、股骨大转子骨赘切除术等，以解除引起弹响的因素，恢复髋关节正常功能，术后早期进行练功活动。若属关节内型，时常合并髋臼后缘骨折，或关节内游离体者，可手术治疗。

5. 其他疗法　对于局部粘连明显的患者，针刀治疗可松解粘连组织，改善局部血液循环，减轻弹响症状。早期可冷敷，中后期可使用热毛巾、热水袋或红外线灯照射髋关节部位，每次15～20分钟，每天1～2次，可选用中药离子导入、频谱治疗仪、红外线照射仪、超短波、磁疗、电疗等方法配合治疗。

（五）预防

1. 注意适当休息，避免髋关节过度劳损。加强髋关节周围肌肉的锻炼，增强髋部肌肉力量，提高髋关节的稳定性。运动前充分热身，减少运动损伤风险。

2. 保持正确的坐姿和站姿，避免长时间跷二郎腿，减轻髋关节压力。控制体重，减少髋关节的负荷。

3. 注意髋关节保暖，避免受寒受潮，可适当佩戴护髋。

4. 因本病关节弹响声可能对患者心理有一定影响，应做好心理健康教育与疏导工作。

四、髋关节周围滑囊炎

（一）概述

髋关节周围滑囊炎是指各种因素引起髋关节周围的滑囊出现积液增多、肿胀和无菌性炎症反应，导致髋关节周围疼痛、肿胀、活动受限的一类病证。临床上以坐骨结节滑囊、股骨大转子滑囊和髂耻滑囊最常见。可发生于任何年龄段，一般患者均较瘦弱，多见于老年人及长期坐位工作者（如编织臀）。

（二）病因病机

坐骨结节滑膜囊位于臀大肌与坐骨结节之间，大转子滑膜囊位于臀大肌肌腱和股骨大转子之间，髂耻滑膜囊位于髂腰肌与耻骨之间，又叫髂腰肌滑囊。由于创伤、慢性劳损、感染、化学性刺激等因素均可导致滑膜炎。多因局部长期持续的压迫和反复摩擦等慢性刺激，使囊壁渐渐增厚或纤维化而产生慢性无菌性炎症；部分患者身体其他部位的感染灶，如皮肤疖肿、呼吸道感染等，细菌可通过血液循环到达髋关节周围的滑囊，引起感染性滑囊炎；风湿免疫性疾病，可累及髋关节周围的滑囊，引起滑囊的炎症反应。

中医学认为久坐伤气，气虚无力推动血行，则血运迟滞；局部组织长期受压、摩擦而致气滞血瘀、郁结不化、积聚化热，形成炎症。

（三）诊断与鉴别诊断

1. 坐骨结节滑膜囊炎

该病常见于长期坐位工作者，或有跌倒史的人群，尤其好发于体质较为瘦弱的中老年人。患者常自觉臀部不适或疼痛感，尤其是在坐位状态臀部接触硬物时，疼痛症状显著加剧，站起后疼痛随即缓解，坐骨结节压痛明显。X 线检查通常无异常表现。可通过试探性诊断确诊此病，即在患者坐骨结节部进行局部麻醉后坐于硬椅子上无不适症状。穿刺抽液可发现液体呈现淡黄色或血性。如滑囊肿大较为明显，可能刺激邻近的坐骨神经，进而引发相应的神经症状。此时，需要与梨状肌综合征、坐骨结节皮脂腺囊肿进行鉴别诊断。

2. 股骨大转子滑膜囊炎

一般有急性外伤史，发病时髋关节外侧大转子处可见肿胀、疼痛、压痛，无法向患侧侧卧，行动不利，过休息后症状有所减轻。检查时，可在大转子后方触及囊性肿物，局部加压或者髋关节屈曲与旋内时疼痛加剧。髋关节的屈伸活动受到限制。为减轻疼痛，患肢常常处于屈曲、外展和外旋的特殊体位。X 线检查可见大转子处有软组织肿胀阴影，偶见钙化斑。必要时进行局部穿刺，可抽出淡黄色液体。需要与大转子结核、大转子骨骺炎等病症进行鉴别。

3. 髂耻滑膜囊炎

主要表现为髋关节前方股三角部出现肿胀、疼痛以及压痛症状。因股神经受压，可出现股前侧及小腿内侧的放射痛。部分见局部逐渐增大的肿块。患侧大腿常处于屈曲位，若将其伸直、外展或内旋，疼痛会明显加重，且局部压痛更为显著。X 线检查主要用于排除腰椎、髋关节或大转子结核以及其他病变。穿刺对疾病的诊断具有一定的帮助。诊断过程中需要与髂腰肌脓肿及股疝进行鉴别。

（四）治疗

要针对病因，对症治疗，应根据患者的具体情况而采取不同措施。

1. 理筋治疗

（1）放松手法：患者仰卧位，医生先用揉法、擦法在髋关节病变滑囊周围肌肉上进行操作，由轻到重，速度适中，反复操作 5 ～ 10 分钟。然后，用拇指点按局部穴位，每个穴位点按 1 ～ 2 分钟，以酸胀感为度。

（2）弹拨手法：在髋关节滑囊局部找到紧张、压痛明显的部位，如受累滑囊周围的肌肉、肌腱等，用拇指指腹沿肌肉、肌腱的走行方向进行梳理，力度适中，以患者能耐受为度，每个部位梳理 3 ～ 5 次。然后适当用力按压、弹拨囊肿数分钟，以消肿散结、活血化瘀。

2. 药物治疗

（1）内服中药

1）气滞血瘀证：有明显的髋关节部外伤史，伤后髋关节周围疼痛，疼痛如针刺，痛点固定不移，活动时疼痛加剧，局部可见青紫瘀斑。舌质紫暗，或有瘀斑，苔薄白，脉弦涩。治法为活血化瘀、行气止痛，方用桃红四物汤加减。

2）寒湿痹阻证：髋关节周围疼痛，疼痛性质为冷痛、重着，得温则减，遇寒加重。患者常感关节沉重、活动不利，局部皮温不高。治法为散寒除湿、温经通络，方用独活寄生汤加减。

3）湿热蕴结证：髋关节周围滑囊疼痛、肿胀，局部皮温升高，伴有明显压痛，活动时疼痛加剧。患者可出现发热、口苦、小便短赤等全身症状。舌红，苔黄腻，脉滑数。治法为清热利湿、通络止痛，方用四妙散加味。

（2）外用中药：急性滑膜囊炎可外用消瘀止痛膏、金黄膏等，慢性滑膜囊炎可用海桐皮汤或下肢熏洗方外敷；可用双氯芬酸二乙胺乳胶剂、酮洛芬凝胶等非甾体抗炎药外用制剂，直接涂抹于患处，通过皮肤渗透发挥抗炎、止痛作用，减轻局部炎症反应。

（3）西药治疗：可选用非甾体抗炎药内服。

3. 封闭疗法 对于疼痛严重、保守治疗效果不佳的患者，可采用局部封闭治疗。将糖皮质激素与局部麻醉药混合后，局部注射到滑囊部位，一般每1～2周注射1次，2～3次为1个疗程。需注意严格无菌操作，避免感染及糖皮质激素的不良反应。

4. 固定疗法 急性期滑膜囊肿大者应适当卧床休息，避免髋关节被动屈曲和旋转活动，以减少对滑膜囊的刺激。

5. 手术疗法 慢性滑膜囊炎，经保守治疗无效者，或诊断明确，但疼痛严重且滑囊严重增厚、粘连，反复发作者，可行滑膜囊切除术或病灶清除术。切除物需常规做病理检查，以排除其他原因所致的滑膜囊炎。

（五）预防

1. 注意更换体位和姿势，可在座椅上加软垫。
2. 以卧床休息为主，避免长时间久坐或久站，减少局部压迫。
3. 积极治疗身体其他部位的感染灶，避免细菌通过血液循环传播至髋关节周围滑囊。

五、臀肌挛缩症

（一）概述

臀肌挛缩症是由多种原因引起臀肌及其筋膜纤维变性、挛缩，继发髋关节内收、内旋、屈曲功能障碍，进而表现为特有的步态、姿势异常的临床病证。本病多发于儿童及青少年时期，常见于反复臀部肌内注射的患者，故又称小儿臀肌挛缩症、注射性臀肌挛缩症。临床上以臀大肌挛缩多见，其发病原因与反复在臀部肌内注射药物有关，是一种医源性疾病。

（二）病因病机

一般认为，本病是多种致病因素引起臀部肌肉组织局部的出血、水肿、变性、坏死，导致肌肉纤维化和瘢痕挛缩。其中反复多次的臀部肌内注射被认为是最主要的致病因素，尤其是苯甲醇稀释的青霉素类药物，因儿童肌肉组织娇嫩，对药物刺激更为敏感，反复臀部注射后更易发生臀肌挛缩。其他还有遗传因素、外伤未能有效及时处理形成瘢痕组织、臀部局部感染脓肿等原因。

（三）诊断与鉴别诊断

1. 主要病史 患者常有反复臀部肌肉注射史，可双侧或单侧发病。

2. 临床表现 常表现为臀部变尖，可有局部肌肉的明显萎缩，坐时双膝分开，不能靠拢，下蹲时由于臀大肌纤维挛缩，患儿不能在中立位屈髋，大腿必须分开呈外展外旋式，呈典型的"蛙式位"；行走时由于屈髋受限，步幅较小，且呈"外八字"步态；跑步时呈跳跃状，表现为当患肢落地，健肢迈步时，患髋向前冲，双髋病变者跛行尤为明显，表现为"绕圈"步态。

3. 体格检查 臀部可见到皮肤凹陷，沿臀大肌肌纤维方向可触摸到条索状物或硬结，当髋关节内收、内旋时更为明显。交腿试验、髂胫束试验（Ober征）均为阳性。

4. 辅助检查 骨盆X线片，可见骨质多无异常改变，严重者可见骨盆倾斜和（或）脊柱侧弯，或见"假性双髋外翻"，股骨小转子明显可见，股骨颈干角大于130°。

5. 鉴别诊断

（1）弹响髋：多见于青壮年，在大腿突然屈曲及内收时出现弹响，但无步态异常及髋关节活动受限。

（2）小儿麻痹后遗症：由脊髓灰质炎病毒感染引起的肌肉麻痹，可出现相似步态异常，有臀肌挛缩，但肌萎缩还涉及下肢肌肉，且存在多处骨性畸形。

（四）治疗

轻、中度患者以手法、药物治疗为主，辅以练功治疗。重度患者宜采用手术治疗。

1. 理筋治疗 患者取俯卧位，先用手指或手掌在臀部施以㨰法、拿揉法及弹拨法 5 ～ 10 分钟，以充分放松臀部肌肉及其筋膜的纤维变性挛缩。再取仰卧位，屈膝屈髋并将患髋内收、内旋、伸直活动数次，范围由小到大、力量由轻到重，至患者所能承受的最大限度，如此反复数遍。最后患者取俯卧位，医生用掌根自腰经臀向下至大腿后侧行按揉手法 2 ～ 3 分钟。

2. 药物治疗

（1）内服中药

1）瘀阻筋络证：臀部疼痛，疼痛呈刺痛或胀痛，位置相对固定，活动时疼痛加剧，臀部可触及条索状硬结，舌质暗红，有瘀斑，苔薄白，脉弦涩。治法为益气活血、舒筋通络，方用补阳还五汤加减。

2）筋脉失养证：臀部隐痛，劳累后加重，休息后缓解，肌肉有松弛或轻度萎缩现象，舌淡红，苔薄白，脉细弱。治法为养血柔筋、濡养筋脉，方用八珍汤合芍药甘草汤加减。

（2）外用中药：局部可应用中药海桐皮汤或下肢熏洗方热敷、熏洗，亦可用双氯芬酸二乙胺乳胶剂、氟比洛芬凝胶贴膏等非甾体抗炎药直接涂抹或贴于患处。

3. 手术疗法 如果臀肌挛缩已形成，明显影响患肢功能，并经非手术治疗无效者，应选用手术治疗。主要术式有臀肌挛缩带切断并部分切除术、臀肌挛缩带 "Z" 形延长术、臀大肌起点下移术或止点松解术。但无论何种术式，手术应在避免神经、血管损伤的前提下，彻底松解挛缩肌肉，同时术后要注重早期、主动的康复训练。

（五）预防

1. 应尽量减少或避免对臀部肌肉注射毒性较大、刺激性强的药物。应选择合适的药物和注射部位、深度和角度，注射速度要缓慢，避免同一部位连续注射，或采用两侧轮流交替注射；注射后进行局部热敷，以促进药液的吸收和改善局部血液循环，从而预防本病的发生。

2. 重视外伤及感染的处理，对于臀部的外伤，应及时进行正确的处理，避免伤口感染。

3. 注重股四头肌锻炼和下肢步行、跑跳练习，加强患髋功能活动。

4. 定期体检及早期干预，以便早期发现臀部肌肉发育异常或潜在的挛缩倾向。

医者 仁心

过去在基层医疗条件下，儿童因呼吸道感染等疾病常需多次臀部注射青霉素，这使得该群体臀肌挛缩症的发病率相对较高。有国内报道某村肌肉注射均以苯甲醇为溶媒，1995 年调查 3 ～ 6 岁儿童 186 人，37 人患此症，停用 0.2% 苯甲醇改用注射用水或利多卡因作为溶媒，2001 年调查儿童 131 人，2 人患该病，经统计学分析，二者有明显差异。多数学者认为 0.2% 苯甲醇作为青霉素及氨苄西林的溶媒是最危险的因素，使青霉素的生物利用度下降 8.05%，致使作用时间延长，其加重了对肌组织的刺激，从而加重了局部血管痉挛和组织缺血，具体机制有待深入探讨。本病的发生，提醒我们医护人员在医疗工作中必须保持高度的谨慎和责任心，每一个用药细节、每一次治疗操作都可能对患者的健康产生深远影响。就像案例中苯甲醇溶媒的使用，看似微小的选择，却可能导致众多儿童患病，这要求我们在临床实践中，必须严格遵循用药规范，深入研究药物的特性和潜在风险。这也体现了医学的探索精神和不断进步的理念。随着研究的深入，人们发现了苯甲醇溶媒的问题并及时调整，这正是医学不断发展、追求更优治疗方案的体现。

六、儿童一过性滑膜炎

（一）概述

儿童一过性滑膜炎，是一种常见于儿童的髋关节疾病，以髋关节短暂的疼痛、肿胀、活动受限为主要特征，通常可在数天至几周内自行缓解，但易复发。目前对其发病机制尚无统一认识，故临床病名称谓很多，如小儿髋关节扭伤、急性短暂性滑膜炎、单纯性滑膜炎、小儿髋关节半脱位、应激髋综合征等。本病好发于 3 ～ 10 岁儿童，好发于右侧。虽然多数患儿预后良好，但如果未能及时诊断和正确处理，有继发股骨头骨骺缺血性坏死的可能，造成日后的发育障碍，所以早期诊断，及时治疗是本病的关键。

（二）病因病机

本病病因至今未明，大多认为与感染、过度运动、外伤及变态反应有关。多数患儿在发病前 1 ～ 2 周内有过上呼吸道感染病史，身体其他部位的感染，如中耳炎、肺炎等，也可能通过血行播散累及髋关节滑膜，引发炎症。儿童生性活泼好动，其髋臼、股骨头发育尚未成熟，日常活动中髋关节过度活动，如长时间奔跑、跳跃、攀爬等，可使髋关节内压力增加，滑膜受到过度摩擦、挤压，导致滑膜充血、水肿，引发滑膜炎。髋关节的轻微扭伤、摔倒等，也可能导致滑膜的微小损伤，继而出现髋关节的疼痛、肿胀、活动障碍、跛行等症状。

（三）诊断与鉴别诊断

1. 主要病史　患儿发病前多有运动外伤史，或有上呼吸道感染史。

2. 临床表现　多数发病急骤，无明显全身症状，表现为突然发作的髋部疼痛、跛行伴活动受限，行走时患侧下肢不敢用力着地，呈保护性姿势，疼痛部位多位于髋关节前方、腹股沟区，可伴有同侧大腿及膝关节的疼痛。

3. 体格检查　患肢髋关节处于屈曲、内收、内旋位，主被动活动时疼痛加重，腹股沟前方有压痛。平卧床上，身体摆正可见骨盆倾斜，双下肢不等长，患肢假性延长在 2cm 以内。"4"字试验、托马斯征均阳性。

4. 辅助检查　X 线检查示髋关节囊肿胀，关节间隙稍增宽，无骨质破坏。MRI 检查可见髋关节囊增厚、髋关节积液等。超声检查可见关节腔积液，关节囊肿胀，回声减低，欠均匀。白细胞计数正常或轻度升高，C 反应蛋白、红细胞沉降率可轻度升高。

5. 鉴别诊断

（1）髋关节结核：髋关节结核起病缓慢，常有低热、盗汗、消瘦等全身症状，病情进展相对较慢。X 线片可显示髋关节骨质破坏、关节间隙变窄等改变。

（2）股骨头骨骺炎：多发生于 4 ～ 8 岁儿童，起病隐匿，早期症状不典型，可表现为间歇性跛行和髋关节疼痛。随着病情进展，X 线片可显示股骨头骨骺密度增高、碎裂、塌陷等改变。

（3）化脓性髋关节炎：起病急，全身症状明显，如高热、寒战等，髋关节疼痛剧烈，患儿常拒绝活动患肢。血常规检查白细胞计数和中性粒细胞比例明显升高，CRP 和 ESR 显著升高。关节穿刺可抽出脓性液体，细菌培养多为阳性。

（四）治疗

治疗重点是避免负重和限制关节活动，结合药物、物理治疗等方法，缓解症状，促进滑膜炎症的消退，预防复发。

1. 理筋治疗

（1）髋部屈伸拔伸法：患儿仰卧位，助手立于健侧，一手压在健侧膝前，勿令屈膝翻身，另一只手压在健侧髂前上棘部固定骨盆。术者立于患侧，一手握患肢踝上，一手握膝关节。先轻轻做拔伸牵引再屈髋屈膝，出现疼痛即不强屈。

（2）髋部收展旋转法：在无痛范围内旋转摇晃髋部，至患儿肌肉放松并能主动配合活动时，腿长侧做屈髋内收内旋，腿短侧做屈髋外展外旋，然后伸直患肢，手法即完毕。待患者肌肉完全放松后，双下肢即可等长，功能亦可恢复。若不能恢复，可重复 1 次手法，复位后要尽量卧床休息。（图 4-4）

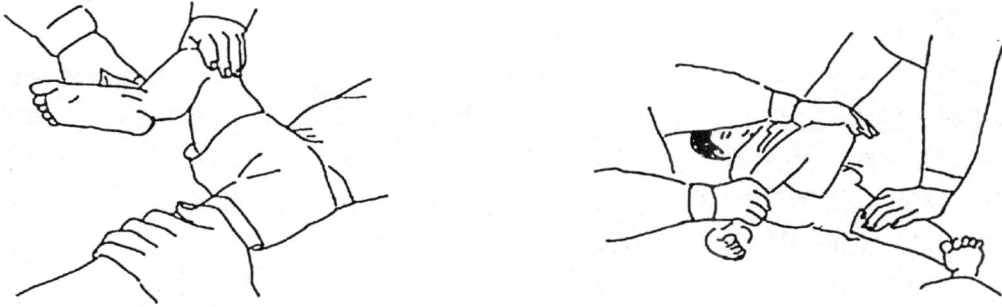

图 4-4 小儿髋部收展旋转法

2. 牵引治疗 可采用下肢微屈位皮牵引或袜套牵引，重量为体重的 1/7，一般不超过 5kg，维持牵引时间为 1 ～ 2 周。

3. 药物疗法

（1）内服中药

1）气滞血瘀证：多有明显的髋关节或膝关节轻微外伤史，伤后关节局部疼痛，疼痛部位固定，活动时疼痛加剧，行走可出现跛行，舌质暗红，或有瘀点，苔薄白，脉弦涩。治法为活血化瘀、行气止痛，方用身痛逐瘀汤加减。

2）肝肾不足证：关节隐痛，劳累后加重，休息后缓解，可伴有腰膝酸软，患儿生长发育可能较同龄人稍缓。舌淡红，苔薄白，脉细弱。治法为补益肝肾、强筋壮骨，方用六味地黄丸加减。

3）湿热阻络证：关节疼痛、肿胀，局部皮温稍高，有压痛感，活动时疼痛加重。患儿可能伴有发热、口苦、小便短赤等症状。舌红，苔黄腻，脉滑数。治法为清热利湿、通络止痛，方用四妙散加味。

（2）外用中药：可选用消肿止痛、活血化瘀的中药膏剂，如云南白药膏（儿童型）。

（3）西药治疗：疼痛较明显时，可在医生指导下使用对乙酰氨基酚等非甾体抗炎药，根据患儿体重严格控制剂量，以减轻炎症和疼痛症状。

4. 固定疗法 如出现患肢屈曲、外旋畸形，骨盆倾斜者，可采用下肢微屈位皮肤牵引，维持牵引时间为 1 ～ 2 周。对陈旧伤患者复位后，应将双下肢并拢，在膝关节上方用三角巾或布带缠绕固定 3 ～ 4 周，不使两腿分开。

（五）预防

1. 本病预后较好。发病后应卧床休息，避免下肢负重与过度活动，局部可适当热敷，以利滑膜炎症消退。平时注意避免髋部外伤。

2. 加强儿童的日常护理，注意个人卫生，勤洗手，避免前往人员密集的场所，减少上呼吸道感染等疾病的发生。

3. 鼓励儿童适度运动，增强体质；注意儿童的生活环境，保持居住环境干燥、温暖，避免关节受寒受潮；合理安排儿童的饮食，保证营养均衡，促进生长发育。

七、大腿部肌肉群损伤

（一）概述

大腿部肌肉群损伤在日常生活、体育运动及劳动过程中较为常见，是指由于各种原因导致大腿前侧、后侧及内侧肌肉的拉伤、挫伤等所致的肌纤维撕裂伤或断裂伤，临床上好发的损伤主要以股四头肌损伤、股二头肌损伤和股内收肌损伤多见。本病多见于青壮年运动爱好者及从事体力劳动人群。

（二）病因病机

1. 股四头肌损伤　是指股四头肌遭受直接暴力打击而致的挫伤，以及因扭转所致的肌纤维的撕裂伤，严重的撕裂伤有时可致肌肉完全断裂。主要易遭受直接钝性暴力打击或运动碰撞，如负重蹲起、大力踢球等，或因反复跪跳、牵拉造成慢性劳损，如登山运动、重体力劳动等。多见肌腱附着部或肌肉与肌腱交界处撕裂伤，继而形成小的血肿、粘连。损伤较重者可见肌肉部分甚至完全断裂，肿胀疼痛明显，功能受限，日久血肿机化，瘢痕组织形成，影响关节活动功能。

2. 股二头肌损伤　是指由于间接外力或被动膝关节过伸，使股二头肌产生突然猛烈的强力收缩所造成的一种损伤性疾病。临床上多见于运动员，大多是由于膝关节于过伸位，股前侧受外力的作用而造成股二头肌的起止部撕拉伤，也可由于大腿外后侧的挫伤而致。小腿内翻、内收时也可造成股二头肌拉伤。损伤后软组织内出血、水肿，部分肌肉纤维断裂，小腿屈曲功能下降，日久血肿机化，瘢痕组织形成。

3. 股内收肌损伤　多为大腿突然过度外展产生损伤，造成股内侧部疼痛、行走不便等症。过去以骑马者常见，故称之为"骑士损伤"。可因过度牵拉或反复牵拉造成大腿内侧部疼痛、行走不便等症。多在骑摩托车或骑马时两腿用力夹持时间过长或突然用力内收的情况下发生；足球运动员铲球等髋被动外展，可造成同样损伤；在打羽毛球和网球跨步救球时，或在滑冰运动中，高速滑行时被绊倒，也可拉伤内收肌群。慢性的反复损伤可引起耻骨部止点处的病理性改变，造成附着处或肌腱交界处撕脱、撕裂。

（三）诊断与鉴别诊断

1. 股四头肌损伤　在中老年人中较为多见，大腿前方多有明显外伤史。伤后大腿前侧疼痛剧烈且肿胀明显，数小时后局部可见瘀斑，主动屈髋伸膝时疼痛加剧，严重者会明显跛行、站立困难甚至需扶拐行走，膝关节屈曲小于90°。查体见：患肢伤处压痛显著，压痛点范围相对固定，肌肉完全断裂可在髌上肌肉附着处触及因近端收缩遗留的凹陷空隙，单纯股直肌断裂因不易触及断端易漏诊，股四头肌抗阻力试验阳性，跟臀试验可诱发大腿前侧不同程度牵拉痛，病程久者可见股四头肌萎缩和肌力下降，肌肉僵硬、血肿明显者穿刺可见血性积液。X线检查可排除附着处的撕脱性骨折，陈旧损伤后出现钙化阴影提示可能发生骨化性肌炎，MRI检查能判断肌腱是否完全断裂。应与股骨干骨折、膝关节半月板损伤等相鉴别。

2. 股二头肌损伤　大多有膝关节过伸史。外伤后，患者大腿后外侧及腓骨小头部会出现疼痛、肿胀症状，髋、膝关节屈伸受限，活动时疼痛加剧，行走呈跛行状态。查体可见局部明显肿胀，大腿外侧及腓骨小头部有瘀斑，存在膝关节屈曲功能受限情况，屈小腿抗阻力时疼痛加重；完全断裂者在屈小腿抗阻时肌肉有异常隆起，可触及断裂的凹陷且肌张力降低，部分撕裂伤者能在大腿后外侧触到条索状隆起。X线检查可排除腓骨小头撕脱性骨折。应与膝关节半月板损伤、腓骨小头骨折等相鉴别。

3. 股内收肌损伤　多有大腿过度或反复外展牵拉受伤史。外伤后，患者会出现大腿上端内侧疼痛，脚尖不敢着地，跛行，下肢呈半屈曲位，大腿内收、外展受限的症状。体格检查发现，局部可有明显肿胀和皮下瘀斑，在耻骨上支或肌腹上常有明显压痛；完全断裂者在肌肉抗阻收缩时有异常隆起，可触及断裂的凹陷且肌张力降低，部分撕裂伤者能在大腿内侧触到条索状隆起，抗阻力内收患肢时，可见大腿上端疼痛加剧。X线检查早期多无异常表现，但可排除肌肉起始部位的撕脱性骨折。应与股四头肌损伤等疾病相鉴别。

（四）治疗

对轻度扭伤的患者，可做手法、药物和功能锻炼等治疗。挫伤有肌肉血肿的患者，早期要冰敷制动，再行手法、中药等治疗。

1. 理筋治疗

三种筋伤在损伤初期，手法宜轻柔，以缓解疼痛、减轻肿胀为主。可采用揉法、摩法、推法等手法在损伤部位周围操作，改善局部血液循环。中期可适当增加手法力度，如弹拨法，以松解粘连、理顺筋络；后期则可配合关节的屈伸活动，如膝关节的屈伸、髋关节的旋转等，以恢复关节功能。

2. 药物疗法

（1）内服中药

1）气滞血瘀证：伤后局部疼痛、肿胀明显，活动受限，疼痛如针刺，痛点固定不移。舌质紫暗，或有瘀斑，脉弦涩。治法为活血祛瘀、消肿止痛，方用活血舒筋汤加减。

2）瘀热阻络证：伤处疼痛剧烈，肿胀明显，有条索硬结，局部皮温升高，可伴有发热、口苦等症状，舌质红，苔黄腻，脉弦数。治法为清热凉血、化瘀通络，方用犀角地黄汤合桃红四物汤加减。

3）气血亏虚证：多见于病程久者，局部疼痛隐隐，肌肉萎缩，肢体乏力，活动后疼痛加重，面色无华，舌淡苔薄白，脉细弱。治法为益气养血、濡养筋脉，方用当归鸡血藤汤、健步虎潜丸等加减。

（2）外用中药：可选用活血化瘀、消肿止痛的中药膏剂或洗剂，如云南白药膏、红花油等，涂抹于损伤部位，每日数次。缓解期也可用中药碾碎装入布袋蒸后热敷，每次 20 ～ 30 分钟，每日 1 ～ 2 次。

（3）西药治疗：疼痛明显者，可口服非甾体抗炎药，如布洛芬、双氯芬酸钠等，伴有肌肉痉挛者，可使用氯唑沙宗等肌肉松弛剂。

3. 针灸治疗 股四头肌损伤可选取血海、梁丘、伏兔、足三里、阴市等；股二头肌损伤可选取委中、委阳、承山、殷门、环跳等；股内收肌损伤可选取箕门、血海、三阴交、阴陵泉等。依据病情虚实采用相应补泻手法，留针期间可适当行针以增强针感。留针 20 ～ 30 分钟，每日 1 次。

4. 封闭治疗 对于疼痛严重、痛点局限者，可采用局部封闭治疗。常用药物为糖皮质激素和局部麻醉药注射于痛点处，每周 1 次，一般不超过 3 次。

5. 固定疗法 对于股四头肌部分撕裂损伤，在损伤早期，可使用大腿前侧长腿石膏托固定膝关节于半屈曲位，一般固定 3 ～ 4 周。当股二头肌出现损伤，尤其是部分撕裂伤时，伤后可立即使用弹性绷带对大腿后外侧损伤部位进行加压包扎固定，适度加压以减轻肿胀，同时限制肌肉活动。大腿内侧肌群损伤一般不需要固定，卧床休息不负重即可。

6. 手术治疗 对于肌肉完全断裂者，若经保守治疗效果不佳，或影响肢体功能恢复，可考虑手术治疗。手术方式主要为断裂肌肉的缝合修复，术后需进行适当的固定和康复训练。

7. 练功疗法 根据损伤的不同阶段制定个性化的功能锻炼方案。早期进行等长收缩训练，以增强肌肉力量，防止肌肉萎缩；中期逐渐增加关节活动度训练；后期进行抗阻训练和功能性训练，以恢复肢体正常功能。

（五）预防

1. 损伤早期应以卧床休息为主，先冰敷患处，不宜手法理筋治疗，以免加重损伤。

2. 中后期可理筋按摩配合适当的损伤肌肉的练功活动，加速肢体的功能恢复。

3. 平时应加强体质训练，在进行各种运动前应充分做好准备活动，保持正确的运动姿势。

第二节　膝与小腿部筋伤

📋 **案例导入**

　　患者，女，19岁。"膝关节过度外翻后疼痛、活动不利5天"。现膝关节内侧疼痛，伸直时明显，屈曲时疼痛稍减轻，行走稍受限。查体：股骨及胫骨内侧髁、关节间隙处压痛（＋），侧方应力试验（＋）。X线未见异常改变。

问题：1. 侧方应力试验阳性提示为何疾病？
　　　　2. 针对患者的情况，该如何进行治疗？

一、膝关节侧副韧带损伤

（一）概述

　　膝关节侧副韧带损伤是指由外伤致使膝关节的侧副韧带发生挫伤、断裂，以膝部疼痛，步行时关节侧方不稳，出现内外翻畸形为主要表现的膝部损伤。

　　膝关节的内侧及外侧各有坚强的副韧带附着，是膝关节组织的主要支柱。内（胫）侧副韧带的主要作用是防止膝外翻，同时还具有限制膝关节外旋的作用。外（腓）侧副韧带其主要作用是防止膝内翻。膝关节伸直时侧副韧带较紧张，可防止关节侧向活动和旋转；膝关节屈曲时侧副韧带较松弛，使膝关节有轻度的内收、外展和旋转活动，故屈膝时旋转应力可造成侧副韧带损伤。

　　膝关节内、外侧副韧带损伤，中医古籍中分别称之为"虎眼里缝伤筋"（内侧副韧带损伤）、"虎眼外缝伤筋"（外侧副韧带损伤）。

（二）病因病机

　　膝关节内侧副韧带损伤最为常见，损伤多发生于膝关节轻度屈曲位时，膝或腿部外侧受到暴力打击或重物压迫，迫使膝关节做过度的外翻动作时，可使膝内侧间隙拉宽，内侧副韧带发生扭伤或断裂。如为强大的旋转暴力，则易合并内侧半月板及前交叉韧带的损伤，形成膝关节损伤三联征，还可合并股骨髁撕脱骨折。膝关节内侧副韧带损伤病理变化分为部分断裂、完全断裂。

　　膝关节外侧副韧带损伤多因外力作用于小腿外侧使膝关节过度内翻所造成。因伸膝位时，膝关节外侧关节囊、股二头肌腱处于紧张状态，与前交叉韧带、后交叉韧带共同起到保护外侧副韧带的作用，所以膝外侧副韧带不易受到损伤，需强大暴力才能受伤。一般损伤严重，可伴有关节囊的撕裂，腓骨头骨折，有时合并腘绳肌、交叉韧带及腓总神经的损伤。

（三）诊断与鉴别诊断

1. 主要病史　有明确的膝关节外伤史。

2. 临床表现　膝关节内侧或外侧肿胀、疼痛、皮下瘀斑，膝关节呈半屈曲位，主动、被动屈伸功能受限。内侧副韧带损伤时，若合并半月板或交叉韧带损伤，可有关节内血肿，膝部可出现交锁征。一般外侧副韧带损伤不合并外侧半月板损伤，而易合并腓总神经损伤，临床可见足下垂和小腿外下1/3及足背皮肤外侧感觉障碍。

3. 体格检查　内侧副韧带损伤，压痛点可在股骨内上髁、关节间隙处或胫骨内侧髁。外侧副韧带损伤，压痛点在腓骨头或股骨外上髁。韧带断裂时可触及裂隙或凹陷，膝关节侧方应力试验阳性。

考点与重点 侧副韧带损伤的症状和体征

4. 辅助检查

（1）X线：内、外翻应力下摄片，可发现侧副韧带损伤处关节间隙增宽，必要时两侧对照。

（2）MRI：查明膝关节是否有内侧或外侧副韧带信号异常，或连续性中断。

5. 鉴别诊断

（1）半月板损伤：膝部多有扭伤病史。膝关节疼痛、肿胀、关节弹响、交锁征、麦氏征、研磨试验阳性。MRI检查可协助诊断。

（2）交叉韧带损伤：膝部多有膝部损伤病史。膝关节疼痛、活动受限，抽屉试验、Lachman试验阳性。MRI检查可协助诊断。

（四）治疗

1. 手法治疗 部分撕裂者，初诊时予屈伸一次膝关节，以恢复轻微的错位，并可以舒顺筋膜，但手法不可多做，新鲜损伤肿痛明显者手法宜轻或不做手法治疗，以免加重损伤。晚期以松解粘连为主。以内侧副韧带损伤为例，患者仰卧，伤肢伸直并外旋，医生先点按血海、阴陵泉、三阴交等穴。然后在损伤局部及其上下施以揉、摩、擦等法。

2. 固定疗法 侧副韧带有部分断裂者，先将膝关节内血肿抽吸干净，用弹力绷带包扎之，再以支具或石膏托固定膝关节于屈膝20°～30°位3～4周。

考点与重点 侧副韧带损伤的固定疗法

3. 练功疗法 部分断裂者，固定后即可鼓励患者做股四头肌功能锻炼，固定期间可完全负重。后期或手术后，膝关节功能未完全恢复者，可做膝关节屈伸运动及肌力锻炼，如体疗的蹬车，或各种导引的功能疗法。

4. 药物疗法

（1）内服中药

1）瘀血阻络证：治宜活血化瘀，消肿止痛。方用桃红四物汤加牛膝、桑枝。

2）筋脉失养证：治宜养血壮筋。方用壮筋养血汤加减。

3）湿阻筋络证：治宜除湿通络。方用羌活胜湿汤、薏苡仁汤加减。

（2）外用中药：局部瘀肿者，可外敷消瘀止痛药膏或三色敷药，局部皮肤发热的，可外敷消瘀膏或外搽云香精、云南白药喷雾剂。伤后日久，湿阻筋络，可局部用海桐皮汤熏洗。

（3）西药治疗：疼痛剧烈者可口服非甾体抗炎药，并配合应用肌肉松弛剂。

5. 针灸疗法 一般选阿是穴配合韧带附近的经络穴位治疗，外侧可选梁丘、外膝眼、足三里、阳陵泉、悬钟、解溪、丘墟等；内侧可选用血海、阴陵泉、三阴交、照海、太溪等，泻法为主；必要时可用透刺法、齐刺法，局部可加艾灸。

6. 针刀疗法 侧副韧带损伤引起的顽固疼痛点，可用针刀松解。进针方向必须与韧带纤维方向平行。

7. 手术疗法 对侧副韧带断裂者，或合并有交叉韧带损伤、半月板损伤，一般应进行手术治疗。若外侧副韧带损伤合并有腓总神经断裂损伤者，应尽早进行手术探查，行神经断端吻合术。若合并有韧带附着部的撕脱骨折，应做固定术，关节内骨折应达到解剖对位，才能避免韧带发生松弛现象。对陈旧性内侧副韧带断裂的治疗，如已超过2～3周的断裂韧带，应行重建手术。可选用股薄肌腱、半腱肌腱修补法。外侧副韧带因有股二头肌和髂胫束的保护，不影响膝关节的稳定，所以修补术少用。

8. 其他疗法 可选用中药离子导入、频谱治疗仪、红外线照射仪、超短波等方法治疗。

（五）预防

本病经过积极治疗大多可以治愈，预后良好。

1. 损伤早期可冷敷 24～48 小时。

2. 治疗期间进行股四头肌收缩锻炼，但应限制患膝关节内、外翻。后期加强膝关节的屈伸锻炼，以尽快恢复膝关节功能。后期膝关节不稳，需进行关节稳定性训练。

3. 注意保暖防寒。

二、膝关节交叉韧带损伤

（一）概述

膝关节交叉韧带损伤是膝关节内较为严重的损伤之一。是由于外伤致使膝关节前后交叉韧带发生挫伤或断裂伤，以膝部肿胀、疼痛、屈伸障碍，步行乏力，关节不稳为主要临床表现的膝关节损伤。

膝关节交叉韧带连接股骨髁与胫骨平台，有前后两条，相当于中医学骨骺的"内连筋"。前交叉韧带起于胫骨髁间隆突的前方内侧，斜向后上方外侧，纤维呈扇形附着于股骨外侧髁的内侧，限制胫骨向前移位。后交叉韧带起于胫骨髁间隆突的后方，斜向前上方内侧，附着于股骨内侧髁的外侧面，限制胫骨向后移位。同时交叉韧带还协同内外侧副韧带等，共同发挥限制膝关节过伸、旋转及内外翻的功能。因此交叉韧带对稳定膝关节有重要作用（图 4-5）。

前交叉韧带断裂可以同时合并内侧副韧带与内侧半月板损伤，称为膝关节损伤三联征。

考点与重点 膝关节损伤三联征的概念

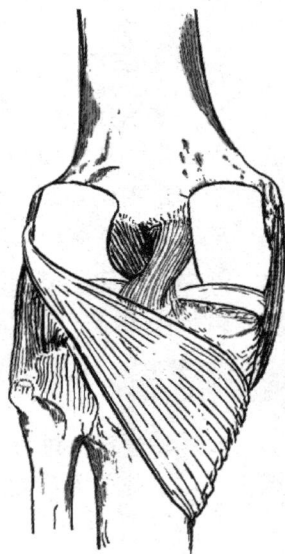

图 4-5 膝关节交叉韧带

（二）病因病机

交叉韧带位置深，非强大的暴力不易引起交叉韧带的损伤或断裂。一般单纯的膝交叉韧带损伤少见，多伴有其他损伤，如膝关节脱位、侧副韧带断裂等。临床中前交叉韧带损伤远较后交叉韧带损伤多见。屈膝时，暴力从前向后作用于股骨下端，或暴力从后向前撞击胫骨上端，使胫骨发生相对于股骨的向前移位，可造成前交叉韧带损伤，有时伴有胫骨髁间隆突撕脱骨折、内侧副韧带和内侧半月板损伤；屈膝时，暴力从后向前作用于股骨下端，或暴力从前向后撞击胫骨上端，使胫骨发生相对于股骨的向后移位，可造成后交叉韧带损伤，甚至发生膝关节后脱位，可伴有后关节囊破裂、胫骨髁间隆突撕脱骨折和外侧半月板的损伤。

（三）诊断与鉴别诊断

1. 主要病史 本病有明显的外伤史。

2. 临床表现 受伤时自觉关节内有撕裂感，伴剧烈疼痛并迅速肿胀，关节内有积血，关节松弛而失去原有的稳定。一般膝关节呈半屈曲状态，功能活动障碍。陈旧性损伤患者可出现关节反复肿胀，股四头肌萎缩，打软腿或错动感，运动能力下降等。

3. 体格检查 抽屉试验是诊断交叉韧带损伤的重要方法。检查前先抽出关节内积血或积液，并在局麻下进行。

考点与重点 交叉韧带的症状和体征

链接

　　Lachman 试验，又称之为 30° 的抽屉试验，患者仰卧，屈膝 30°，足平放床上，检查者以一手握住大腿下段，一手握小腿上段，做向前拉或向后推的动作。当前、后交叉韧带断裂或松弛时，胫骨向前、后移动度明显增大。阳性率高于抽屉试验。

4. 辅助检查

（1）X线：一般无明显表现，但可鉴别胫骨隆突撕脱骨折或膝关节脱位。

（2）MRI：为交叉韧带撕裂的首选影像学方法。主要表现为韧带局灶性或弥漫性增厚、显示不清楚、轮廓不规则或扭曲呈波浪状、连续性中断。在 T_2 加权像上呈局灶性或弥漫性高信号（图 4-6）。MRI 常难以区分完全性和部分性撕裂。

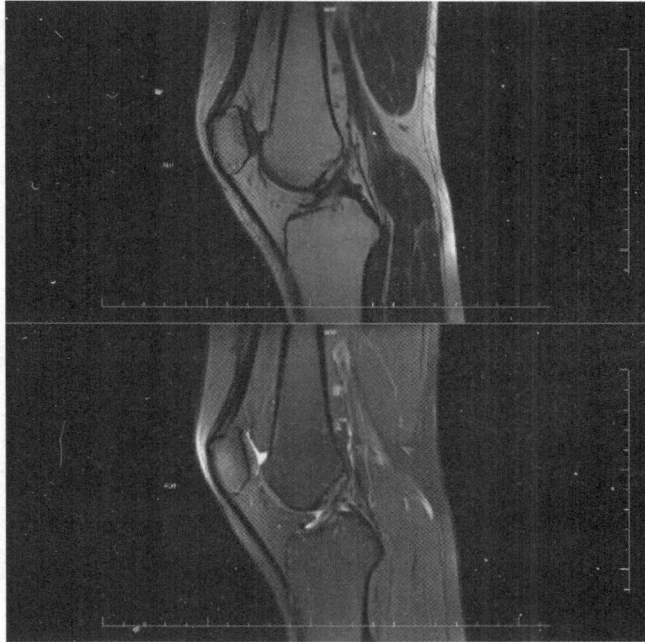

图 4-6　交叉韧带损伤

（3）关节镜：关节镜检查对诊断交叉韧带损伤十分重要。在冲净关节腔的积血后，膝关节镜可见前交叉韧带断裂端出血或小血块凝集。

5. 鉴别诊断

（1）单纯性膝关节血肿：可有肿胀、疼痛、活动受限，但无关节松动不稳现象。抽屉试验阴性，膝关节 MRI 可确诊。

（2）半月板损伤：膝部多有扭伤病史。膝关节疼痛、肿胀、关节弹响、交锁征、麦氏征、研磨试验阳性。MRI 检查可协助诊断。

（四）治疗

1. 手法治疗　损伤早期可在肿胀疼痛部位施以轻柔的揉、摩、擦等手法。疼痛减轻，肿胀消退后，手法可逐渐加重，用分理、弹拨帮助理顺经筋、散瘀消肿。损伤后期，有关节屈伸功能受限者，可采用关节屈伸手法，以缓解挛缩，松解粘连。对韧带损伤严重或断裂者，单纯手法治疗效果较差。

2. 固定疗法　若未完全断裂，早期先行关节穿刺，抽出关节积血，再用弹性绷带加压包扎，以石膏托将患膝固定于屈膝 20°～30° 位 4～6 周，使韧带处于松弛状态，以便修复重建。也可固定 3～4 周后佩戴可调试功能支具，允许膝关节在 30°～60° 之间进行活动。

考点与重点　交叉韧带的固定疗法

3. 练功疗法　固定期间应早期进行股四头肌等长收缩锻炼。拆除石膏在支具保护下可逐渐增加膝关节活动范围，同时重点加强股四头肌和腘绳肌肌力训练。解除固定后，要加强膝关节屈伸活动锻炼，并逐步练习扶拐行走。

4. 药物疗法　同膝侧副韧带损伤。

5. 手术疗法　对于单纯性交叉韧带完全断裂者，或伴有半月板、侧副韧带损伤者，或合并有撕脱骨折显著移位者，经保守治疗后仍然存在膝关节不稳定者应进行手术治疗。交叉韧带损伤的手术方式常用的有附着点撕脱修复术、韧带断裂修复术和交叉韧带重建术。随着关节镜技术的发展，关节镜下进行韧带手术已基本代替了传统的切开手术。该技术具有创伤小、恢复快等优点。手术应贯彻稳定性功能重建与等长重建原则，防止膝关节功能障碍。

6. 其他疗法　后期可采用超短波、磁疗、蜡疗、光疗、热疗等物理疗法治疗。

（五）预防

1. 早期应固定制动，以利于损伤修复。

2. 固定期间应抬高患肢，并积极进行股四头肌收缩锻炼。解除固定后，循序渐进地进行膝关节功能锻炼。后期膝关节不稳时，可佩戴护膝保护，并进行关节稳定性训练。

3. 注意保暖防寒。

链接

　　中国球员崔永熙，作为第七位登上美职篮的中国人，在比赛中不慎受伤导致左膝前交叉韧带撕裂。他没有被伤痛打倒，手术后秉持信念积极复健，把养伤期变成提升技术的时机，实现了"断韧带却更强"的蜕变。人生失意不是终点，而是激发潜能的起点，唯有将挫折内化为成长的燃料，才能在逆境中书写超越自我的传奇。

三、膝关节半月板损伤

（一）概述

膝关节半月板损伤是运动损伤的常见病。膝关节的各种运动使半月板不断承受传导载荷的垂直压力、向周缘移位的水平拉力和旋转时的剪式应力。由于年龄、职业和运动情况的不同，半月板损伤的方式、特点和类型也各异。

膝关节内有内侧和外侧两个半月板，分别置于胫骨平台内、外侧髁关节面上。膝关节半月板外缘厚、内缘薄。内侧半月板呈"C"形，前窄后宽，后部连于内侧副韧带，活动范围较小，前半部松弛，后半部固定，扭转外力易造成交界处损伤。外侧半月板呈"O"形，外侧不与外侧副韧带相连，相对活动度较大。半月板有加深关节窝、缓冲振动和保护膝关节的功能（图 4-7）。

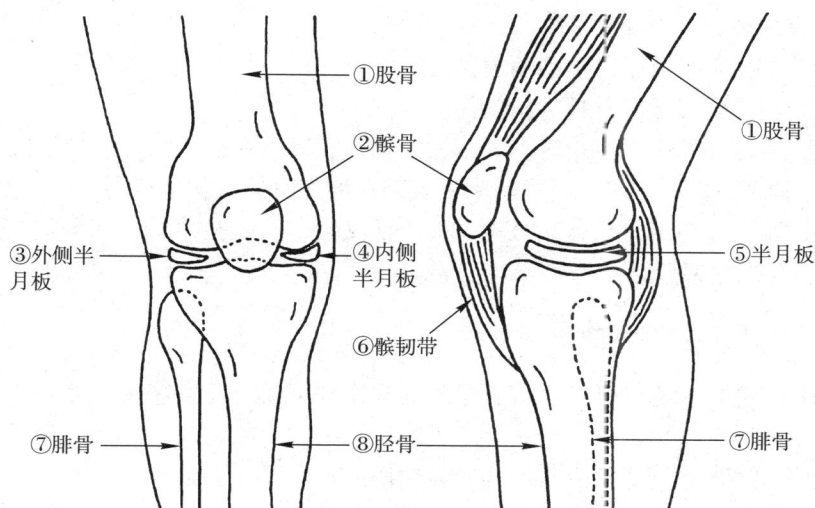

图4-7 膝关节半月板示意图

（二）病因病机

研磨力是产生半月板破裂的主要原因。膝关节伸直时，两侧副韧带呈紧张状态，关节稳定，无旋转动作。当膝关节半屈曲时，如足球运动员射门时，股骨髁与半月板的接触面缩小，由于重力的影响，半月板的下面与胫骨平台的接触比较固定，这时膝关节猛烈的旋转所产生的研磨力量会使半月板发生破裂。半蹲或蹲位工作，如矿井下煤矿工人长期蹲位铲煤和抛煤动作也容易发生半月板损伤。因此产生半月板损伤必须有四个因素：膝半屈、内收或外展、重力挤压和旋转力量。

半月板损伤的分型一般按照损伤的形状、部位、大小和稳定性，分为退变型、水平型、放射型、纵型、横型及前后角撕裂型、边缘撕裂型、混合型。纵行撕裂的走向平行于半月板边缘，穿过半月板全层的纵行撕裂会产生可移动的内侧撕裂瓣片，如果内侧撕裂瓣片移位进入髁间窝，常称为"桶柄状撕裂"。

中医学认为，本病主要病机为外力作用于膝部，致筋肉损伤，经络受损，血脉破裂，血溢脉外，阻滞局部，致血瘀气滞，气血津液运行不畅，发为瘀血阻络，筋肉失荣，膝部经筋失其常道，不通则痛。

（三）诊断与鉴别诊断

1. 主要病史 部分急性损伤病例有外伤病史，特别是膝关节半屈曲位时突然内收或外展和旋转活动，是典型的受伤病史。慢性损伤病例无明确外伤病史。多见于运动员与体力劳动者，男性多于女性。

2. 临床表现 受伤后膝关节剧痛，不能伸直，并迅速出现肿胀，有时有关节内积血。急性期过后转入慢性阶段，关节功能恢复，但关节疼痛，活动时弹响。可出现关节交锁、无力症状。关节交锁：活动时突然听到"咔嗒"一声，关节便不能伸直，忍痛挥动几下小腿，再听到"咔嗒"声，关节又可伸直。失力症状，即走凸凹不平的道路时，突然感觉关节内有物滑动或感关节内有响动，并有突然膝关节向内或向外不稳或软弱感。

考点与重点 半月板损伤的主要症状

3. 体格检查 慢性阶段的体征有关节间隙压痛、弹跳、膝关节屈曲挛缩与股内侧肌的萎缩。半月板损伤压痛部位常在外侧或内侧间隙，沿着关节间隙扪摸，根据压痛点，可以大致判断出是前角、体部或后角撕裂。前角的水平撕裂在屈伸膝关节时可以看到"膝眼"处在弹跳。膝关节屈曲挛缩，则提示撕裂的半月板嵌于股骨髁下，长期难以解锁。病程长久可见股四头肌失用性萎缩。

本病的特殊检查主要有以下几项。

（1）过伸试验：阳性则提示半月板前角损伤。

（2）过屈试验：阳性则提示半月板后角损伤。

（3）研磨试验：若疼痛发生在提拉时，表示韧带损伤；发生在挤压时提示半月板损伤。其中屈曲到最大限度时疼痛，提示后角破裂；90°时提示中央破裂；伸直时提示前角破裂。

（4）回旋挤压试验：又称半月板弹响试验、麦氏征试验，此试验的要点是疼痛、有弹响。注意伤后3周内不宜实施，因假阳性率高。

考点与重点 回旋挤压试验的操作和临床意义

（5）下蹲试验：又称鸭式摇摆试验，若有半月板损伤则下蹲时发生疼痛。

4. 辅助检查

（1）X线：主要是用来除外膝关节其他病变与损伤。

（2）MRI：可明确损伤的部位、类型及程度（图4-8）。

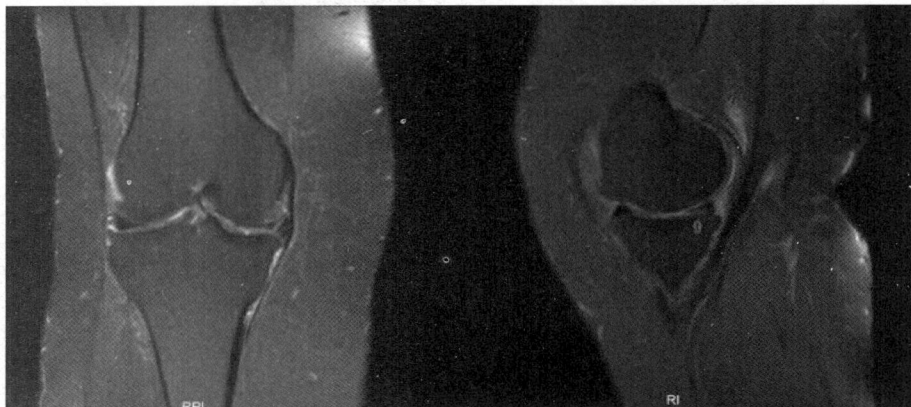

图4-8　半月板Ⅲ级损伤

（3）关节镜：可对关节内结构提供直观图象，是半月板撕裂的诊断"金标准"。

链接

半月板损伤 MRI 分级如下。

Ⅰ级：半月板内点状或小结节状高信号。

Ⅱ级：半月板内水平走向线状高信号，未达半月板关节面。

Ⅲ级：半月板内线状或复杂形态的高信号延伸到半月板关节面。

为了减少假阳性，须在冠状面和矢状面上均见到延伸至半月板表面的高信号影时，才可诊断撕裂。

5. 鉴别诊断

（1）髌骨软骨软化症：二者可并存。髌骨软骨软化症可引起滑膜肿胀，可有伸膝痛及关节间隙压痛，以及髌下假交锁，根据临床症状、体征及MRI可鉴别。

（2）膝外侧疼痛综合征：多见于长跑及竞走运动员，系膝关节长时间屈伸运动，髂胫束沿股骨外侧髁边缘前后摩擦滑动，引起两者之间软组织、滑囊及疏松结缔组织的创伤性炎症并出现疼痛，又称为"髂胫束综合征"。由于屈伸关节时外侧有疼痛感，伴有脱膝感和压痛，根据特殊体征及辅助检查可以鉴别。

（四）治疗

1. 手法治疗

（1）局部揉按屈伸法：患者仰卧位，放松患肢，医生左手拇指在损伤部位及其上下施以轻柔的揉、摩、擦等手法按摩痛点，右手握踝部，徐徐屈曲膝关节并内外旋转小腿，然后伸直患膝。

（2）痛点理顺法：损伤中期，手法可逐渐加重，在膝关节周围和大腿前部施以擦、揉等法；然后用拇指按压关节边缘的痛点，在痛点周围做推揉拿捏。

（3）粘连松解法：晚期对关节活动受限的患者，可进行屈伸手法。对半月板损伤严重者，单纯手法治疗效果较差。

（4）交锁松解法：对关节交锁者，嘱患者仰卧，一助手握持股骨下端，医生握持患者踝部，二人相对牵引，医生内外旋转小腿，然后使小腿尽量屈曲，再伸直下肢，即可解除交锁。

2. 固定疗法　急性损伤期应可用长腿石膏托将膝关节功能位固定 4 周，以限制膝部活动，有积血者可于局麻下抽出积血后加压包扎。

3. 练功疗法

（1）伸膝抬腿法：患者仰卧，患腿伸直中立位。使下肢各部肌肉收缩紧张，足背伸，在用力伸膝关节的情况下，做抬腿动作（髋关节前屈），用以锻炼股四头肌力量及膝、踝关节的功能活动。

（2）坐位伸膝抬腿法：患者坐于床边，屈膝，小腿下垂，绷紧肌肉伸膝抬腿（膝关节不要离开床）。随着肌力的增强，可于踝部负重物做对抗的抬腿伸膝活动。

（3）扶膝屈伸法：患者取站立位，患肢在前，用自己两手环抱患肢大腿下段。利用躯干的前倾力及下蹲力，迫使膝关节做屈曲活动。

4. 药物疗法

（1）内服中药

1）血瘀气滞证：治宜活血化瘀，消肿止痛。方用桃红四物汤或舒筋活血汤加减。

2）痰湿阻滞证：治宜温化痰湿。方用二陈汤。

3）肝肾亏损证：治宜补益肝肾。方用补肾壮筋汤或健步虎潜丸。

（2）外用中药：早期可选用消肿散或三色敷药等外敷；中、后期外用海桐皮汤熏洗。

（3）西药治疗：可选择非甾体抗炎药外用或内服。

5. 针灸疗法　损伤后期有明显股四头肌萎缩者，可选取血海、足三里、梁丘、阳陵泉、阴陵泉、委中、承山、三阴交、阿是穴等进行针刺治疗。

6. 针刀疗法　半月板周围点疼痛一般在髌韧带内侧和外侧。选压痛点，让针体和胫骨平台大致呈 30° 角，刺入关节内侧，进行松解剥离。内侧半月板后半部连于内侧副韧带处易损伤出现粘连，引起疼痛，可用针刀平行韧带走向刺入松解。

7. 手术疗法　陈旧性半月板损伤，反复发生疼痛、交锁者，应尽早手术治疗。目前不主张将半月板完全切除。如果确有半月板损伤，目前主张在关节镜下进行手术边缘分离的半月板可以缝合，容易交锁的撕裂的半月板瓣片可以局部切除，有条件缝合的亦可以予以修复。破碎不堪的半月板亦可以在镜下全部摘除。

8. 其他疗法　后期可采用超短波、磁疗、光疗、热疗、中药离子导入等方法治疗。

链接

　　富血小板血浆（platelet-rich plasma，PRP）是从自体血浆中提取的血小板浓缩成分，已被证实含有血管表皮生长因子、转化生长因子 β1 和血小板源性生长因子等多种生物活性因子。通过向关节腔内注射 PRP，可以改善患者功能，降低手术率。其他生物制剂还包括纤维蛋白凝块和间充质干细胞，也能帮助半月板损伤组织愈合，优化半月板的修复情况。

（五）预防

1.劳逸有度，养成正确的活动姿势；劳逸结合，避免过度运动。

2.康复期加强养护，动作协调，康复运动循序渐进，适可而止。

3.注意膝部的保暖防寒。

四、膝周滑囊炎

（一）概述

膝关节周围有许多肌腱，因此滑囊也较多，有的与关节腔相通，多数则是孤立存在的。其作用是促进滑动，减少人体软组织与骨组织之间的摩擦和压迫，提高关节运动功能的灵活性。膝关节周围滑囊较多，当遭受急性损伤或慢性劳损时可引起滑囊炎。临床常见的膝部滑囊炎有髌前滑囊炎、髌下滑囊炎、鹅足滑囊炎和腘窝囊肿等（图4-9）。

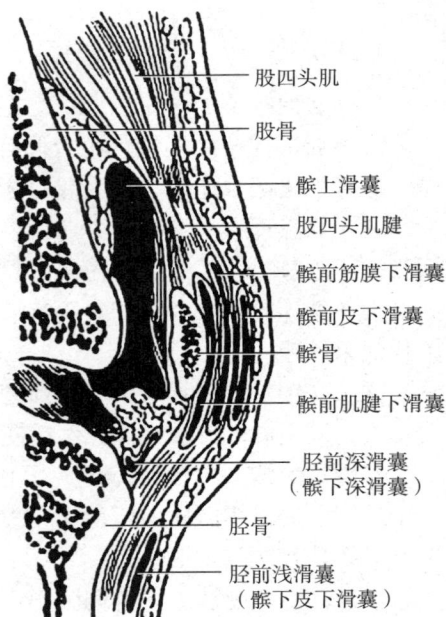

| 股四头肌
| 股骨
| 髌上滑囊
| 股四头肌腱
| 髌前筋膜下滑囊
| 髌前皮下滑囊
| 髌骨
| 髌前肌腱下滑囊
| 胫前深滑囊（髌下深滑囊）
| 胫骨
| 胫前浅滑囊（髌下皮下滑囊）

图4-9　膝关节周围滑囊

链接

髌前滑囊位于皮肤与髌骨、髌韧带之间，覆盖于髌骨的下半部和髌韧带的上半部。髌下滑囊位于胫骨结节与髌韧带之间。鹅足滑囊位于缝匠肌、股薄肌及半腱肌的联合腱止点与胫骨内侧副韧带之间，由于三个肌腱有致密的纤维膜相连，形同鹅足而得名。

膝周滑囊炎治疗方法基本相同，腘窝囊肿治疗方法有其特点，故在另一节叙述。

（二）病因病机

本病有急慢性之分，有伴感染及不伴感染之别。一般急性滑囊炎常因创伤或感染而发病。慢性滑囊炎多与从事的职业有关，亦与膝关节剧烈运动或长时间的摩擦或压迫刺激有关。主要病理改变是滑囊滑膜渗出液增多，滑囊肿大。急性期囊内积液可为血性，以后呈黄色。慢性期囊壁水肿、肥厚或纤维化，滑膜增生呈绒毛状，有的囊底或肌腱内有钙质沉积。囊液被吸收消退后，有时可反复积液。本节主要论述非感染性滑囊炎。

中医学认为，其病因一是劳损外伤形体，内伤脏腑经络，引起气滞血瘀，阻滞不通，关节不利而致；二是损伤后筋脉受损，气机失调，水湿积聚，引起滑膜肿胀、渗出。

（三）诊断与鉴别诊断

1.主要病史　髌前滑囊炎，急性滑囊炎常因外伤而发病。髌下滑囊炎，又称胫前深滑囊炎，多因运动创伤所致。鹅足滑囊炎常为局部反复的撞击和摩擦所引起。

2.临床表现　髌前滑囊炎表现为髌前疼痛及肿胀，压痛；髌下滑囊炎表现为髌下两侧肿痛，半蹲位疼痛；鹅足滑囊炎表现为膝内侧肿胀，小腿活动时有痛感。

3.体格检查　常有与滑囊位置一致的压痛，波动性肿胀，触及如囊状。髌前滑囊炎可见髌前肿胀明显，压痛，波动征阳性。髌下滑囊炎可见髌骨内外膝眼肿胀，凹陷消失，髌韧带深部压痛，膝关节活动受限，浮髌试验阳性。鹅足滑囊炎可见膝内侧肿胀、压痛，可触及滑囊包块，小腿外展外旋时疼痛加重。

4. 辅助检查

（1）X 线：一般无异常，对囊肿的诊断意义不大，但可排除膝关节病变。

（2）MRI：有助于明确部位及程度。

5. 鉴别诊断

（1）色素绒毛结节性滑膜炎：多发于青壮年，以男性多见，无明显外伤史。有关节肿胀，可触及结节状肿块。新发病例关节积液多为血性，以后呈棕红或棕黄色，常见为咖啡色。X 线检查可发现膝关节骨质增生、囊变、滑膜肿胀肥厚。

（2）滑膜皱襞综合征：该病多见于青壮年，膝关节周围的滑膜皱襞异常增大或肥厚，被挤压于髌、股骨之间，产生滑膜皱襞综合征。临床表现主要为膝内侧痛，膝关节活动时可有髌骨异常抖动。

（四）治疗

1. 手法

（1）晃膝法：患者仰卧位，屈髋，医生一手扶患膝，另一手握踝部，按顺时针方向摇晃 10～20 次，以松解膝关节。

（2）刮髌法：医生一手拇指屈曲指关节，放于压痛点，另一手手掌按于拇指之上，用臂力推动拇指与髌骨边缘垂直方向稳力分理、刮拨 5～10 次。

（3）点按推揉法：医生双手拇指在肿胀处点按，力量由轻到重，约 1 分钟；然后，医生一手抚小腿，另一手推揉膝部 10～20 次而结束。

2. 固定疗法　一般不需要外固定。但急性期应制动休息，以消除对滑囊的刺激。

3. 练功疗法　同"膝关节半月板损伤"。

4. 药物疗法

（1）内服中药

1）瘀血留滞证：治宜消肿散瘀止痛。方用活血祛瘀汤。

2）气虚湿阻证：治宜健脾利湿，佐以祛风散寒。方用健脾除湿汤加减。

（2）外用中药：外伤引起的，治宜祛瘀消肿止痛，可局部外敷消瘀止痛药膏、双柏散。

（3）西药治疗：可选择非甾体抗炎药外用或内服。

5. 针灸疗法　可选取血海、足三里、梁丘、阳陵泉、阴陵泉、委中、承山、三阴交、阿是穴等穴位。根据不同的滑囊分布情况，可以选用鸡足刺、围刺针法，以泻法为主。损伤后期有明显股四头肌萎缩者，可补泻兼施，加用灸法。

6. 针刀疗法　可以滑囊穿刺减压，或通过松解周围肌腱痛点调节滑囊平衡环境，改善局部循环，促进滑液交流。

7. 手术疗法　慢性滑囊炎久治无效或反复发作者，可行手术切除病变滑囊。

8. 其他疗法　非感染性的急慢性滑囊炎均可穿刺抽吸加压包扎，并可向滑囊中注入泼尼松 12.5mg 加 1% 盐酸普鲁卡因 2mL，以缓解临床症状。

（五）预防

1. 急性期应适当制动，以利于缓解疼痛和促进炎症消退。

2. 平时注意膝部保暖防寒，避免跪姿工作和对髌骨前方的摩擦和压迫。

五、髌骨软骨软化症

（一）概述

髌骨软骨软化症，又称髌骨软骨炎、髌骨软骨病等，是髌骨关节软骨的一种退行性病变，是髌骨软骨面因慢性损伤后，软骨肿胀、侵蚀、皲裂、破碎、脱落，最后与之相对的股骨髁软骨也发生相同病理改变，从而形成髌股关节的骨关节炎。

（二）病因病机

髌骨后侧面大部分为软骨覆盖，与股骨两髁和髁间窝形成髌股关节。膝关节在长期屈伸活动中，髌骨之间反复摩擦、互相撞击，致使软骨面被磨损而致本病。典型的如职业性长距离骑自行车的运动员易患此病。由于力线不正，髌股关节的关系异常，如高位或低位髌骨，以及膝内翻或外翻畸形等，由于关节位置的改变，其异常应力作用于关节软骨，可促使关节软骨软化。

中医学认为，本病以积劳损伤为主，病位在于筋骨，与肝肾关系密切。患者素体肝肾亏虚，筋骨不利，复遭劳损，或风、寒、湿邪侵袭，以致经络痹阻，局部气血瘀滞，故有疼痛；肝主筋，肾主骨，筋骨失去濡养，故表现为患膝疼痛，酸软乏力，行走不利。湿邪留滞，则发为肿胀。

（三）诊断与鉴别诊断

1. 主要病史　起病较缓，患者多有膝关节半蹲发力过劳史或一次撞击史，青年运动员较多见。

2. 临床表现　早期仅为髌骨下疼痛或膝前痛，稍加活动后缓解，过久训练又加重，休息后渐消失，以后是髌骨深面间歇性疼痛，屈膝久坐或下跪、下蹲等动作时加重，膝关节发软及不稳，上下楼梯及关节开始活动时明显。半蹲痛是该病的重要症状。

3. 体格检查　膝部无明显肿胀，髌骨压痛，髌周挤压痛，活动髌骨时有粗糙的摩擦音，关节内有时可有积液，检查者用拇、食二指将髌骨向远侧推压，嘱患者收缩股四头肌，可发生剧烈疼痛。膝可有畸形如膝内翻、外翻和高位髌骨、低位髌骨等。髌骨研磨试验及单腿下蹲试验阳性。

考点与重点　髌骨软骨软化的症状和体征

4. 辅助检查

（1）X线：早期多无变化；晚期形成骨关节炎可见关节面骨质硬化、囊性变，关节间隙狭窄，关节面边缘骨赘形成。

（2）CT：能够显示髌骨关节面病变情况及髌股关节间隙狭窄程度，作为X线片诊断的补充手段，对髌股排列错乱及股骨髁发育不良有诊断价值。

（3）MRI：能够很好地显示软骨退变及软骨下骨的囊性变等表现。

5. 鉴别诊断

（1）骨关节炎：该病多见于中老年人。一般为双侧性，可具有髌骨软骨软化症的所有症状，但临床症状较为明显，严重者膝关节畸形。

（2）髌下脂肪垫损伤：伸膝时疼痛，痛点与解剖位置相符，即膝眼部位压痛。局部脂肪垫肥厚、膨隆。可单独发生或与关节内疾病合并存在。

（四）治疗

1. 手法治疗　患者仰卧，患肢伸直，股四头肌放松。医生用摩髌骨法，将手掌轻轻按压髌骨做研磨动作，以不痛为度，每次5～10分钟。然后用捋髌法，将拇指、食指扣住髌骨两缘，上下捋顺，约5分钟。最后用舒筋法，在膝关节周围施以㨰法、揉捻法、散法等手法舒筋。

2. 固定疗法　主要是限制引起疼痛的各种活动，如剧烈运动，过度屈膝、下跪、下蹲等。必要时可用拐辅助行走，但不必用石膏固定，因为关节软骨会产生失用性退变损伤。

3. 练功疗法　股四头肌练习是防治髌骨软骨软化症最常用、最有效的方法。通过加强股四头肌力量，有利于维持良好的髌骨轨迹，增加关节的稳定性，改善髌骨应力分布。常用方法如站桩，一般采用靠墙避开疼痛角度的站桩方式，也可做主动直腿抬高或负重直腿抬高练习。锻炼过程中，尽可能避免出现膝关节疼痛。

考点与重点 髌骨软骨软化的练功疗法

4. 药物疗法

（1）内服中药

1）痰湿痹阻证：治宜燥湿化痰，活血通络。方用二陈汤加桑枝、地龙等活血通络之品。

2）肝肾亏虚证：治宜补养肝肾，温经通络。方用桃仁膝康丸或健步虎潜丸。

（2）外用中药：膝部隐痛可外敷舒筋膏。病程延久者，方用下肢损伤洗方加干姜、艾叶外洗，也可用消肿止痛酊外搽。软组织变硬时可用软伤外洗方外洗。兼痰湿痹阻者可加用苍术、威灵仙外洗以增强燥湿功效。

（3）西药治疗：急性期可选用非甾体抗炎药外用或内服。氨基葡萄糖有助于软骨蛋白黏多糖的合成，有利于软骨修复。

5. 针灸疗法 可取内膝眼、犊鼻、膝阳关、阳陵泉、血海、梁丘。肝肾亏虚者，配三阴交、肾俞、太溪；痰湿痹阻者，配丰隆、足三里。

6. 手术疗法 经膝关节镜确诊髌骨软骨损伤严重者，可考虑手术治疗。手术治疗包括关节外及关节内手术。关节外手术主要是调整髌骨的位置，使半脱位的髌骨回到正常位置，方法有外侧松解术、髌韧带转位术和胫骨结节前移术等。关节内手术包括髌软骨病灶环切、髌骨床钻孔、关节损毁面切除和病变软骨刨削等，但其疗效难以肯定。若整个髌骨的关节软骨已被腐蚀，则须行髌骨置换术。

7. 其他疗法

（1）关节腔注射：玻璃酸钠（透明质酸钠），每周 1 次，4 ～ 5 次为 1 个疗程。

（2）物理疗法：可用红外线、超短波、中药离子导入治疗。

（五）预防

1. 平时要减少膝关节剧烈的反复屈伸活动。

2. 膝关节屈伸动作宜缓慢，尤其要避免半蹲位。

3. 注意膝部的保暖。

六、膝关节创伤性滑膜炎

（一）概述

膝关节创伤性滑膜炎是由于急性创伤或慢性劳损引起的膝关节滑膜的无菌性炎症，以膝关节肿胀疼痛、屈膝活动受限为主要表现。

膝关节囊由两层组织构成，外层为纤维层，内层为滑膜。膝关节的滑膜腔分为髌部及内、外髁部，内、外髁部以髁间隔为界，借髌部相交通，也可借髁间隔的小孔相交通。

膝关节滑膜具有分泌和吞噬两大作用，其分泌作用可制造和调节滑液，吞噬作用可从关节腔排除滑液及碎屑，从而起到润滑关节、营养关节软骨的功能。

（二）病因病机

膝关节滑膜本身血供丰富，但很脆弱，易受伤出血，发生创伤性无菌性炎症反应。引起滑膜损伤的原因包括直接暴力和间接暴力。如膝关节直接受到暴力打击所造成的组织损伤，间接暴力造成的膝关节扭伤，膝关节长期慢性劳损致伤，膝关节周围骨折引起损伤，膝关节手术致滑膜损伤，膝关节内游离体所造成的损伤等。

中医学认为，本病慢性滑膜炎多由痹证夹湿或湿气下注所致，气虚、脾虚或素体肥胖多湿之人多发，因膝关节负荷增大，易形成慢性劳损；同时脾不健运，水湿下注，导致膝关节滑膜肿胀、渗出及增生。急性滑膜炎则因创伤损伤经络，气血循行受阻，水湿积聚形成滑膜水肿、渗出；气血瘀结形成滑膜结节性肿胀疼痛、渗出。其他如寒痰或湿热流注，或风寒湿凝滞于膝关节，均可致滑膜不同程度的肿胀、渗出、增生，甚至侵蚀骨质。

（三）诊断与鉴别诊断

1. 主要病史　急性滑膜炎有明显的外伤史，慢性滑膜炎有劳损或关节疼痛病史。

2. 临床表现

（1）急性创伤性滑膜炎：伤后膝关节肿胀、疼痛，一般呈膨胀性胀痛或隐痛，尤以膝伸直及完全屈曲时胀痛难忍；膝关节活动不利，跛行。

（2）慢性创伤性滑膜炎：膝关节肿胀、胀满不适、下蹲困难，或上下楼梯疼痛，劳累后加重，休息后减轻，肤温正常。病程久则股四头肌萎缩，滑膜囊壁增厚，摸之可有韧厚感，关节不稳，活动受限。

3. 体格检查

（1）急性创伤性滑膜炎：膝关节屈伸活动受限，多置于轻度屈膝位，以保持关节腔最大容积；被动极度屈膝时，疼痛加重；压痛点不定，可在原发损伤处有压痛。肤温可增高，按之有波动感，浮髌试验阳性。

> **考点与重点**　浮髌试验的操作方法和临床意义

（2）慢性创伤性滑膜炎：经治疗症状减轻但易复发，增生肥厚的滑膜可触及摩擦音，局部压痛症状较轻；压痛点多在软骨边缘。长期慢性滑膜炎可致关节韧带松弛、关节软骨退化等症状；关节积液较多者浮髌试验阳性。

4. 辅助检查

（1）MRI：可显示膝关节内至少 1mL 的积液，但难以鉴别关节积液是感染性的还是非感染性的。

（2）关节穿刺：急性滑膜炎可抽出血性液体，慢性滑膜炎可抽出淡黄色清亮的渗出液。

5. 鉴别诊断

（1）化脓性关节炎：表现为关节的红肿热痛，活动明显受限，体温高，血白细胞总数及中性粒细胞比率明显增高，关节液细菌培养可见致病菌。

（2）膝关节结核：结核表现为低热、盗汗。X 线检查可见关节间隙狭窄或呈虫蚀样骨质破坏。红细胞沉降率明显增快。

（四）治疗

1. 手法治疗　急性期应制动，患肢伸直位，膝下垫薄枕。慢性期宜手法治疗，使积液得以吸收。手法动作要轻柔，以防再次损伤滑膜组织。

（1）推揉点按法：患者取仰卧位，双膝伸直，医生从患肢大腿至膝部，由上而下顺经络方向反复进行推揉数次。点按痛点、双膝眼等 1～2 分钟。

（2）摇晃屈伸法：医生一手按住患肢髌骨上缘，另一只手握住踝部，嘱患者肌肉放松，先轻轻、小幅地在牵引下来回摇晃、屈伸膝关节。

（3）刮髌法：最后将膝关节完全屈曲；然后伸直患肢，在髌骨外上方、髌骨内下方用拇指屈曲指关节，放于痛点内侧，另一只手掌按于屈拇之上，用臂力推动拇指向外刮数下。

（4）局部理顺法：在患者膝部周围施以㨰法、揉捻法、散法、捋顺法等。

2. 固定疗法　急性期应将膝关节固定于伸直位，制动 2 周。卧床休息，抬高患肢，并禁止负重，以减轻症状。但不能长期固定，以免造成肌肉萎缩。

3. 练功疗法　受伤初期，在积液未消退前，应暂停主动与被动活动，适当制动，过早活动可导致慢性滑膜炎。在休息与制动阶段，即应开始积极锻炼股四头肌（等长收缩），积液消退后，开始膝关节活动及行走，股四头肌锻炼是治疗中的关键。

4. 药物疗法

（1）内服中药

1）血瘀气滞证：治宜活血化瘀，消肿止痛。方用桃红四物汤加减。

2）风寒湿阻证：治宜祛风除湿散寒，方用三痹汤。风胜者，方用防风根汤；湿胜者，方用羌活胜湿汤；寒胜者，方用当归四逆汤。

3）脾肾不足证：治宜健脾温肾，方用理中汤合四神丸之类。

4）痰湿结滞证：治宜温化痰湿，方用二陈汤之类。

（2）外用中药：可用海桐皮汤加木香、艾叶等外洗。肿胀明显的，可加大戟、芫花、防己、甘遂外洗。

（3）西药治疗：可选择非甾体抗炎药外用或内服。

5. 针灸疗法 适用于慢性滑膜炎。取膝眼并由内膝眼透犊鼻，加刺阳陵泉、三阴交、太溪等，留针30分钟，或加艾灸；可加用高频电针刺激。

6. 针刀疗法 适用于慢性创伤性滑膜炎。分别在外膝眼、内膝眼、支持带进行定位松解，或针对有明显酸胀疼痛点进行松解。尽量不要刺激滑囊。

7. 手术疗法 如果关节肿胀、疼痛持续2个月，经非手术治疗无好转，可行关节镜下滑膜切除术来治疗。

8. 其他疗法

（1）封闭疗法：关节内注入利多卡因加糖皮质激素或透明质酸钠治疗。感染禁用。

（2）物理疗法：常用的有冲击波、热疗、磁疗、微波理疗等。

（五）预防

1. 创伤早期，无大量关节积液之前应冷敷，减轻滑膜充血、水肿、渗出。

2. 平时要注意膝关节的保暖防风寒。

七、腘窝囊肿

（一）概述

腘窝囊肿是指由于多种原因导致的腘窝深部滑囊出现以滑液增多、滑囊肿大并引起膝后部发胀不适为主要表现的一种疾患。腘窝内的滑液囊很多，多数腘窝囊肿发生在半膜肌腱滑囊和腓肠肌内侧头与半膜肌之间的滑囊，此处的囊肿也称贝克囊肿（Baker's cyst），并常与关节囊相通。有少数囊肿位于解剖较薄弱的部位，而且缺孔较大如腘窝肌腱陷窝处，此即称为滑膜憩室。

本病的发生与膝关节内压力升高致使关节囊在薄弱处突出有关，实际为关节囊后疝。腘窝囊肿常见于35～75岁人群，常伴有膝关节炎性疾病，如类风湿性关节炎、骨性关节炎、膝关节损伤以及关节过度疲劳等。

（二）病因病机

腘窝囊肿的发病原因较复杂，可分为原发性和继发性两类。致病因素导致关节腔内压力增高，关节液经后关节囊的薄弱区——腓肠肌内侧头与半膜肌肌腱滑囊膨出，形成囊肿。

原发性腘窝囊肿多因膝关节慢性损伤，引起滑囊的慢性无菌性炎症，导致滑液积聚后发生囊肿。继发性腘窝囊肿多因膝关节疾病如骨关节炎、类风湿关节炎及关节创伤等引起的关节滑膜炎，产生较多渗出物，增加了关节内压力，迫使渗出液进入腓肠肌内侧的滑囊而继发囊肿，或经后方关节囊的薄弱环节突出形成滑膜疝，这种囊肿大多是与关节腔相通的（图4-10）。

在儿童或青少年患者中，除关节损伤、关节感染等原因外，腘窝囊肿多由腓肠肌内侧头与半膜肌肌腱滑囊直接形成，并不与关节腔相通。

中医学认为，本病多由肝肾不足，筋失所养，湿邪阻络引起。

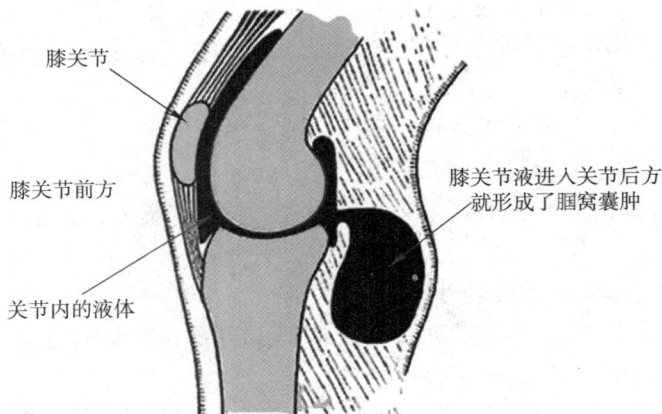

图4-10　腘窝囊肿示意图

（三）诊断与鉴别诊断

1. 主要病史　大部分无明显急性损伤病史，可有长期行走劳损病史。

2. 临床表现　初期仅有腘窝部不适或胀感，有些有下肢乏力感；当囊肿增大时，则可出现腘窝的肿块，无压痛或仅有轻压痛，影响屈膝功能。有些患者可伴有关节周围积液及肿胀、肌萎缩、向下的放射性疼痛。

3. 体格检查　查体时会发现腘窝的后方正中或者偏外侧有个圆形或椭圆形、光滑、有弹性的囊性肿块，大小不等，一般直径4～10cm，可有波动感，伸膝时肿块较明显而表面变硬，屈膝时肿块不明显且较软，对囊肿持续加压后肿块可以缩小。当囊肿越来越大时，患者膝关节屈伸受限，并且在活动或劳累后更加明显。当膝关节过伸时，能明显触摸到囊肿紧张，屈曲时又会变得柔软，称为Foucher征；继发性腘窝部囊肿有时可伴有骨性关节炎，关节损伤、积液的表现，可有股四头肌萎缩、胫神经或腓总神经放射性疼痛等。偶尔囊肿可以压迫阻碍静脉回流，引起小腿水肿。囊肿穿刺抽液，其内容物为淡黄色胶样黏液。

4. 辅助检查

（1）超声：超声下可以清楚地评估囊肿的大小、分隔、囊内是否有游离体等，是用来诊断腘窝囊肿的常用检查。

（2）CT：腘窝后内侧薄壁囊状均质低密度灶；病灶边界清楚、光滑，中央可见分隔。

（3）MRI：能准确显示囊肿，了解囊肿开口与关节腔及周围结构的关系，还能观察到关节内并存的病变，如半月板撕裂、韧带损伤等，可指导手术方案和评估预后。

> **链接**
>
> 腘窝囊肿MRI表现如下。
> 1. 腘窝内可见边界清楚囊状肿块影，T_1加权像呈低信号，T_2加权像及STIR呈高信号。
> 2. 病灶边缘光滑，有分叶及分房，合并出血时出现液-液平面。
> 3. 横轴位片有时可显示囊肿有一狭颈与关节腔相连。

5. 鉴别诊断

（1）腘窝脂肪瘤：腘窝脂肪瘤质地较软，无囊性感，一般不随膝关节体位改变。

（2）腘窝动脉瘤：主要临床症状表现出腿部的酸胀不适，可触及搏动性、无痛性的包块，动脉瘤内由于血液流动出现变化，产生涡流，会在动脉瘤内形成血栓，血栓脱落就会导致下肢动脉的栓塞症状，患者会突然出现腿部的麻木、苍白、疼痛、麻痹、运动障碍。

（四）治疗

1. 手法治疗　早期宜用轻手法按摩、揉、推压患部上下，并在局部用指掐、刮、按压等手法，并加用揉、弹拨等手法治疗。对滑囊与关节腔不通、囊肿明显者，可试行挤压法。患膝屈曲位，术者用手把囊肿推挤到一边，最好能压在骨性的壁上，然后用拇指用力把囊壁挤破，加压揉挤，使黏液分流，囊壁闭锁。再予以加压包扎。

2. 固定疗法　一般无须固定，急性期应适当休息，局部制动，以消除对滑囊的刺激。

3. 练功治疗　恢复期可进行膝关节屈伸训练、直腿抬高运动、足背伸运动，主要是锻炼股四头肌。后期在合适的时候可进行半蹲和适当的深蹲运动。

4. 药物疗法

（1）内服中药

1）瘀血留滞证：治宜消肿散瘀止痛。方用活血祛瘀汤加减。

2）气虚湿阻证：治宜健脾利湿，佐以祛风散寒。方用健脾除湿汤加减。

3）湿热壅盛证：治宜清热解毒，活血止痛。方用仙方活命饮加桃仁、红花、三七等。

（2）外用中药：外伤性者，局部外敷消瘀止痛药膏、双柏散、消炎散之类。伴感染者可外敷如意金黄散。如囊壁已破，囊肿变小后，为使肿物进一步消散，可在局部擦万花油、正红花油等。

链接

如意金黄散出自《外科正宗》。具有清热解毒、消肿止痛的功效。

组成：天花粉300g，黄柏、大黄、姜黄、白芷各150g，紫厚朴、陈皮、甘草、苍术、天南星各60g。

制用法：上药共研为细粉即为散剂，可用葱汁、酒、醋、麻油、蜜、菊花露、银花露、丝瓜叶捣汁等调敷。

---

5. 手术疗法　对于慢性滑囊炎，久治不能好转者，在无禁忌证的情况下可以进行手术切除。目前腘窝囊肿的手术方式主要针对以下几点开展：①腘窝囊肿囊壁的处理。②交通口的处理。③关节内疾病的处理。手术切除囊肿的同时要治疗膝关节疾病，否则易复发。手术方式主要有传统开放手术和关节镜手术。如已化脓的感染性腘窝囊肿，应尽早切开排脓，并做引流。切口应选在滑囊的两侧。脓液可进行细菌培养和药敏试验。

6. 其他疗法　非感染性的急慢性囊肿均可穿刺抽吸加压包扎，并可向滑囊中注入醋酸曲安奈德40mg加1%利多卡因2mL做囊内注射。感染性滑囊炎肢体适当制动，应用敏感抗生素。

（五）预防

本病通过积极治疗，预后较好。

1. 治疗期间应减少膝关节屈伸活动。

2. 继发性腘窝囊肿，原发病膝关节损伤与疾病治愈后，囊肿可自行消失。

八、髌下脂肪垫炎

（一）概述

髌下脂肪垫损伤又称髌下脂肪垫炎、Hoffa 病。髌下脂肪垫位于髌骨下面、髌韧带后面与关节囊之间。膝关节的滑膜在髌骨下方两侧向后突，形成皱襞，其内夹有脂肪组织，称为脂肪垫，主要作用是加强关节稳定和减少摩擦。髌下脂肪垫炎属于临床常见的膝关节疼痛及功能受限性疾病，是劳损、外伤、受凉原因引起髌下脂肪组织充血、水肿、肥厚，甚或无菌性炎症刺激周围软组织粘连的疾患。多发于运动员及膝关节运动较多者，女性多于男性。

（二）病因病机

本病多因运动或劳动中反复的膝关节挫、碰、扭伤引起。当髌下脂肪垫过多或股四头肌张力降低时，伸膝时脂肪垫可被挤压于胫骨与股骨之间而造成损伤，反复损伤可使脂肪垫发生水肿、充血、肥厚、机化，继发退行性改变。也可由于因跌倒跪地或膝前受到直接撞击，造成髌韧带和脂肪垫的急性挫伤，而引起局部出血、肿胀，甚至关节积液，髌下脂肪垫亦随之出现纤维化、粘连、肥厚等改变。亦可继发于髌骨软骨软化症及其他膝关节的退行性病变。

本病属中医学"痹证"范畴。老年患者还有肾气不足，化水无力，兼外邪侵袭，阻遏经络之因。

（三）诊断与鉴别诊断

1. 主要病史　多有膝关节反复的挫、碰、扭伤病史，大部分患者有膝关节劳损、受凉病史。

2. 临床表现　患者自觉膝部疼痛，膝关节完全伸直时疼痛加重，并有酸痛无力感，髌韧带及两侧（膝眼）肿胀、膨隆，并有压痛。往往劳累后症状加重，一般不影响关节活动，有时膝痛可向后放射至腘窝。

3. 体格检查　膝过伸试验阳性：患者平卧，膝关节伸直平放，术者一手握伤肢踝部，另手按压膝部，使膝关节过伸，髌下脂肪处有疼痛。髌腱松弛压痛试验阳性：患者平卧，膝伸直，术者一手拇指放在内膝眼或外膝眼处，另一只手掌根放在前一拇指指背上，放松股四头肌（髌腱松弛），逐渐用力向下压拇指，压处有明显疼痛感。若令患者收缩股四头肌（即髌腱紧张），重复以上动作，且压力相等，出现疼痛减轻者，也为髌腱松弛试验阳性。

考点与重点　膝过伸试验、髌腱松弛压痛试验的临床意义

4. 辅助检查

（1）MRI：能较准确地反映髌下脂肪垫损伤的情况和程度（图 4-11）。

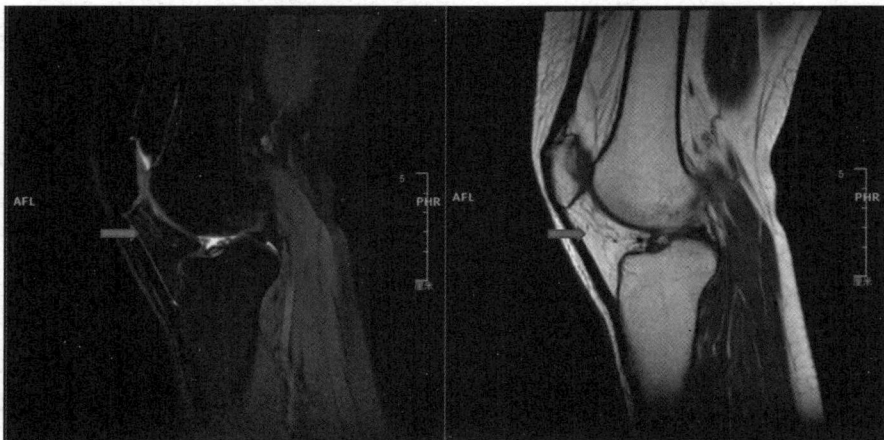

图 4-11　髌下脂肪垫损伤

（2）肌骨超声：可见脂肪垫肿胀、增厚、内部回声减弱，存在低回声区或无液暗区。

（3）关节镜：是临床诊断的"金标准"，但为有创检查，应用受限。

5. 鉴别诊断 主要与髌骨软骨软化症鉴别。髌骨软骨软化症膝关节过伸有痛感，当对髌骨加压则痛更明显。髌骨研磨试验及单腿下蹲试验阳性。MRI 检查能帮助鉴别诊断。

（四）治疗

1. 手法治疗

（1）局部点穴法：患者取仰卧位，将膝关节屈曲 90°，医生先点按梁丘、血海、膝眼、阳陵泉、阴陵泉、足三里等穴。然后将患肢伸直，医生施以一指禅推法或揉法于膝关节髌骨下方 5～10 分钟。

（2）捻推髌韧带：以术者的手掌根部对髌韧带处，做轻度揉捻、压、推，用力从轻到重，应使局部有酸、胀、热感为度。

（3）捋顺法：再将膝关节屈至 140° 左右，用拇指捋散两膝眼处，由韧带向两侧分散捋开，再将小腿及大腿的肌肉理顺。

2. 固定疗法 一般无须特殊固定，疼痛较重者，应适当制动，佩戴护膝可减轻症状。

3. 练功治疗 急性期避免剧烈活动；慢性期应进行膝关节屈伸活动和股四头肌收缩锻炼。

4. 药物疗法

（1）内服中药

1）血瘀气滞证：治宜活血散结，消肿止痛。方用桃红四物汤加牛膝、白术、防己等。

2）肝肾亏损证：治宜补益肝肾。方用补肾壮筋汤或健步虎潜丸加减。

（2）外用中药：可用消瘀止痛药膏局部外敷，亦可用海桐皮汤熏洗，可加用艾叶、桂枝以增强通络消肿之效，也可根据辨证加牛膝、大黄等药物。

（3）西药治疗：可选用非甾体抗炎药外用或内服。

5. 针灸疗法 以阿是穴、内外膝眼、阳陵泉为主穴施治。

6. 针刀疗法 针刀能松解粘连及挛缩，从而促进局部微循环，恢复关节的动态平衡。在髌骨下缘和胫骨粗隆之间的压痛点进针，刀锋穿过髌韧带后，即开始松解，将髌韧带与脂肪垫剥离开来。注意进针不可穿过脂肪垫，损伤膝关节滑膜和软骨。

7. 手术疗法 使用保守治疗无效者，可关节镜下手术切除肥厚的脂肪垫。

8. 其他疗法

（1）封闭疗法：局部采取痛点封闭治疗。

（2）物理疗法：常用的热疗、磁疗、微波理疗等可促进血液循环，缓解症状。

（五）预防

1. 避免膝部剧烈活动，可佩戴护膝保护，防寒保暖。

2. 平时应加强股四头肌收缩锻炼。

九、腓肠肌损伤

（一）概述

腓肠肌损伤与肌肉主动收缩的强大应力和外力的对抗有关。常发生于奔跑、跳跃或跨越等运动中。本病可发生于任何年龄，青壮年活动多、运动量大，所以发病率最高。除意外创伤以外，常发生在青壮年剧烈活动时，特别是运动员多见。由于本病有碍行走，严重影响患者的正常生活。

小腿的肌肉包括前群、后群和外侧群。前群为足的伸肌、包括胫骨前肌、踇长伸肌及趾长伸肌。后群为足的屈肌。后群肌通常分为浅、深两层。浅层为腓肠肌和比目鱼肌（小腿三头肌）、跖肌；深层为胫骨后肌、踇长屈肌、趾长屈肌、腘肌。外侧群为足外翻肌，包括腓骨长肌与腓骨短肌。

（二）病因病机

腓肠肌在人体行走等活动中有至关重要的作用，它通过内外侧头和比目鱼肌共同组成小腿三头肌，可以为踝后方提供力量支撑，但如果人体在活动过程中出现严重外翻、内旋时，可造成腓肠肌撕裂。

中医学认为，腓肠肌损伤是由于肌肉损伤而致气滞血瘀，气血运行不畅所致。也有外伤复感风寒之邪，寒邪凝滞收引，侵犯经络，引起筋脉收缩挛急；或因年老、妊娠、过劳等导致肝血不足，筋脉失养而致挛急。

（三）诊断

1. 主要病史 有急性运动损伤史或间接暴力损伤史。

2. 临床表现 急性损伤，伤后数小时出现局部肿胀、疼痛、压痛、功能障碍。大多发生在肌腱联合处。一般有广泛性皮下出血，患者多以足尖着地走路，不敢用全足负重，严重者丧失走路的功能。慢性劳损，多发生于股骨髁的附着部或跟腱部位，局部疼痛、肌肉萎缩，肿胀不太明显，当受伤肌肉主动收缩或被动拉长时疼痛加重。

3. 体格检查 肌肉收缩抗阻力试验阳性，即抗阻力疼痛加剧或有断裂的凹陷出现。急性期肿胀明显，并可触及断裂部的间隙，即所谓两端有结节，中间有空虚感，其上端由于断裂肌纤维的收缩可出现包块（结节），肌腱固有的条索弹性感消失。慢性期被动牵拉或主动收缩小腿后部肌肉均感觉损伤部位疼痛，触诊可发现有肌肉僵硬感。

4. 辅助检查

（1）MRI：Ⅰ度为牵拉伤，肌肉、肌腱正常，T_1 加权像信号稍低，T_2 加权像和脂肪抑制序列损伤区域高信号；Ⅱ度为部分撕裂，肌肉和肌腱不连续或松弛、缺如，区域水肿和出血；Ⅲ度为完全断裂，肌肉和肌腱连续性中断，断裂部位充满液体并具有广泛性出血。

（2）肌骨超声：超声下腓肠肌损伤主要表现为肌肉回声异常，伴有或者不伴有肌肉萎缩，局部血流增多，肌肉增厚，肌纤维结构显示欠清晰、内部回声减低、欠均匀，甚至伴随不规则的无回声区。

5. 鉴别诊断 本病主要与腓肠肌痉挛性疼痛鉴别。腓肠肌痉挛性疼痛是指一侧或双侧小腿因寒冷，或姿势突然改变等引起的腓肠肌痉挛，出现局部疼痛，不能活动。

（四）治疗

1. 手法治疗 损伤初期不宜直接按摩。中后期可适当对伤肢施以理筋手法。患者俯卧位，沿着腓肠肌肌纤维及腱部走行方向，施以㨰法、揉法、弹拨等手法。范围由小到大，力量由轻到重。

2. 固定疗法 急性期应多休息，减少活动，以利于损伤恢复。严重者可给予托板或石膏托固定。

3. 练功疗法 托板或石膏托固定期可进行静力性肌肉收缩训练。在恢复期，无负重状态下膝关节屈伸活动、踝关节背伸与跖屈运动，逐渐恢复下肢功能。

4. 药物疗法

（1）内服中药

1）气滞血瘀证：急性损伤者以气滞血瘀为主。方用活血祛瘀汤、活血止痛汤等。

2）寒邪内侵证：局部冷痛，行走不便，方用桂枝汤、独活寄生汤加红花、干姜、牛膝。

3）肝肾亏虚证：年老体衰，行走后局部疼痛，方用独活寄生汤加复元活血汤。

（2）外用中药：局部可外贴伤湿止痛膏；下肢损伤洗方外用熏洗，酌情增加桂枝、川乌、生姜等温经通络止痛，或加羌活、独活、海风藤、络石藤等舒筋活络祛湿。

（3）西药治疗：以非甾体抗炎药外用或内服。

5. 针灸疗法 针灸治疗腓肠肌损伤多选用足三阳经穴位，且多在腓肠肌上及其附近，如足太阳膀胱经的承山、承扶、委中、束骨，足少阳胆经的环跳、阳陵泉，足阳明胃经的足三里等。亦可配合用电针刺激。

6. 手术疗法 腓肠肌损伤，包括小腿三头肌断裂者，可行手术缝合。

7. 其他疗法

（1）封闭疗法：对慢性劳损性损伤，可在疼痛局部行痛点封闭。

（2）物理疗法：可用中药离子导入、红外线、频谱仪等方法治疗。

（五）预防与调护

1. 首先注意运动方式，避免损伤。

2. 损伤后注意休息，后期可自行热敷。

第三节　踝与足部筋伤

案例导入

患者，男，17 岁。主诉"踝部扭伤后疼痛、活动不利 1 小时"。现踝关节外侧疼痛，肿胀明显，伤足不敢用力着地，活动时疼痛加剧。查体：外踝前下方压痛明显。X 线片未见异常改变。

问题： 1. 该患者为内翻损伤还是外翻损伤？

2. 针对患者的情况，该如何进行治疗？

一、踝关节扭伤

（一）概述

踝关节扭伤是常见病，可发生于任何年龄，但以青壮年较多。分为内翻扭伤和外翻扭伤两类，内翻扭伤多见。

踝关节周围主要的三组韧带中，内侧副韧带又称三角韧带，主要限制踝关节的外翻外旋，距骨体的后外侧移位；外侧副韧带有三条，主要限制踝关节的内旋、跖屈以及过度背伸和内翻；下胫腓韧带又称胫腓下联合韧带，为胫骨与腓骨下端之间的骨间韧带，是保持踝关节稳定的重要韧带。踝关节扭伤主要损伤这些韧带和其他软组织。

踝关节的活动范围一般背伸可达 70°，跖屈可到 140°，当踝关节背伸时，胫腓骨有轻微分开，腓骨相对外旋并向后上移动，踝穴增宽 1.5 ～ 2mm 以容纳较宽的距骨体前部进入踝穴，同时下胫腓联合韧带相应紧张，距骨内、外侧关节面与内、外踝关节面紧密相贴，踝关节稳定。踝关节跖屈时距骨体转换为较窄部分进入踝穴，腓骨相对内旋并向前下移动，踝穴变窄，距骨与两踝关节面仍然接触，但下胫腓联合韧带变松，踝关节相对不稳定。处理踝部损伤时，既要保持其负重的稳定性，又须注意活动的灵活性。

考点与重点 踝关节解剖及运动特点

（二）病因病机

踝关节扭伤的发生大多是因行走或跑步时突然踏在不平的地面上，或上下楼梯、走坡路不慎失足，或骑自行车、踢球等运动中不慎跌倒，踝关节处于跖屈位，若遭受内翻或外翻暴力，使踝部韧带过度牵拉，可导致韧带部分损伤或完全断裂，也可导致韧带被拉长、撕脱骨折、踝关节或下胫腓联合半脱位、全脱位。若急性韧带损伤修复不好，韧带松弛，易致复发性损伤，导致踝关节慢性不稳定。

跖屈内翻损伤时，容易损伤外侧的腓距前韧带，单纯内翻损伤时，则容易损伤外侧的跟腓韧带。外翻损伤时，由于三角韧带比较坚强，较少发生损伤，但可以引起下胫腓韧带撕裂。若为直接的外力打击，除韧带损伤外，多合并骨折和脱位。

考点与重点 踝关节损伤机制和类型

（三）诊断与鉴别诊断

1. 主要病史 有明显的踝关节扭伤史。

2. 临床表现 伤后踝部即觉疼痛，轻者仅局部肿胀，重者整个踝关节可肿胀，并有明显的皮下积瘀，皮肤呈青紫色（图 4-12）。

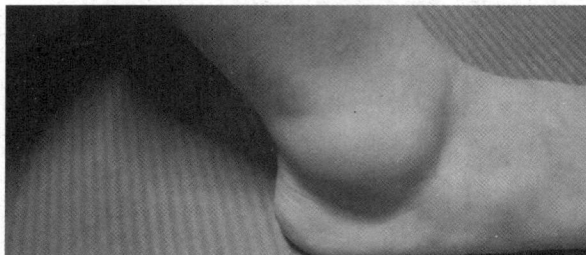

图 4-12　外侧踝关节肿胀

3. 体格检查 活动功能障碍，跛行步态，伤足不敢用力着地，活动时疼痛加剧。检查可以发现伤处有局限性压痛点，内翻损伤时，外踝前下方压痛明显；外翻损伤时，内踝前下方压痛明显。踝关节跖屈位加压，使足内翻或外翻时，出现外踝前下方或内踝前下方疼痛。严重损伤者，在韧带撕裂处，可摸到凹陷，甚至摸到移位的关节面。

考点与重点 踝关节扭伤的体征

4. 辅助检查

（1）X 线：可以排除内外踝的撕脱性骨折，若损伤较重者，应做强力内翻、外翻位的 X 线片，可见到距骨倾斜的角度增大，甚者可见到移位现象。

（2）CT：可排除足部各骨骼内部细微骨折和撕脱骨折。

（3）MRI：可排除病理骨折的原因，明确较大韧带断裂情况，骨髓是否水肿，跗骨窦有无病变（图 4-13）。

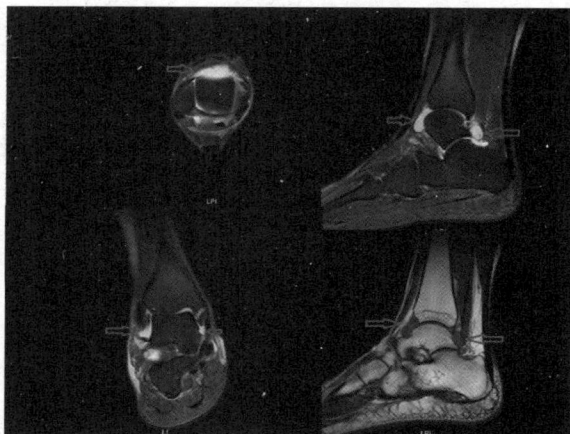

图 4-13　踝关节扭伤 MRI（箭头示关节积液）

5. 鉴别诊断

（1）踝关节骨折：X 线检查可鉴别诊断。

（2）距下关节脱位：伤后足呈内翻、内旋畸形，弹性固定。X 线检查可明确诊断。

（四）治疗

1. 手法治疗 损伤重者，局部瘀肿较甚者，不宜做重手法。对单纯的踝部伤筋或部分撕裂者，可使用理筋手法。恢复期或陈旧性踝关节扭伤者，手法宜深透。血肿机化粘连，踝关节功能受损的患者，可施以牵引摇摆、摇晃屈伸等法，以松解粘连，恢复功能。

（1）踝部屈伸摇晃法：患者平卧，术者一手托着足跟，一手握住足尖部，缓缓做踝关节的背屈、跖屈及内翻、外翻动作，然后用两掌心对握内外踝，轻轻用力按压。

（2）点穴法：在商丘、解溪、丘墟、昆仑、太溪、足三里等穴按摩。

2. 固定疗法 将踝关节固定于松弛位，在踝关节背屈 90° 位，外翻损伤固定于内翻位，内翻损伤固定于外翻位。若为韧带的撕裂伤可用胶布固定，外加弹力绷带包扎，一般固定 2～3 周。若为韧带部分断裂者，可用石膏托或管型石膏固定，6 周后解除固定，下地活动。完全断裂者，需要手术修补。

考点与重点 踝关节扭伤的固定疗法

链接

软组织运动损伤的 PEACE&LOVE 原则，即 Protection（保护患肢）、Elevation（抬高患肢）、Avoid anti-inflammatory modalities（避免使用抗炎药）、Compression（加压包扎）、Education（认知教育）、Load（最适的负荷）、Optimism（保持乐观心理）、Vascularisation（保持血液循环畅通）、Exercise（运动训练）。

3. 练功疗法 固定期间，应尽早练习跖趾关节屈伸活动，进而可做踝关节背屈、跖屈活动。肿胀消退后，可指导患者做踝关节的内翻、外翻的功能活动，能防止韧带粘连、增强韧带的力量。

4. 药物疗法

（1）内服中药

1）血瘀气滞证：治宜活血化瘀，行气止痛。方用七厘散或桃红四物汤加减。

2）筋脉失养证：治宜养血壮筋。方用补肾壮筋汤或壮筋养血汤加减。

（2）外用中药：初期肿胀明显者，可外敷消肿化瘀散、三色敷药、双柏散，或外搽红花油、正骨水。中后期肿胀较微，可用外贴伤湿止痛膏，并可配合海桐皮汤熏洗。

（3）西药治疗：非甾体抗炎药外用。

5. 针灸疗法 以踝部取穴为主，用泻法。常用解溪、昆仑、丘墟配合阿是穴。伤势较重者，应采用循经近刺和远刺相结合的方法。陈伤可用灸法。

6. 针刀疗法 主要根据损伤机制和压痛点选择进针点松解。

7. 手术疗法 对反复损伤韧带松弛、踝关节不稳定者，宜采用自体肌腱转移或异体肌腱移植修复，重建踝稳定性，以保护踝关节。后期转为慢性，不稳定可致踝关节脱位，关节软骨退变可致骨关节炎，可采用关节融合术或关节置换术治疗。

8. 其他疗法

（1）封闭疗法：损伤中期，关节疼痛或局部压痛者，可做痛点封闭。

（2）物理疗法：可采用超短波、磁疗、中药离子导入等方法配合治疗，以减轻疼痛。

（五）预防

1. 踝部扭挫伤早期肿胀严重者，可局部冷敷 24 ～ 48 小时，忌手法按摩，避免反复扭伤；中期应积极进行跖趾关节的活动；后期应逐步增大踝关节的屈伸旋转活动。

2. 功能训练可增强肌肉力量，强化神经控制和本体感觉，降低脚踝扭伤的复发率及避免因缺乏运动训练而发展成为慢性踝关节不稳。

3. 足踝贴扎和佩戴踝护具（如弹性绷带和半刚性马镫式护踝）可避免再次受伤。

二、跗跖关节扭伤

（一）概述

跗跖关节是跗骨与跖骨相邻的关节，是由第 1、第 2、第 3 楔骨，骰骨与第 1 ～第 5 跖骨底组成的一个微动关节。由于足的内翻损伤机会多，所以外侧的跗跖关节损伤比较常见，而且常合并跗跖关节的错缝或脱位。

（二）病因病机

跗跖关节扭伤多由道路不平时，行走不慎，或上、下楼梯时踏空，足内翻致扭伤，亦可在运动中如跑、跳等情形下扭伤。在足内收、内翻时，可使跗跖关节韧带撕裂，部分或全部跗跖关节错缝及半脱位，使关节失去稳定性。由于关节的错缝及韧带撕裂，可出现局部疼痛剧烈，血肿较明显。而足内翻跖屈位扭伤机会较多，所以临床上多见外侧的跗跖关节扭伤。跗跖关节扭伤也可与踝关节扭伤同时发生。暴力较大时可合并骨折或脱位，以合并第 5 跖骨基底部骨折为多见。

跗跖关节扭伤在外力作用下使足内收内翻时引起跗跖关节韧带撕裂，或发生跗跖关节错缝及半脱位，从而造成损伤。

（三）诊断与鉴别诊断

1. 主要病史　有外伤或扭伤史。

2. 临床表现　外伤后跗跖关节局部压痛明显，足背肿胀、疼痛，局部皮下瘀血。

3. 体格检查　跗跖关节被动活动时或重复受伤机制的内、外翻动作时，伤处疼痛加剧。足的活动功能受限，不敢着地走路，负重行走时疼痛加重，跗部或前足着地时用力困难，出现足跟着地跛行。局部压痛，足内翻损伤时，第 4、第 5 跗跖关节处压痛明显。足外翻损伤时，第 1 楔骨与第 1 跖骨组成的跗跖关节处压痛明显。

4. 辅助检查

（1）X 线：多无异常，轻微的骨错缝亦难以显示，合并骨折或脱位时可见相应表现。

（2）CT：有助于骨折的鉴别诊断。

（3）MRI：能明确诊断跗跖韧带损伤程度，排除骨折、骨髓水肿。

5. 鉴别诊断

（1）跗跖关节脱位：局部肿胀畸形，压痛，活动明显障碍，X 线、CT 检查可明确诊断。

（2）第 5 跖骨基底部骨折：内翻损伤时，应注意是否合并有第 5 跖骨基底部骨折，其压痛部位主要在第 5 跖骨基底部。X 线或 CT 检查可以显示各类足踝部骨折。

（四）治疗

1. 手法治疗

（1）拔伸摇足法：患者平卧，伤足伸于床边。助手用双手固定踝部，术者双手握住足的跖骨部位，先做对抗拔伸，然后在拔伸下做轻微摇摆，再做足内翻跖屈、外翻背屈。

（2）足部理筋法：用理筋手法理顺足部筋肌。

（3）内外翻挤按法：此手法适用于骰骨与第4、第5跖骨组成的外侧跗跖关节及第1楔骨与第1跖骨组成的内侧跗跖关节损伤。以外侧跗跖关节损伤为例，患者正坐，伤足伸出床边，医生坐在伤肢内侧，一手拿握骰骨部位将跗骨固定，一手拿握第4、第5跖骨，双拇指相对，拿跖骨之手做轻微摇法，并同时做相对拔伸，再使伤足内翻跖屈，在持续拔伸下，将足外翻背屈、双拇指向内下方用按法，然后拉住第4、第5足趾牵引，另一只手在伤处轻轻地用捋顺法，使轻度脱位的关节复位，撕裂的韧带捋顺，积聚的瘀血消散。

（4）跖屈挤按法：此法用于整个跗跖关节扭伤，尤其是第2～4跗跖关节损伤的患者。患者正坐，伤足伸出床边。一助手用双手固定患者的跗骨，医生双手拿住跖骨，同时拇指压患处摇拔跖屈牵引，然后背伸，双拇指将跖骨向下戳按，最后再用理筋手法理顺筋肌。

手法术后患足适当包扎固定，并卧床休息1周，尽量减少下地活动。

2. 固定疗法　急性期应制动休息，必要时可以用石膏托固定。

3. 练功疗法　损伤急性期，在疼痛减轻后，应尽早进行跖趾关节屈伸活动。解除固定后进行踝关节的屈伸功能锻炼，并逐步练习行走。

4. 药物疗法　同踝关节扭伤。

5. 针灸疗法　取太白、束骨、行间、足临泣等局部穴位及阿是穴。疼痛较重配合谷、太冲，瘀血肿胀甚者配血海、三阴交。针法以泻法为主，亦可行灸法治疗。

6. 针刀疗法　针刀疗法不宜在急性损伤期使用，若在恢复期损伤局部出现酸痛、活动不适、易于疲劳等症状，可考虑进行局部痛点针刀松解治疗。

7. 其他疗法　同踝关节扭伤

（五）预防

1. 急性期局部宜冷敷。固定期间应抬高患肢，以利消肿。
2. 康复期应热敷，避免寒邪内侵。

三、跟腱损伤

（一）概述

跟腱损伤是由于直接暴力与间接暴力导致跟腱组织的部分撕裂。跟腱是人体最长和最强大的肌腱之一，由腓肠肌与比目鱼肌肌腱合成。成人跟腱长约15cm，起始于小腿中部，止于跟骨结节后面的中点。跟腱能使踝关节做跖屈运动，承受负重步行、跳跃、奔跑等的强烈牵拉力量而不易被拉伤。跟腱损伤多发生于20～40岁男性。

（二）病因病机

直接暴力与间接暴力、劳损均可造成跟腱损伤。

直接暴力多为跟腱突然受到直接外力的撞击、挤压、钝挫，致使跟腱受到损伤，轻者局部瘀血、肿胀，重者肌肉、肌腱、韧带发生撕裂，更严重者发生跟腱的全部断裂（图4-14）。

间接暴力与劳损多由于跟腱本身积聚的病理变化引起，如职业性运动损伤造成的小血管断裂、肌腱营养不良、发生退行性改变或跟腱钙化等，再受到骤然猛力牵拉，如从高处跳下前足着地或剧烈奔跑等，均可使跟腱受过度牵拉而发生跟腱部分撕裂。撕裂端可参差不齐，一般损伤在跟腱的附着点以上2～3cm处，腱包膜可能完整。多见于演员及运动员。

直接与间接暴力所致的联合损伤多发生于跟腱处于紧张状态时，如足部受到垂直方向的重物砸伤，加之小腿三头肌的突然猛力收缩造成的跟腱撕裂。局部皮肤挫伤较严重，周围血肿较大，或跟腱断端参差不齐。

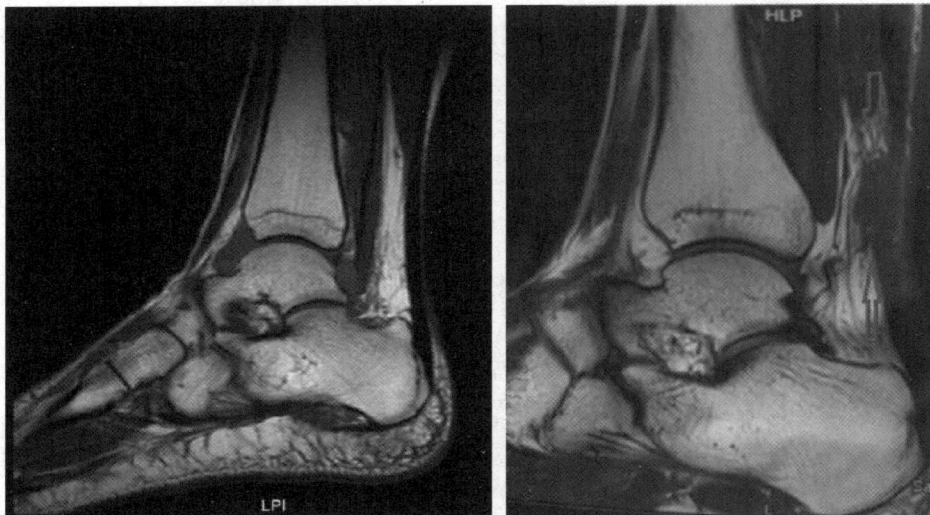

图 4-14 正常跟腱（左）与跟腱断裂（右）

（三）诊断与鉴别诊断

1. 主要病史 有跟腱部受到直接或间接暴力因素损伤史。

2. 临床表现 小腿部后侧肿胀、疼痛、跖屈困难、踮脚站立困难、跛行。或可在休息时感到持续性疼痛，活动时疼痛伴活动受限明显加重。

3. 体格检查 按压跟腱和跟骨连接处上方 2 ～ 6cm 的位置，患者压痛阳性，局部可见皮下瘀斑、跖屈活动受限，触诊无明显凹陷及肌腹上移，外观形态无明显改变。检查小腿腓肠肌，嘱患者跖屈踝关节，肌腹收缩反应减弱。捏小腿三头肌试验及提踵试验均为阴性。

考点与重点 跟腱损伤的体征

4. 辅助检查

（1）肌骨超声：轻度拉伤，可见跟腱增厚，前后径大于 6mm，肌腱纤维依旧清晰；部分跟腱断裂：肌腱增厚，前后径大于 10 ～ 15mm，腱内异常回声，部分肌肉纤维缺损；完全跟腱撕裂：跟腱纤维完全中断，内部积血呈无回声区域。

（2）X 线：多无异常发现。病程长而影响行走者，可见局部脱钙、骨质疏松表现。

5. 鉴别诊断

（1）完全性跟腱断裂：局部有压痛，断裂处可摸到裂陷，肌腹上移，嘱患者跖屈距小腿关节时，看不到肌腹的收缩反应；提踵试验阳性。

（2）跟骨骨折：常有高处坠落或挤压致伤史。足跟部剧烈疼痛，局部肿胀、瘀斑明显、压痛、畸形或摸到骨擦音，足跟不能着地行走，跟骨压痛。X 线检查可明确诊断。CT 扫描在该骨折分型诊断及预后判定上作用较大，诊断困难者可行 CT 扫描。

（四）治疗

跟腱损伤的治疗目的在于恢复跟腱的功能，以保持足踝的跖屈力量。在治疗过程中尽力设法保持跟腱的平滑，以利跟腱的活动。

1. 手法治疗 石膏固定 1 周后，可以做跟腱损伤推揉法。患者取俯卧位，将患足跖屈，在肿痛部位做较轻的按压、顺推，并在小腿三头肌肌腹处做按压揉拿，使肌肉松弛以减轻跟腱近端回缩。

2. 固定疗法 急性期及 1 周之内的损伤以固定为主，可采用前后石膏托的固定方法，于膝关节屈曲、踝关节跖屈位固定，使跟腱处于松弛状态。1 周后拆除石膏予理筋手法治疗，手法后继续以石膏固定。3 周后将踝关节改为中立位固定，继续固定加手法治疗 2 ～ 3 周。

链接

石膏固定的体位要求：无特殊要求的情况下，石膏固定于功能位。①腕关节：背伸 20°～30°，略尺偏，手半握拳，拇指对掌位；②肘关节：屈肘 90°，前臂中立位；③膝关节：屈曲 10°～15°；④踝关节：足中立位。跟腱损伤时石膏固定踝关节于跖屈位，保证跟腱处于松弛状态，利于恢复。

---

3. 练功疗法 固定期间积极进行股四头肌的收缩锻炼及足趾屈伸活动锻炼。外固定解除后应逐步进行踝关节的屈伸活动及下地行走锻炼。

4. 药物疗法

（1）内服中药

1）气滞血瘀证：治宜活血祛瘀，消肿止痛。方用续筋活血汤、七厘散、活血丸。

2）肝肾亏虚证：治宜补益肝肾。方用六味地黄丸、壮筋续骨丹等。

（2）外用中药：早期可用活血化瘀药物，如跌打万花油、正骨水外擦，后期可配合运用海桐皮汤外洗，可根据病情需要增加温经通络药物，如海风藤、艾叶、干姜等。

（3）西药治疗：可选用非甾体抗炎药外用或内服。

5. 手术疗法 保守治疗无效、损伤严重者以及跟腱完全断裂者，宜及早行手术治疗。手术方法包括直接缝合法、筋膜和腱膜瓣修补术等。

6. 其他疗法 后期可选用红外线、超短波、中药离子导入、冲击波、干扰电等配合治疗。

（五）预防

1. 注意局部防寒保暖，避风、寒、湿邪。

2. 早期应在医生指导下做股四头肌的收缩锻炼，禁止做踝关节背伸活动。

3. 外固定解除后，改穿鞋跟高而稳定使跟腱处于松弛状态的鞋，逐步练习踝关节屈伸及小腿三头肌的肌力。6 个月内不做剧烈运动。

四、腓骨长、短肌腱滑脱

（一）概述

腓骨长、短肌腱滑脱，是指腓骨长、短肌腱滑脱至外踝前方而产生临床症状的一种疾病。本病属中医学"离位伤筋"之疾。

腓骨长肌位于小腿外侧皮下，紧贴腓骨的外面，下方遮盖腓骨短肌。起自腓骨头、腓骨上 2/3 的外侧面和小腿深筋膜，肌束向下移行于长的肌腱，经腓骨短肌的后面，行于外踝的后方，经腓骨上支持带的深面的骨性纤维管，弯至足底内侧，止于内侧楔骨和第 1 跖骨基底部跖侧面的外侧。此肌腱在功能上与胫骨前肌腱共同形成一环形缰绳，对维持足的横弓及调节足内翻和外翻有着密切关系。腓骨短肌位于腓骨长肌的深面。起自腓骨下 2/3 及小腿前、后肌间隔，其肌腱与腓骨长肌腱一同下降，先居其内，后居其前，然后行至外踝后方，腓骨上支持带的深面，沿跟骨外侧向前行止于第 5 跖骨粗隆。腓骨长、短肌均受腓浅神经支配，作用是使足外翻、跖屈及足外展。

（二）病因病机

正常情况下，腓骨长、短肌腱一起通过外踝后侧的腓骨上支持带深面的骨性纤维管向前进入足部外侧，若纤维带断裂，肌腱滑出浅沟，则产生滑脱，出现临床症状（图 4-15）。

（三）诊断与鉴别诊断

1. 主要病史　多数病例有剧烈运动而引起的外伤病史。

2. 临床表现　急性损伤时，主要症状为跛行步态，外踝处疼痛、肿胀，外踝前方可用手触到移位的腓骨肌腱，并有明显的压痛。在慢性期，足部易发生疲劳，局部疼痛，轻度跛行，局部或有肿胀，屈伸足时，可听到肌腱滑动弹响声，并可触到滑脱的肌腱及压痛。患者自述每当踝背屈时有异物滑向外踝前方，伴有弹响、疼痛，当踝跖屈时异物可自行复位。

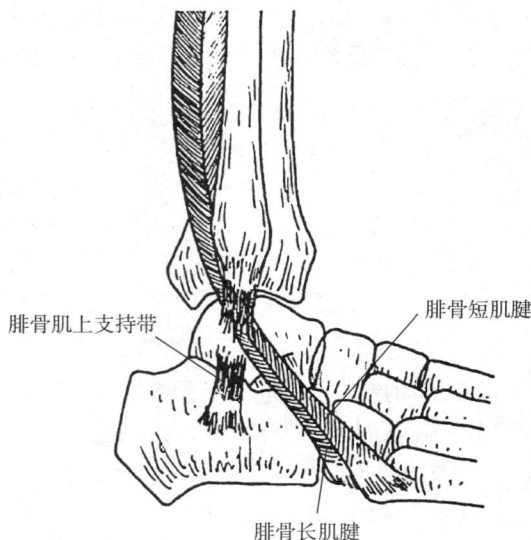

图 4-15　纤维带断裂导致腓骨长短肌腱向前滑脱

（图中标注：腓骨肌上支持带、腓骨短肌腱、腓骨长肌腱）

考点与重点　腓骨长、短肌腱滑脱的主要症状

3. 体格检查　外踝前方可用手触到移位的腓骨肌腱，局部软组织肿胀，皮下有瘀血斑，外踝下端压痛。激发试验（抗阻力背屈外翻踝关节）可诱发脱位，即使踝关节背屈外翻时，局部疼痛加重，可扪到腓骨肌腱的滑动性弹响及疼痛，跖屈时可自行滑回原位。

4. 辅助检查

（1）X 线：一般无异常表现，但可排除外踝后缘小的撕脱骨折。

（2）CT：可显示腓骨外踝窝的形态及肌腱位置。

（3）MRI：可显示腓骨短肌肌腱的正常或损伤移位，外踝部软组织挫伤，上腓支持带松弛腓骨短肌肌腱损伤，腓骨长、短肌腱向外侧半脱位，外踝部软组织挫伤等。

5. 鉴别诊断

（1）踝关节外侧韧带损伤：外踝扭伤后出现疼痛、肿胀、皮下瘀斑，活动后踝关节疼痛加重。检查可发现局部压痛，外踝未触及肌腱滑脱。踝关节正、侧位 X 线可协助鉴别及排除撕脱骨折。

（2）距骨骨折：多由直接暴力压伤或由高处坠落间接挤压所致。以局部肿胀、疼痛、皮下瘀斑、不能站立行走为主要表现。X 线检查可资鉴别。

（四）治疗

1. 手法治疗　患者仰卧，一助手固定小腿中下段，术者一手握住足跟，另一只手握住足的跖跗关节部，先做拔伸摇晃踝关节。然后使足跖屈外翻，握足之手的拇指从外踝的前上向后下方推脱位的肌腱，使其复位。之后使足内翻背屈，按压肌腱的手再用力沿肌腱向后上方推按，使肌腱回纳原位。

2. 固定疗法　手法复位之后，可用棉垫压住外踝后方，并以胶布贴紧，外加绷带包扎并用短腿管形石膏固定于轻度外翻位、跖屈位 4 周。

3. 练功疗法　早期主要练习股四头肌的功能和足的跖屈，去除外固定后可穿垫高鞋跟的矫形鞋进行步行锻炼，慢慢恢复足的正常功能。

4. 药物疗法

（1）内服中药

1）气滞血瘀证：治宜活血化瘀，通络止痛。方用七厘散、活血丸。

2）筋脉失养证：治宜养血壮筋。方用舒筋丸、六味地黄丸、八珍汤等。

（2）外用中药：早期可外敷双柏散膏、接骨散，或外搽云香精等药物；后期可外贴狗皮膏、麝香关节止痛膏等药物；晚期去除外固定之后可配合海桐皮汤外洗。

（3）西药治疗：可选用非甾体抗炎药外用或内服。

5. 手术疗法　对早期损伤，手法治疗无效者，或早期延误治疗转为慢性的习惯性滑脱，影响踝关节活动者，均应采用手术修补、复位治疗。方法可选用跟腱固定法、骨膜附着术、腓骨肌沟加深术、肌腱成形术、骨阻挡术、肌腱改道术。

（五）预防

1. 平时体育运动要注意保护自己，充分热身后再进行活动；避免剧烈运动。

2. 注意选用舒适的鞋，防止踝关节扭伤。

3. 注意保暖，避免风寒。

五、跟腱周围炎

（一）概述

跟腱周围炎是指跟腱及其周围的腱膜、腱下滑囊、脂肪等组织因受到外伤或慢性劳损引起的无菌性炎症，包括跟腱炎、跟腱滑囊炎。

跟腱是小腿三头肌的延伸组织，附着于跟骨结节，是人体最强大的肌腱之一。小腿三头肌收缩时，可使踝关节和膝关节屈曲；站立时可固定上述二关节，防止身体前倾。跟腱有两个鞘，外鞘由肌腱的深部筋膜组成，内鞘直接贴附于跟腱，其结构与滑膜相似，内外鞘之间可互相滑动、摩擦，过度活动可形成局部炎症。本病多见于运动员和中老年人。

（二）病因病机

直接暴力、间接暴力和慢性劳损均可引起本病。直接暴力撞击、挤压、顿挫造成跟腱本身及周围组织的充血、水肿等炎性改变。间接暴力多为人体在弹跳、急跑中，由于小腿三头肌用力过猛，急剧的肌肉收缩造成跟腱的撕裂、捩伤，引起跟腱及周围组织充血、水肿等炎性改变。慢性劳损为长期跟腱与周围组织摩擦或反复牵拉损伤跟腱，可以形成慢性的局部炎症性改变，有时可累及腱下滑囊而发生滑囊炎。

（三）诊断与鉴别诊断

1. 主要病史　有跟腱受到挤压、牵拉等外伤病史，或长距离行走劳损史。跟腱及周围组织疼痛、肿胀，局部压痛明显。

2. 临床表现　在起跳、落地、站立，甚至行走时，跟腱及其周围组织疼痛，以酸痛为主，走路、劳累、受凉加重，休息、热敷后疼痛减轻。晨起严重，多长期且持续存在；在急性炎症时，手握跟腱两侧，过度屈伸患者踝关节可感到跟腱周围的摩擦感，有时伴有捻发音、疼痛。早期沿跟腱周围有肿胀、压痛，痛点不集中，可触到硬结或条索状肌束，此处多有明显压痛，距小腿关节屈伸可引起疼痛。晚期由于周围组织增生粘连，可感到跟腱增粗、变硬，触诊见三头肌发僵、紧张，距小腿关节屈伸受限，此时疼痛可能减轻，但距小腿关节活动不便，上、下楼梯时更觉困难。

3. 体格检查　小腿三头肌抗阻力试验阳性：令距小腿关节背伸后加阻力于足掌，再让患足跖屈，患足跟腱部疼痛，即为该试验阳性。踝关节屈伸时在肌腱周围可闻及捻发音。

考点与重点 跟腱周围炎的症状和体征

4. 辅助检查

（1）X线与CT：可见软组织肿胀或无异常发现，病程长者可见跟骨骨质疏松，晚期可见跟腱周围钙化影。

（2）MRI：可见跟腱连续性完整，但是跟腱周围呈现高低混杂信号。

5. 鉴别诊断

（1）闭合性跟腱断裂：跟腱断裂多发生于年轻人，一般在骤然运动或劳动时，因足用力跖屈所致，感觉跟腱部位骤然疼痛，有受沉重打击之感。此后走路时跖屈无力，检查时发现在跟腱止点上约3cm处有压痛，断裂处可摸到凹陷，足跖屈功能丧失，伤腿单腿站立时不能抬起足跟。提踵试验阳性。

（2）跟骨骨骺病：多见于11～15岁儿童，原因不明，跟骨结节下方疼痛、压痛，肿胀不明显。X线片显示跟骨骨骺较正常变小、变窄，密度增高。

（四）治疗

1. 手法治疗 手法应轻柔，因为此时肌腱变性、钙化，手法过重可人为造成跟腱断裂。

（1）理筋揉按法：患者俯卧于床，小腿及足踝部垫枕。医生以按揉法放松小腿后部肌肉，以㨰法自小腿后部承山穴向下㨰至跟腱，理顺经络。手法由轻渐重，由浅及深，以有明显酸胀感为宜。再用拇、食指沿跟腱走行方向顺推，拿捏跟腱部。

（2）点穴牵抖法：让患者仰卧，小腿垂直于大腿，用力使患侧足背伸，使跟腱被动牵拉，同时用手指按压跟腱两侧的昆仑穴和太溪穴。最后，一手握住踝关节，另一只手抖动小腿，结束治疗。

（3）提推擦按法：早期局部较肿胀可用拇、示二指在跟腱两侧轻揉推擦。中后期肿胀消退，但跟腱局部变性硬化，可使用提、推、拨、按等手法。

2. 固定疗法 保守治疗一般无特殊固定；急性炎症发作期应局部制动休息，有利于炎症的消退。

3. 练功疗法 早期可做股四头肌的收缩锻炼，外固定解除后可行踝关节的屈伸活动及行走锻炼。

4. 药物疗法

（1）内服中药

1）气滞血瘀证：治宜活血化瘀、消肿止痛，方用七厘散或桃红四物汤加减。

2）筋脉失养证：治宜养血壮筋，方用补肾壮筋汤，或壮筋养血汤，或舒筋汤加减。

（2）外用中药：可选用海桐皮汤，每天热洗局部。平时可用茴香酒等外擦患处，或风湿止痛膏、追风膏外贴。

（3）西药治疗：可选用非甾体抗炎药外用或内服。

5. 针刀治疗 患者取俯卧位，足伸出床沿，踝前垫一小软枕。选取跟结节附件、跟腱附着处、压痛点、软组织增生粘连处为进针点，针刀方向与跟腱长轴方向一致，针刀平面与跟腱平面相互平行，行横行摆动或扫散的刺法。

6. 其他治疗

（1）封闭疗法：可用局部封闭注射。每周1次，2～3次为1个疗程。

（2）物理疗法：可选用超短波、磁疗、中药离子导入、冲击波、干扰电等治疗。

（五）预防

1. 要慎避邪风，损伤后可在患足鞋后帮内衬置棉垫，以减少与跟腱部位的摩擦。

2. 局部宜热敷，或经常用热水浸泡，洗脚。

3. 急性期宜相对静止休息，症状好转后仍宜减少活动。运动结束后要注意放松大腿后肌群及小腿肌肉，特别是从事重体力工作者或运动员要防止下肢局部负荷量过于集中，注意劳逸结合，减轻局部的疲劳。

六、踝管综合征

（一）概述

踝管综合征是指由于各种原因使胫后神经通过踝管时受压而产生的证候群。踝管系距小腿关节内侧之纤维骨性隧道，长 2 ～ 2.5cm。其顶部由屈肌支持带构成，起于内踝尖，向下向后止于跟骨内侧骨膜。踝管内有胫骨后肌腱、趾长屈肌腱、胫后血管、胫后神经以及蹈长屈肌腱，肌腱周围有腱鞘。胫后神经通过踝管后发出的踝内侧神经，则支配蹈外展肌、5 个趾短屈肌、第 1 蚓状肌内侧 3 个半足趾的感觉。踝外侧支潜入蹈外展肌深面，通过蹈长屈肌腱旁纤维弓，经过足踝面，支配足踝方肌（跖方肌）、外小趾展肌和外侧的 1 个半足趾的感觉。因此，若胫后神经在踝管内受压，可产生 3 个分支的相应症状（图 4-16）。

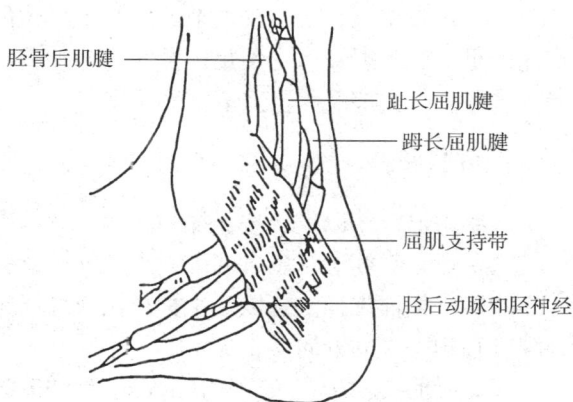

图 4-16 踝管解剖示意图

本病主要发生于青少年，年龄在 15 ～ 30 岁，男性多见，多数为从事体力劳动或体育运动者。

（二）病因病机

最常见原因是踝关节反复扭伤，足踝部过度活动或突然急剧活动，增加踝管内肌腱摩擦而产生腱鞘炎，使肌腱水肿、增粗，屈肌支持带充血肥厚，踝管内压力增加，造成胫后神经受压，并产生一系列临床症状。另外，踝部骨折畸形愈合、骨关节炎骨赘形成、足外翻畸形、扁平足、踝管内腱鞘囊肿、神经鞘瘤等可造成踝管狭窄，容积变小，内容物增加，使胫后神经受压而发病。

（三）诊断与鉴别诊断

1. 主要病史　多数病例呈慢性发病，多数患者有反复的踝关节扭伤史以及足踝部过度或突然急剧活动的受伤史、慢性劳伤史。

2. 临床表现　多单侧发病。轻者只在内踝后下方有疼痛、麻木症状，劳累后加重，休息后减轻，局部有压痛。重者疼痛呈持续性，波及足底部，休息后不缓解，逐渐出现胫神经在足底支配区的感觉减退或消失，两点分辨能力降低。约有 1/3 患者疼痛可向小腿内侧放射。

考点与重点 踝管综合征的主要症状

3. 体格检查　踝管附近出现梭形肿块，叩击肿块可引起明显疼痛并向足底放射，症状加重。神经支配区可出现皮肤干燥、发亮、汗毛脱落、少汗等自主神经功能紊乱症状，或可见足蹈展肌或小趾展肌和第 1、第 2 骨间肌萎缩。本病若累及跟内侧神经则有足跟疼痛症状。神经干叩击试验（Tinel 征）阳性。止血带试验阳性。

4. 辅助检查

（1）X 线：多无异常。

（2）肌骨超声：踝部内侧超声检查可以明确踝部神经卡压的部位、受压的程度和与周围组织的关系。

（3）MRI：可发现踝管内的占位性病变。

（4）肌电图：显示足大蹈趾和踝管之间的感觉神经传导和（或）运动神经传导异常。

5. 鉴别诊断

（1）坐骨神经痛：其主要症状为沿坐骨神经支配区域分布的臀腿痛及下肢麻木感，直腿抬高试验阳性。其疼痛及麻木范围比踝管综合征范围要大。若因腰椎间盘突出引起，可出现腰部症状；若因梨状肌综合征引起，可有臀部症状。

考点与重点 踝管综合征和坐骨神经痛的鉴别

（2）跗骨窦综合征：踝关节或跗骨窦部位的疼痛，部分患者可有踝关节不稳，行走无力感觉。有时疼痛向足外侧放射，行走、足内翻时疼痛加重。让患者足稍背伸，按压跗骨窦三角引发疼痛，有时可见局部肿胀。踝关节及距下关节活动正常。

（四）治疗

1. 手法治疗　以推、按、揉、弹拨、擦等手法为主。

（1）点穴舒筋法：患者仰卧，患肢外旋，医生点按阴陵泉、三阴交、太溪、照海、金门等穴。

（2）一指禅推揉法：以一指禅推法或揉法于小腿内后侧，由上面下推至踝部，重点在踝管局部，沿与踝管轴相垂直的方向推、揉。

（3）舒筋理顺法：一指禅在局部配合弹拨法梳理经筋，最后顺肌方向用擦法放松。

2. 固定疗法　一般不需要固定。如果需要，一般使用支具控制畸形的踝部。

3. 练功疗法　下肢伸直，只活动脚踝，做背屈、跖屈动作，各坚持5秒钟。下肢伸直，脚趾向上，只活动脚踝使脚内翻、外翻至极限的位置，各坚持5秒钟。

4. 药物疗法

（1）内服中药

1）气滞血瘀证：治宜活血化瘀，疏经通络，消肿止痛。方用舒筋活血汤或活血舒筋汤。

2）肝血不足证：治宜滋补肝阴，养血壮筋。方用壮筋养血汤、左归丸之类。

（2）外用中药　可用活血消肿药物如消肿化瘀散、金黄膏、五虎丹等外敷。另可配合中药进行熏洗、热敷。

（3）西药治疗　非甾体抗炎药外用或内服。

5. 针灸疗法　患侧取涌泉、太溪、然谷、公孙、商丘、三阴交穴。气滞血瘀证者配昆仑、承山穴；肝血不足者配血海、足三里穴。瘀血阻滞者用泻法，气血不足者用补法，其中涌泉不行针，太溪、三阴交穴以出现向下放射感为佳。

6. 针刀疗法　患者仰卧，屈膝，髋关节外旋，暴露内侧，下垫小软枕。治疗点：在屈肌支持带上缘和下缘处，分别取前后两点。针刀方向与胫神经走向一致，针刀经过皮肤、皮下组织、屈肌支持带、骨面。运针法：针切部分支持带纤维，并沿骨缘做刃剥，纵行针切和纵行摆动。针刀松解时注意防止损伤踝管内的血管和神经。

7. 手术疗法　经保守治疗1～2个月后仍无好转者，可考虑手术治疗。手术治疗主要包括祛除致病因素和胫神经松解术。

8. 其他疗法

（1）封闭疗法：选取封闭药物进行踝管内注射，每周1～2次，2～3周为1个疗程。

（2）物理疗法：红外线照射、电针治疗、蜡疗、冲击波等方法治疗。

（五）预防

1. 避免踝关节周围的慢性损伤。

2. 急性损伤应及时制动休息。

3. 防寒保暖，避免鞋跟过高。运动练功应循序渐进。

七、跟 痛 症

（一）概述

跟痛症是足跟部周围疼痛的疾病的总称。好发于 40～60 岁的中老年人。足跟部是人体负重的主要部分，从解剖上看，跟下部皮肤是人体中最厚的部位，因皮下脂肪致密而发达，又称脂肪垫。在脂肪与跟骨之间有滑液囊存在。跖筋膜及趾短屈肌附着于跟骨结节前方。维持足的纵弓的跖腱膜，在正常步态中，跖趾关节背屈、趾短屈肌收缩、体重下压之重拉力，均集中于跟骨跖面结节上。随着机体素质的下降、长期慢性的劳损，以及某些持久的站立、行走的刺激，均可发生跟骨周围的痛症。

根据受累组织和结构的不同可将跟痛症分为跖腱起点筋膜炎、跟骨下脂肪垫炎、跟骨下滑囊炎等（图 4-17）。

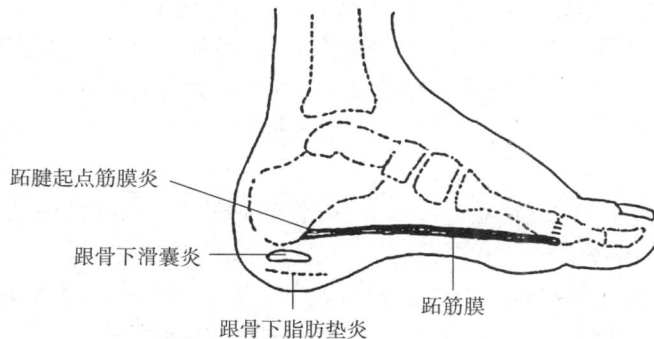

跖腱起点筋膜炎
跟骨下滑囊炎
跟骨下脂肪垫炎
跖筋膜

图 4-17 跟痛症发病部位示意图

（二）病因病机

1. 跖腱起点筋膜炎 多由于长期站立工作或长期从事跑跳工作等慢性劳损引起，或本身属扁平足，以致跖腱膜长期处于紧张状态，在跟骨附着处产生充血性渗出，钙化性改变进而产生跟骨结节前缘骨刺（图 4-18）。

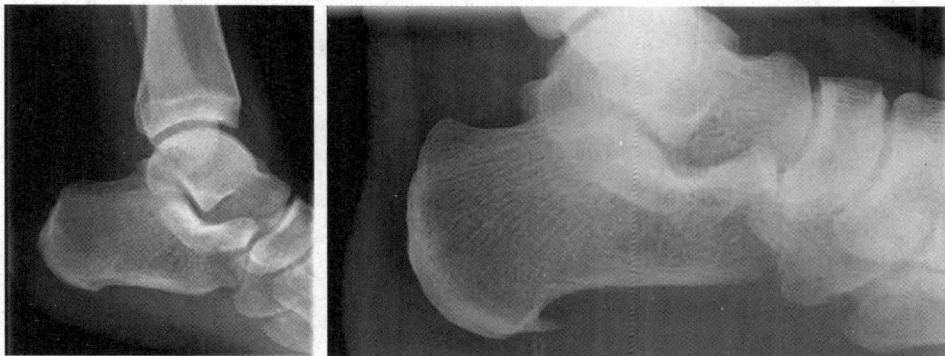

图 4-18 正常跟骨（左）与跟骨骨刺（右）

2. 跟骨下脂肪垫炎 多有跟部外伤史，如因走路时不小心，足跟部位被高低不平的路面或小石子硌伤，以致引起跟骨下脂肪垫损伤，产生充血、水肿、增生、肥厚性改变。跟骨下脂肪垫炎是脂肪垫本身退变而引起的脂肪组织部位及周围炎性刺激的表现。

3. 跟骨下滑囊炎 其病因是长期慢性劳损，或突然的外力致急性损伤，或者两者结合。在跟骨的结构异常突出的部位，由于长期、持续、反复、集中和力量稍大的摩擦和压迫，使滑囊劳损导致炎症，是产生跟骨下滑囊炎的主要原因。有些患者穿鞋后帮过硬、过紧，活动量过多可造成跟骨下滑囊炎。滑囊在慢性损伤的基础上，也可因一次较大伤力而使炎症加剧，滑膜小血管破裂，滑液呈血性。

（三）诊断与鉴别诊断

1. 跖腱起点筋膜炎

（1）主要病史：多有长期站立或从事跑跳工作等慢性劳损病史，患病时间可有数月至数年。

（2）临床表现：晨起踏地行走时足跟刺痛，行走片刻后疼痛可缓解，行走过多时又会加重。病程日久者足跟局部可有肿胀或持续性疼痛，甚至步行时足跟部疼痛难忍，尤其在不平路面或踩在石头上时疼痛尤甚。

（3）体格检查：可触及足跟部软组织坚韧，跟骨结节中点及内侧压痛阳性。

（4）辅助检查

1）X线：跖腱膜跟骨附着处可能有钙化，跟骨结节前缘骨刺。

2）肌骨超声：足底筋膜炎患者其足底筋膜增厚可达到5.2mm以上，而正常一般小于4mm。足底筋膜炎可伴有钙化、筋膜周围积液。多普勒超声可以显示血流明显。严重情况下，足底筋膜增厚可呈结节状或伴有钙化。对仅有轻微改变的患者，通过双侧对比观察并结合临床症状可明确诊断。需要注意的是，运动员的足底筋膜异常可能是双侧。

2. 跟骨下滑囊炎

（1）主要病史：有长期行走、站立、跑步等慢性劳损病史，或高处坠落足跟部着地的急性损伤病史。

（2）临床表现：以足跟下部疼痛，时重时轻，尤其是在起跳落地，或长时间站立，或长时间行走时，可引起跟骨下疼痛，在足跟部受凉时加重，休息、热敷后疼痛减轻。

（3）体格检查：跟骨结节下方局部肿胀，皮温稍高，可有压痛、叩痛明显，按之可有囊性感。

（4）辅助检查：X线无异常表现，但可协助排除骨性疾病。

3. 跟骨下脂肪垫炎

（1）主要病史：多数病例有高空跌落史或劳损史，呈急性发病，突然疼痛，足跟不能着地，足尖支撑跳跃行走。亦有因站立或走路时跟骨下方疼痛加重而不能行走者。亦有患者疼痛自己缓解不予诊治，进而引起慢性疼痛病史。

（2）临床表现：以跟骨下疼痛为主，可伴有跟部的肿胀。因疼痛而不能站立，踮脚尖行走。

（3）体格检查：按压时有浅在、范围广、可触及肿胀性硬块感，并有负重处压痛。

（4）辅助检查：X线无异常表现，但可协助排除骨性疾病。

4. 鉴别诊断

（1）跟骨骨折：常有高处坠落或挤压致伤史。足跟部疼痛剧烈，局部肿胀、瘀斑明显，压痛，畸形或摸到骨擦感，足跟不能着地行走。X线或CT一般即可明确诊断。

（2）跟骨骨骺病：多见于11～15岁儿童，原因不明。表现为跟骨结节下方疼痛、压痛，肿胀不明显，X线显示，跟骨骨骺较正常变小、变窄，密度增大。

（四）治疗

1. 手法治疗

（1）松筋点穴法：以按、揉、弹拨松解舒缓小腿至足底部的筋肉；点按太溪、昆仑、三阴交、阿是穴等穴位。

（2）掌推足跟法：掌推足跟部至足心。

（3）劈法：适用于跟骨下滑囊炎。患者俯卧，患肢膝关节屈曲90°，术者一手拿住患足做背屈固定，使跟腱紧张，另一只手用小鱼际处对准滑囊用力劈之，可促进局部气血流通、消肿止痛，或击破滑囊，使液体吸收。

2. 固定疗法 一般无需特殊固定，急性炎症发作期应局部制动休息，尤其是当劈法击破滑囊后禁止足跟部着地，以利于炎症的吸收。

3. 练功疗法 每天反复的牵拉跟腱、跖腱膜可减轻跖腱膜炎患者疼痛。

4. 药物疗法

（1）外用中药：可选用海桐皮汤热洗局部。洗时尽量做背屈、跖屈等动作。平时可用茴香酒外擦患处，或损伤风湿膏、天和追风膏等外敷。

（2）西药治疗：可选用非甾体抗炎药外用或内服。

5. 针灸疗法 可选阿是穴、肾俞、太溪、照海、昆仑、申脉、悬钟。

6. 针刀疗法 患者取俯卧位或坐位，踝关节前或下垫软枕，保持足跟稳定。在足跟下压痛最明显处，跖腱膜炎压痛常在跟结节前方跖腱膜附着处和跖腱膜；跟骨下滑囊炎压痛处常位于跟骨下的外侧缘或后缘，亦即跟骨下滑囊位置定点；跟骨下脂肪垫炎压痛的部位常位于跟骨跖面结节的内侧，亦即脂肪垫位置定点。针刃与足纵轴平行，针体垂直足跟皮肤刺入，深度至跟骨表面，做垂直切割数刀，调整针体与足跟皮肤角度，呈约 90° 角，向足尖以及后跟方向纵向切割剥离数刀，迅速出刀。

7. 其他疗法

（1）封闭疗法：选取痛点进行封闭，每周 1 ～ 2 次，连续 2 ～ 3 周。跖腱起点筋膜炎应慎用长效激素（每年不超过 3 次处理）。过多的激素注射会造成脂肪垫肥厚，加重足跟疼痛。

（2）物理疗法：可选用冲击波、红外线、超短波、中药离子导入、干扰电等方法治疗。

（五）预防

1. 注意足部保暖，避免久立及久行，工作中应及时休息放松。穿鞋要宽松，鞋底要软，以减少足底部压力。

2. 体育运动要避免突然过量运动而引起损伤。

3. 急性期宜休息，并抬高患肢。

八、跖痛症

（一）概述

前足横弓劳损或跖骨头压迫跖神经所引起的前足底跖骨干及跖骨头跖面疼痛称为跖痛症。本病好发于 30 ～ 50 岁的中年妇女、非体力工作之男性、足部瘦小松弛者，或某些消耗性疾病之后。本病多为单侧发病，青少年少见。

（二）病因病机

临床上将跖痛症分为松弛性跖痛症和压迫性跖痛症。前足是承受身体重量的机械应力结构之一，当站立及行走时，重力经足弓的传导分散传达至前足的跖面。5 个跖骨头在正常负重时处于同一水平，其中第 1 跖骨头受到的压力最大，是负重的重要解剖结构。松弛性跖痛症多因足内在肌的肌力减弱，或因第 1 跖骨先天性畸形，如第 1 跖骨过短或内翻等，第 1 跖骨不能有效负重，第 2、第 3 跖骨代偿性负重，承重时足横弓下塌，第 2、第 3、第 4 跖骨头下垂，进而挤压跖神经发生疼痛。压迫性跖痛症，又称为 Morton 跖痛症，则由于跖骨头长期受到外力挤压，如穿高跟鞋、窄头鞋等，跖骨头向中间靠拢，跖神经长期受压或刺激引起间质性神经炎，或神经纤维瘤样增生粗大所致。

（三）诊断与鉴别诊断

1. 主要病史 可有跖骨头长期受到外力挤压，如穿高跟鞋、窄头鞋等病史。

2. 临床表现 松弛性跖痛症的患者行走时前足跖面疼痛，为持续性灼痛，长久站立、行走和劳累之后跖骨头部疼痛明显，同时也可向趾尖延伸，第3、第4跖骨头明显。部分病情严重患者症状可累及小腿部位，出现酸困和疼痛，亦可牵扯胫前疼痛。压迫性跖痛症的患者行走时前足疼痛为阵发性放射痛，呈刺痛或刀割样痛，疼痛放射到第3、第4趾，有时因剧痛而迫使停止行走或站立。

3. 体格检查　松弛性跖痛症查体可见跖面压痛，而侧方挤压跖骨头可减轻疼痛。第1跗跖关节可有异常活动，并出现疼痛。压迫性跖痛症患者足多细长，前足有被挤压现象，查体时跖面有压痛，而侧方挤压跖骨头可加重或引起疼痛。第3、第4趾可有感觉异常，有时趾蹼间感觉麻木。跖痛症多伴有跖骨头跖侧的疼痛性胼胝。查体跖骨头底部压痛，如为肌腱和跖板的损伤时压痛可位于跖趾关节远端。跖间神经瘤压痛位于跖骨头之间。跖骨的直接压痛，应怀疑疲劳骨折的可能。

考点与重点　*跖痛症的症状和体征*

4. 辅助检查

（1）X线：可对跖趾关节间隙、跖骨的斜率、跖骨的相应长度及排列关系等进行测量评估。松弛性跖痛症X线检查可见第1、第2跖骨头间隙增宽，第1跖骨头内翻；压迫性跖痛症常无明显的影像学改变。

（2）CT：可以进一步明确跖骨头塌陷程度。

（3）MRI：可评价周围的软组织情况，对隐匿性跖痛症的诊断具有重要意义。

5. 鉴别诊断

（1）平足症：足部呈外翻、外展、背伸位，X线检查可见足弓塌陷。

（2）跖筋膜炎：疼痛多在足跟底及足心处，整个跖筋膜可有压痛。

（四）治疗

本病治疗目的为矫正畸形，恢复和维持前足横弓，应避免跖骨头受压。

1. 手法治疗　患者仰卧，下肢伸直。医生先用点穴法点按阴谷、阴陵泉、三阴交、太溪、照海等穴位，再以拇指点按，揉按痛点。然后用手掌紧贴皮肤，稍用力下压并做直线往返摩擦，使足部皮肤产生一定热量。

2. 固定疗法　一般不用特殊固定。部分跖部疼痛严重的患者，宜适当休息，并抬高患肢，避免过久站立和行走。

3. 练功疗法　加强足部肌肉锻炼，主要锻炼跖趾关节运动，做跖趾关节跖屈、背伸活动。步行时前足用趾腹触地，站立时足趾向内侧滚动，距下关节做内翻动作。

4. 药物疗法

（1）外用中药：可用海桐皮汤熏洗，每日2～3次。或外搽红花油、跌打万花油。

（2）西药治疗：可选用非甾体抗炎药。

5. 针刀疗法　痛点明确的患者可选用针刀治疗。选跖骨头下或趾蹼之间压痛点为进针点，周围局部麻醉，刀刃与足趾纵轴平行，刀体垂直皮肤进针。在跖间可触及束状硬结为跖骨间横韧带，刀刃紧贴骨面进行剥离松解。

6. 手术疗法　保守治疗无效者，应考虑手术治疗。手术治疗的目的是恢复前足正常的应力负荷。松弛性跖痛症可行跖骨头悬吊术、跖骨截骨术、跖骨头切除术等。压迫性跖痛症可行神经松解术，或行跖神经瘤切除术等。

7. 其他疗法

（1）封闭疗法：可选择压痛点做局部药物注射，每周1次，2～3次为1个疗程。

（2）物理疗法：可选用超短波、红外线、中药离子导入等方法配合治疗。

（五）预防

1. 不宜长期穿高跟鞋或窄头鞋，避免过久站立和行走，特别是负重行走。

2. 应穿柔软、宽松的鞋子，必要时可以选择合适的矫形鞋，垫高跖骨头近端，使跖骨头减少承重，缓解疼痛。

3. 积极锻炼以增强足部肌肉力量。

附：平足症

（一）概述

平足症（flat foot）又称扁平足，是指先天性或姿态性导致足弓低平或消失，患足外翻，站立、行走时足弓塌陷，出现疲乏或疼痛症状的一种足畸形。通常分为姿态性平足症和僵硬性平足症两种。

足由 7 块跗骨、5 块跖骨和 14 块趾骨组成，形成纵弓和横弓。纵弓分成内、外两部分，内侧纵弓较高，活动度较大。外侧纵弓较低，负重时消失，所以足的外侧是承载身体重力的主要部分。横弓增强足前部的承重力和弹力（图 4-19）。

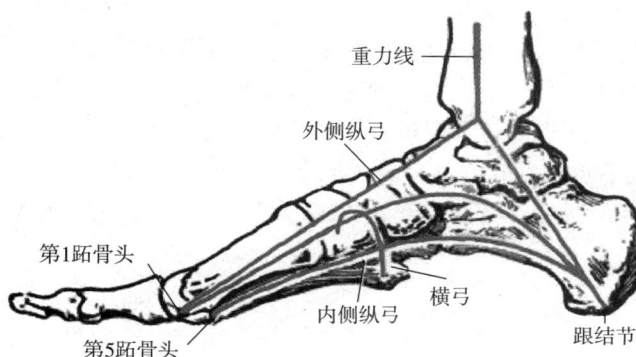

图 4-19 足弓

（二）病因病机

平足症病因分先天性及后天性。

（1）先天性因素：足骨、韧带或肌肉等发育异常，如：①足舟骨结节过大；②足副舟骨或副骺未融合；③跟骨外翻；④垂直距骨；⑤先天性足部韧带、肌松弛。

（2）后天性因素：①长期负重站立，体重增加，长途跋涉过度疲劳，维持足弓肌肉、韧带、关节囊及腱膜等软组织逐渐衰弱，足弓逐渐低平；②长期患病卧床，缺乏锻炼，肌萎缩，张力减弱，负重时足弓下陷；③穿鞋不当，鞋跟过高，长期体重前移，跟骨向前下倾斜，足纵弓遭到破坏；④足部骨病，如类风湿关节炎，骨关节结核等；⑤脊髓灰质炎足内外在肌力失衡后遗留平足症。

根据软组织的病理改变程度不同，分为柔韧性平足症（即姿态性平足症），僵硬性平足症（即痉挛性平足症）。柔韧性平足症比较常见，软组织虽然松弛，但仍保持一定的弹性，负重时足扁平，除去承受的重力，足可立即恢复正常，长期治疗效果满意。僵硬性平足症多数由于骨联合（包括软骨性及纤维性联合）所致，手法不易矫正。

（三）诊断与鉴别诊断

1. 主要病史 患者可有劳损史或外伤史。

2. 临床表现 早期症状为踝关节前内侧疼痛，长时间站立或步行加重，休息减轻。

3.体格检查 站立位足跟外翻，足内缘饱满，足纵弓低平或消失，舟骨结节向内侧突出，足印明显肥大（图4-20）。

考点与重点 平足症的体征

4.辅助检查 X线侧位片示足纵弓明显低平塌陷，跟、舟、骰、距骨关系失常。严重者跗骨骨关节炎形成。

5.鉴别诊断 本病多与跖痛症相鉴别。患者多在行走和劳累后足底疼痛及压痛明显，部位多发生在第3、第4跖骨头部，可延及足趾末端横弓松弛或畸形。

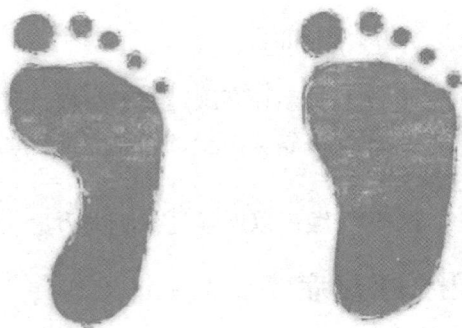

图4-20 正常足印（左）与平足足印（右）

（四）治疗

早期轻型平足症主要是加强足部肌肉锻炼，可不需要手法治疗，指导患者用平足鞋垫，走路时多以足尖及足外缘着地，若症状较重者可持续穿平足矫形鞋，使足跟略呈内翻位，晚期疗效较差。

1.手法治疗 患者仰卧，先在踝前部及小腿做按揉手法；助手握住伤侧小腿下端，医生一手握住足跟部拔伸牵引，并环绕摇晃踝关节；医生一手拇指按住足舟骨，先做外翻，然后尽量内翻的同时向下按压足舟骨；擦涌泉、解溪、昆仑、太溪等结束。

2.固定治疗 急性期疼痛较甚应卧床休息。症状严重者可用石膏固定足于内翻位。3周后改用支持足弓的矫形鞋垫，或用维持足内翻、内收的矫形鞋，以使足的负重力恢复正常。可将足弓部位垫高，维持正常足弓。僵硬性平足症，康复治疗及矫形鞋不易奏效。可全麻下内翻手法矫正畸形后，石膏靴固定足于内翻内收位，5～6周后拆除石膏改穿平足矫形鞋。

3.练功疗法 锻炼维持足弓的肌腱及足部的肌肉，用两足外缘或足尖着地行走，做屈曲足跖、蹬空增力等运动。

4.药物治疗 同跖痛症。

5.手术治疗 僵硬性平足症，手法矫正失败者或畸形严重者，可做跟骨内移截骨、距下关节融合或三关节融合等手术。

6.其他治疗 对于柔韧性平足症，穿矫形鞋或矫形鞋垫，要求鞋底跟部及弓腰要窄，鞋帮要紧，鞋底腰部内侧半垫高2～3mm，目的为恢复内纵弓，托起距骨头。

（五）预防

1.注意避免足部过度疲劳或负重过大的劳动、剧烈活动。避免长时间站立。

2.注意防寒保暖。

九、𧿹趾滑囊炎

（一）概述

𧿹趾滑囊炎是𧿹趾外翻畸形的并发症，为第一跖趾关节内侧滑囊出现疼痛、红肿等症状的无菌性炎症。又称𧿹趾滑液囊肿、跖趾滑囊炎，为成人的足部常见疾病之一，多见于中年女性。

（二）病因病机

大部分𧿹趾滑囊炎与外翻畸形，或长期穿紧小尖头鞋压迫有关（图4-21）。由于内侧楔骨、第1跖骨与其他楔骨、跖骨联

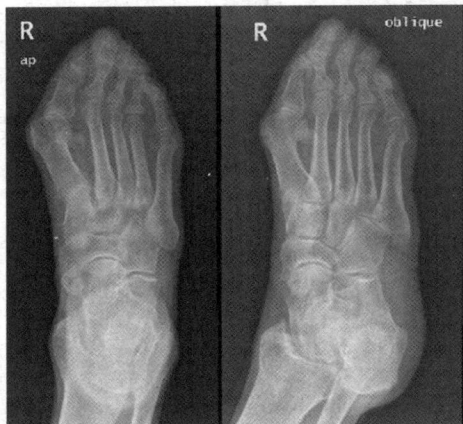

图4-21 𧿹外翻畸形

结较松弛，在长期或不适当的负重下，内侧楔骨和第 1 跖骨向内移位，引起足弓的塌陷，蹞趾因受蹞收肌和蹞长伸肌的牵拉向外移位。蹞趾的跖趾关节呈半脱位，内侧关节囊附着处因受长期牵拉，可产生骨赘。跖趾关节突出部亦因长期受鞋帮的摩擦而产生滑囊炎，局部出现红肿热痛、囊内积液、滑囊壁增厚，则形成本病。

中医学认为，本病以外感风寒湿邪、外伤劳损筋骨为主要致病因素。

（三）诊断与鉴别诊断

1. 主要病史 多有平足症病史，部分病例可见家族遗传史。平素穿小尖头鞋者易发。

2. 临床表现 早期症状常不明显，仅觉局部微红或稍肿，穿尖头紧鞋时感觉有受压感，活动时有疼痛，行走较多时则因疼痛较甚而就诊。

3. 体格检查 可见跖趾关节外突，皮肤有发红、肿胀、压痛、皮厚的感觉，并可触到一壁厚的滑囊，晚期可继发跖趾的骨性关节炎，影响关节的活动。

4. 辅助检查 X 线检查可见第 1、第 2 跖骨夹角大于 10°，或第 1 跖趾关节的半脱位，骨质无异常。

考点与重点 蹞趾滑囊炎的症状和体征

5. 鉴别诊断 本病应与痛风性关节炎相鉴别。痛风性关节炎与蹞趾滑囊炎疼痛部位一样，但与饮食有关，血尿酸检测高于正常（图 4-22）。

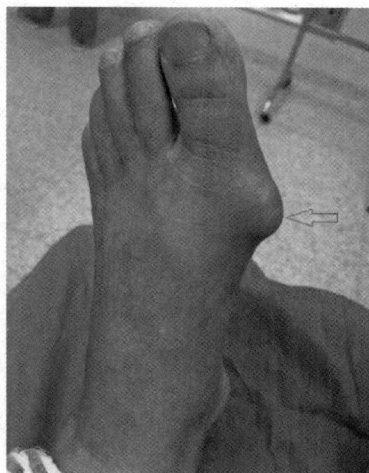

图 4-22 第 1 跖趾关节痛风石

（四）治疗

仅有外翻畸形，无症状者，无须治疗。症状轻微或畸形不严重可以选择非手术治疗。症状明显及畸形严重者可考虑手术治疗。治疗目的是减轻或消除症状、矫正外形。

1. 手法治疗 足局部做揉按手法，扳动蹞趾向足内侧；或在两侧第一趾上套橡皮带做左右相反方向牵引动作。

2. 固定疗法 选择合适的鞋子，鞋跟不宜太高、前部不应太紧，内缘应平直，在骨突周围放一软垫圈。年轻患者，夜间可用小夹板固定于足的内侧，以逐渐矫正外翻畸形。合并平足者可将内缘垫高 0.5cm，或穿平足垫。3D 打印技术制造矫形鞋垫，可显著改善足弓形态，缓解患者疼痛。

3. 练功疗法 可在沙土地上赤足行走，或练习脚趾抓毛巾动作，强化足底屈肌以锻炼足肌。同时可以在小弹力带抗阻下，使蹞趾向外展，做等长收缩。

4. 药物疗法

（1）外用中药：可外敷金黄散膏、双柏散膏，或选用八仙逍遥汤、海桐皮汤熏洗。

（2）西药治疗：可选用非甾体抗炎药外用或内服。

5. 手术疗法 非手术治疗后，症状无改善者，可选用手术治疗。畸形较轻者可选用骨赘切除术、蹞内收肌腱切断术。畸形较重者可采用截骨矫形术。

6. 其他疗法

（1）封闭疗法：可选择滑囊内或压痛点进行封闭治疗，每周 1～2 次，2 周为 1 个疗程。

（2）物理疗法：可选用超短波、磁疗、蜡疗等方法帮助消肿止痛。

（五）预防

1. 平时应注意穿大小合适的鞋子，不宜穿尖高跟鞋。

2. 应当积极锻炼，做足内翻跖屈动作。

链接

　　巴黎奥运会自由泳冠军潘展乐患有平底足，这在传统田径运动中可能构成阻碍，但在流体力学主导的游泳运动中，却可能成为优势。人体不是标准件组合，而是具有无限可塑性的生物智能系统；所谓的"先天劣势"可成为突破常规的破局点；暂时的"低谷困境"也能化作逆转局势的转折点。

❓ 思 考 题

本章数字资源

　　1. 梨状肌综合征与腰椎间盘突出症导致下肢疼痛的鉴别要点。

　　2. 阐述大腿部肌肉群损伤不同阶段（初期、中期、后期）的中医辨证特点及相应的理筋手法应用。

　　3. 膝关节侧副韧带损伤的体征与主要检查试验是什么？

　　4. 简述踝关节容易扭伤体位和类型及其内在的机制。

第五章 其 他 筋 伤

一、肌 筋 膜 炎

（一）概述

肌筋膜炎是一种慢性全身性的疼痛性疾病，又称纤维组织炎或肌肉风湿病，属中医"痹证"范畴。肌筋膜炎是由于外伤、劳损或外感风寒等原因，导致筋膜、肌肉、肌腱和韧带等软组织发生的一种非特异性炎症变化。常发部位有颈肩、腰背部等处。

> **链接**
>
> 《灵枢·经筋》曰："经筋之病，寒则筋急。"这句话描述了经筋在受寒后会出现紧张和痉挛的症状，与肌筋膜炎导致的肌肉紧张和疼痛有一定的相似性。古籍中提到的"痹证""肉痹""筋痹"等，都与肌筋膜炎有一定的关联。

（二）病因病机

肌筋膜炎的确切病因尚不十分明了，通常认为本病与轻微外伤、劳累、潮湿寒冷等有关。

颈项腰背部软组织急性损伤后，未能及时有效治疗，使肌肉、筋膜组织逐渐纤维化或瘢痕化，形成过敏性病灶或纤维结节激痛点，轻微刺激可引起疼痛。

长期慢性应力性积累损伤，使肌肉、筋膜组织中产生炎性水肿粘连，迁延日久造成局部软组织缺血性痉挛而发生慢性疼痛。

潮湿寒冷的气候环境，可使颈项腰背部肌肉血管收缩、缺血、水肿，引起局部纤维浆液渗出，炎性致痛物质析出，最终形成纤维织炎。日久致部分肌筋膜组织纤维机化、粘连、挛缩，形成瘢痕，组织僵硬，并导致肌力下降。

筋肉外伤与劳逸失度，或贪凉受冷、风寒湿邪客留筋肉，使肌筋中气血循行受阻，气郁血滞，日久痹阻经络，筋肉失养，故筋肉弥漫性疼痛、反复发作、缠绵难愈。久之板硬、活动不利，最终致肌肉萎缩，肌力下降。

（三）诊断与鉴别诊断诊

1. 主要病史　本病常有慢性劳损病史，以及感受风、寒、湿病史。

2. 临床表现

（1）颈项部或腰背部弥漫性疼痛，皮肤发凉或酸胀麻木，肌肉痉挛，活动受限等。

（2）一般晨起或受凉时疼痛加重，活动后和遇暖则疼痛减轻，长时间不活动或活动过度均可诱发疼痛，常反复发作，病情缠绵。

考点与重点　肌筋膜炎的临床表现

3. 体格检查

（1）常无明显的固定压痛，但用手压迫或用手指捏挤受累肌肉时，出现局部触痛和放射感，部分患者可触及小的痛性"结节"。

（2）用 0.5% 利多卡因痛点注射后疼痛消失，针刺或注射痛点时，可出现局部抽搐反应。

4. 辅助检查

（1）X 线检查：多用于与其他疾病的鉴别诊断。

（2）血液生化检查：抗"O"或红细胞沉降率正常或稍高，部分病例可有免疫因子偏高现象。

5. 鉴别诊断

（1）颈椎病（颈型）与颈肩部肌筋膜炎相鉴别：二者都可见项背部疼痛、上肢活动受限。但颈椎病还可见头痛、颈部僵硬不适等症状，X 线可见颈椎异常改变。

（2）肩周炎与颈肩肌筋膜炎相鉴别：二者都有肩周疼痛并随天气变化而加剧。但肩周炎患者年龄多在 50 岁上下，压痛点明显，多见于三角肌止点、三角肌下滑膜囊、冈上肌喙突止点、肱二头肌长头肌腱等处，外展、外旋、背伸活动明显受限。

（3）腰肌扭伤与腰背肌筋膜炎相鉴别：腰肌扭伤患者多有搬抬重物史，有的患者诉可听到腰部撕拉的响声。伤后重者疼痛剧烈，当即不能活动，轻者尚能工作，但休息后或次日疼痛加重，甚至不能起床。检查时见患者腰部僵硬，损伤部位可找到明显压痛点。

（4）腰椎间盘突出症与腰背肌筋膜炎相鉴别：腰椎间盘突出症神经根症状较明显，且有定位症状，腰部背伸时多引发下肢症状，MRI 检查有典型脊神经根受压征象。

（四）治疗

1. 理筋手法

（1）局部松解法：采用擦法、按揉、推擦、拿捏、按摩、弹拨、叩击等方法施术于患部的督脉、膀胱经，以松解痉挛的肌肉及筋膜，理顺患部肌纤维。

（2）局部分离法：弹拨重点在弹拨肥厚的筋结条索物和按压激痛点。手法每周 3 次，每次 20 分钟，临床上多与其他疗法相配合，以增强疗效。

> **考点与重点** 肌筋膜炎的理筋手法

2. 药物治疗

（1）内服中药

1）风寒湿阻证：治宜祛风散寒，方用羌活胜湿汤、葛根汤等加减。

2）气血凝滞证：治宜行气活血，舒筋活络，方用舒筋活血汤加减

3）气血亏虚证：治宜补益气血，舒筋活络，方用八珍汤或当归补血汤加减。

（2）外用中药：采用局部外敷、药物熏蒸、药浴等方式，活血化瘀、疏通筋络。

（3）西药治疗：可选用非甾体抗炎药、肌肉松弛药、抗抑郁药物配合使用治疗。

3. 针灸疗法 依病变部位可选用阿是穴、风池、肩井、肩髃、天宗、肺俞、心俞、膈俞，或肝俞、肾俞、膀胱俞、腰阳关、委中、承山等穴，每日 1 次，10 次为 1 个疗程。

4. 固定疗法 一般无需固定，疼痛较重者可适当固定保护，但时间不宜过长。

5. 物理疗法 可采用电疗、磁疗、蜡疗、频谱、超声波等物理疗法。

6. 注射疗法

（1）局部注射疗法：以压痛点或可触及硬结条索状物为治疗点，用曲安奈德混悬液 25mg+2% 利多卡因 2mL+ 维生素 B 针剂 0.5mg，从标记点垂直进针，在皮层注药后刺至深筋膜，回抽无血，注射 1/3 药物，再刺破筋膜进针少许，注药，然后退针至筋膜浅层，并向各个方向注射完余药。

（2）臭氧注射疗法：用 35μg/mL 的臭氧 5mL 替代注射混合液即可，其余步骤同局部注射操作方法。

7. 针刀疗法　在病变部位有明确的激痛点或痛性筋结，可采用小针刀分离疏拨、松解或切断粘连的纤维组织和筋膜结节。

8. 牵引疗法　以放松软组织痉挛为主，重量宜轻不宜重，每日 2 次，每次 30 ～ 40 分钟，两次牵引间隔需超过 4 小时。

> **链接**
>
> 　　平乐正骨展筋丹揉药法：适用于各型有固定痛点的肌筋膜炎患者。操作方法：术者沉肩、垂肘、悬腕，拇指螺纹面蘸少许展筋丹，以掌指关节运动带动拇指螺纹面在穴位上以画圆的方式运动，要求拇指螺纹面与穴区或痛区皮肤轻轻接触，运动时同皮肤摩擦，但不能带动皮肤，揉药范围约 1 元硬币大小，频率为每分钟 100 ～ 120 次，每穴操作 2 ～ 3 分钟，局部皮肤微感发热即可。取穴以痛为腧，辨证选穴。

（五）预防

1. 定期进行拉伸和放松运动，有助于缓解肌肉和筋膜的紧张和疲劳。
2. 改善居住条件，避免潮湿，注意防寒保暖，防止肌肉受寒。
3. 正确合理地从事工作和劳动，开展工间体操活动。

二、肌纤维疼痛综合征

（一）概述

　　肌纤维疼痛综合征是一种非关节性风湿病，临床表现为肌肉骨骼系统多处疼痛与发僵，并在特殊部位有压痛点，同时伴有疲劳、焦虑、睡眠障碍、头痛、肠道刺激症状等。本病归属于中医学"痹证"之"周痹""肌痹"等范畴。

> **链接**
>
> 　　《灵枢·周痹》曰："周痹者，在于血脉之中……风寒湿气，客于外分肉之间……此内不在藏，而外未发于皮，独居于分肉之间，真气不能周，故命曰周痹。"这段描述中的病变部位与纤维肌痛相近，都涉及肌肉、筋络的疼痛，且指出病因与风寒湿邪有关，同时强调真气（气血）不能周流也是导致疼痛的重要原因。

（二）病因病机

　　本病由遗传易感性、外伤、情感伤害、病毒感染、风湿、过敏、睡眠障碍、长时间姿势不良、工作过度、营养不良等多因素共同作用的结果。

　　阴阳失调，肝脾肾亏虚是本病的重要内因，而风寒湿热诸邪合而致病是其外因。痹病初犯人体，多留于肌表，阻于经络，气血运行不畅，筋脉失养，不通则痛，故见全身多处肌肉触压痛、僵硬等症；若成痹日久，则五脏气机紊乱，升降无常，脏腑失和，邪恋正损，痼疾难除，故临床所见病情复杂。

（三）诊断与鉴别诊断

1. 主要病史　本病常有肘部急性损伤或慢性劳损病史。

2. 临床表现

（1）发病年龄多在 25 ～ 47 岁，育龄妇女占 80% ～ 90%。

（2）全身广泛疼痛是所有肌纤维疼痛综合征患者均具有的症状，疼痛的性质多为刺痛且伴有烦躁不安等不良情绪。

（3）大多数患者伴有皮肤触痛，时轻时重。

（4）特殊性症状包括睡眠障碍、疲劳及晨僵。

（5）患者常诉关节或关节周围肿胀，但无客观体征。

（6）多数患者同时患有某种风湿病，这时临床症状即为两者症状的交织与重叠。

考点与重点 肌纤维疼痛综合征的临床表现

3. 体格检查 目前无特异性临床检查。

4. 辅助检查 实验室检查无客观异常发现。但进行血常规和肝肾功能检查有助于评估病情的严重程度并排查可能的疾病。

5. 鉴别诊断

（1）慢性疲劳综合征：以不能忍受的疲劳为主要特点，伴有全身不适、头痛、认知困难、温度调节障碍以及颈或腋下淋巴结肿大，测定抗 EB 病毒包膜抗原抗体有助于鉴别两者。

（2）肌筋膜疼痛综合征：通常由外伤或过劳所致，一般预后较好。

（四）治疗

目前多根据患者的病情程度进行个性化的综合疗法，以改善睡眠状态、减低痛觉感觉器的敏感性、改善肌肉血流量等。

1. 理筋手法 可用点穴镇痛法、舒筋活络法及脊柱调衡法等治疗。

2. 药物治疗

（1）内服中药

1）气滞血瘀证：治宜行气化瘀，通络止痛，方用柴胡疏肝散合活络效灵丹加减。

2）寒湿阻络证：治宜散寒化湿，舒筋通络，方用蠲痹汤化裁。

3）肝郁脾虚证：治宜疏肝健脾，舒筋活络，方用逍遥散加减。

4）气血亏虚证：治宜益气养血，舒筋活络，方用三痹汤加减。

5）肝肾阳虚证：治宜温补肝肾，舒筋活络，方用补肾壮筋汤加减。

（2）外用中药：采用中药熏蒸法为主，以温通经络，活血止痛。

（3）西药治疗：抗抑郁药为首选药物，可明显缓解疼痛、改善睡眠和调整全身状态。此外，肌松类药物、镇痛药等也可用于缓解症状。

考点与重点 肌纤维疼痛综合征的治疗

3. 其他治疗 可选择针刺触发点（即相关部位压痛点），结合其他疗法综合应用，包括物理疗法、精神疗法、体育锻炼（如游泳、散步、耐力及伸展姿势训练等），强度以患者能耐受为准。

（五）预防

1. 坚持规律的体育运动，放松心情，多与人交往。

2. 避免熬夜和过度劳累，保持规律的作息，有助于调节身体机能，缓解疼痛和疲劳。

3. 避免寒冷、潮湿环境等避免诱发肌纤维疼痛综合征。

链接

肌纤维疼痛综合征是一种复杂的慢性疼痛性疾病，其发病机制尚不完全明确，临床表现多样且易与其他疾病混淆，因此诊断和治疗需要综合考虑多个方面。近年来，随着对纤维肌痛综合征认识的加深，越来越多的患者和医生开始关注该病。需要多学科医生的共同参与和协作，寻求更有效的治疗方法来提高患者的生活质量。

三、皮神经卡压综合征

（一）概述

皮神经卡压综合征是皮神经在走行过程中，由于某些原因受到慢性卡压而引起神经功能障碍，并出现一系列神经分布区不同程度的感觉障碍、自主神经功能障碍、营养障碍，甚至运动功能障碍为特征的临床综合征。

链接

皮神经卡压综合征归属于中医学"痹证""痛证""麻木""不仁"等范畴。《灵枢·刺节真邪》曰："卫气不行，则为不仁。"这可能与皮神经卡压后导致的感觉障碍有关。

（二）病因病机

本病的病因与解剖性因素、全身性因素、姿势和职业性因素、应力集中、筋膜间室内高压等有关。皮神经走行途经某些解剖部位，如骨性隆起、纤维骨性管道等，易遭遇反复摩擦刺激，致使特定的解剖部位充血水肿、炎性渗出，软组织增生肥厚，出现骨纤维管道狭窄，皮神经卡压。

中医学认为，皮神经卡压综合征的病因是风、寒、湿、热以及病理产物痰、瘀为患，其病机为正气内虚而外感风寒湿热，致使气血阻滞、痰湿积聚、脉络不畅。

（三）诊断与鉴别诊断

1. 主要病史 本病多有直接或间接的外伤或外感风寒病史。

2. 临床表现

（1）以无明显诱因出现疼痛、不适为主要临床特点，伴小范围、界限模糊的感觉过敏、减退或缺失。

（2）疼痛多发生在颈肩背腰臀及四肢关节的骨突部位，疼痛性质为规律性或阵发性痛或灼痛，剧烈难忍，多为静息痛。

3. 体格检查

（1）在受压的神经分布区域，有明显的压痛。

（2）神经干叩击试验可以明确病变部位的深浅和病变范围。

4. 辅助检查

（1）肌电图检查：可见神经运动纤维传导速度下降。

（2）体感诱发电位：对皮神经卡压综合征的诊断有参考价值，它有三种不同的刺激方法，即皮节、皮神经干和运动点刺激法。

考点与重点 皮神经卡压综合征的诊断

5. 鉴别诊断

（1）神经干卡压：常表现为感觉障碍、感觉异常或感觉减退等感觉神经的病变，还有相应的运动功能障碍的表现，如肌力减退、关节活动受限或某些动作受限。查体时可以发现病变位置较深，多位于肌间隙且被深筋膜所覆盖。一些特殊的神经干牵拉或压迫试验为阳性。

（2）周围神经炎：是由于中毒、感染或变态反应引起的周围神经病变，表现为多发性或单一性的周围神经麻痹、对称性或非对称性的肢体运动、感觉和自主神经障碍。

（3）腱鞘炎：多因腕部或手指长期过度活动所致，发生病变的腱鞘局部疼痛、肿胀、压痛，及手指功能障碍，检查时可触及捻发样感觉，也可闻及弹响声，病久者可触及硬性结节。

（四）治疗

皮神经卡压综合征治疗的关键在于减张、减压。由于造成皮神经卡压的病因是复杂的，局部的病理改变也不是单一的，对它的治疗也绝非一方一法就能奏效，所以审证求因、辨证施治是治疗本病的基本原则。

1. 理筋手法　手法治疗时多以按法、揉法、拿法、擦法、弹拨法为主。

2. 药物治疗

（1）内服中药

1）血瘀气滞证：治宜舒筋活血，温经散寒，方用补阳还五汤、舒筋活血汤加减。

2）风寒湿阻证：治宜温经散寒，祛风除湿，方用羌活胜湿汤、葛根汤加减。

3）痰湿结滞证：治宜温化痰湿，温经通络，方用二陈汤、甘姜苓术汤加减。

（2）外用中药：选用海桐皮汤、八仙逍遥汤、上肢洗方和下肢洗方等外洗。

（3）西药治疗：以非甾体抗炎药为主，辅以神经营养药物。

3. 针灸疗法　以经络理论为基础，以循经取穴为主，选择配穴组成配方。

4. 练功活动　以主动活动为主、被动活动为辅，促进气血循行、防止粘连、增强肌力。

5. 手术疗法　是治疗该病的重要手段，也是最后的选择方法。目前常用的术式有神经干周围松解术、神经外膜松解术、神经束膜松解术以及神经松解移植术。

6. 封闭疗法　采用 2% 盐酸利多卡因注射液 3～5mL、曲安奈德注射液 20～40mg、维生素 B_{12} 注射液 0.5mg，行痛点及穴位封闭治疗。

（五）预防

1. 改善生活、工作条件，纠正不良的工作姿势，减轻神经受压的风险。

2. 注重局部保暖，避免风寒湿邪侵袭而加重病情。

3. 加强各部位功能锻炼，提高身体的柔韧性和稳定性，有助于保护神经免受压迫。

链接

　　皮神经卡压综合征根据其病理过程分早中晚 3 个阶段。卡压早期，由于局限性缺血，神经血管通透性增加，表现为间断性感觉异常，即肢体疼痛、不适，时好时坏，只有当肢体处于能引起神经功能障碍的特定体位时才引起症状，即动力性神经卡压；卡压中期，神经纤维出现结缔组织改变及部分脱髓鞘，患者可表现为持续性感觉异常，患肢无力，医生体检时可发现触觉和振动觉异常；卡压后期，神经出现沃勒变性，神经纤维缺失，神经分布密度减低，患者表现为完全麻木、肌无力、肌肉萎缩及两点辨别觉异常。

四、颞下颌关节紊乱综合征

（一）概述

颞下颌关节紊乱综合征在临床上是一种常见病和多发病，是指累及颞下颌关节（图 5-1）和咀嚼系统的具有疼痛、弹响、张口受限等相关症状的一组疾病，也称颞颌关节紊乱症，多数属关节功能失调，预后良好，但极少数病例也可发生器质性改变。

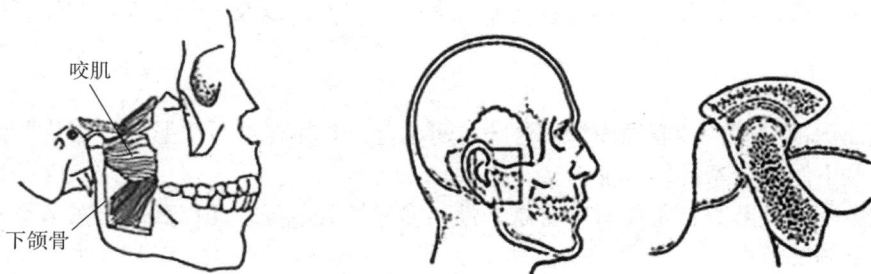

图 5-1　颞下颌关节

链接

颞下颌关节是由下颌骨的下颌头与颞骨的下颌窝和关节结节构成。颞下颌关节的关节囊前部薄而松弛，后部较强，外侧有坚韧的外侧韧带加强。关节腔内有关节盘，盘的周缘附着于关节囊。颞下颌关节是联合关节，可做上提、下降、前进、后退和左、右侧方运动。

（二）病因病机

本病病因较为复杂，是多种因素相互重叠而致病。

神经肌肉因素如神经衰弱等，可使颞下颌关节周围肌群过度兴奋或过度抑制，兴奋与抑制的失衡状态，是颞下颌关节紊乱综合征发病的内在因素。

颌部受到外力撞击，其冲击力经下颌小头传导至关节面，导致关节软骨盘破裂，出现张口、闭口动作受限，伴弹响及疼痛不适等。

牙齿咬合关系紊乱、受寒、过食酸冷食物、精神紧张等可诱发本病。

局部风寒湿邪侵袭，气血不畅、经络阻塞，筋骨失养，导致关节及其周围组织的营养供应不足，进而引发疼痛、弹响、张口受限等症状。

（三）诊断与鉴别诊断

1. 主要病史　本病常有颞下颌关节撞击损伤史，或咬硬物史。

2. 临床表现

（1）本病好发于 20 ～ 40 岁的青壮年，开始发生在一侧，以后可累及两侧。

（2）患者张口或咀嚼时出现颞下颌关节周围肌群持续性钝痛，可引起咀嚼痉挛和张口困难；常有压痛点和扳机点，可伴头痛、耳痛、颈肩痛和耳鸣等。

（3）全身性因素如精神紧张、急躁、易怒、失眠等，局部性因素如咬合关系紊乱、不良咀嚼习惯、夜间磨牙等可诱发或加重本病。

3. 体格检查

（1）颞下颌关节区或关节周围有轻重不等的压痛。

（2）张口过大或张口时下颌偏斜。

（3）下颌运动异常，张口活动时可出现弹响和杂音。

考点与重点 颞下颌关节紊乱综合征的临床表现和体征

4. 辅助检查

（1）X 线检查：关节间隙改变和骨质改变，如硬化、骨破坏和增生、囊样变等。

（2）MRI 检查：可显示颞下颌关节骨性结构、关节盘等结构及其周围组织的病变情况。

（3）关节内镜检查：可见关节盘和滑膜充血、渗血、粘连，以及未分化成熟的软骨样组织形成的关节游离体等。

5. 鉴别诊断

（1）肿瘤颌面深部肿瘤：肿瘤颌面深部肿瘤也可引起开口困难或牙关紧闭，因为肿瘤在深部不易被查出，而误诊为颞下颌关节紊乱综合征。

（2）类风湿颞下颌关节炎：常伴有全身游走性、多发性关节炎，尤以四肢小关节最常受累，晚期可发生关节强直颞下颌关节炎。

（四）治疗

1. 理筋手法

（1）摇法：医生以左手食指（无菌纱布包裹）伸入口腔内向下扣住下颌骨，右手拇指压在髁突部位，余下四指拿住下颌骨。助手双手固定住患者头顶部，左手带住下颌骨做摇晃手法，使两侧关节活动（图 5-2）。

（2）挤按法：如有下颌骨向健侧偏歪者，医生右手按住患者颞部，左手按在下颌部，令患者张口，在闭口的同时，医生双手相对挤按（图 5-3）。

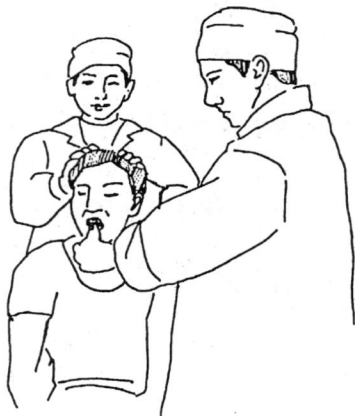
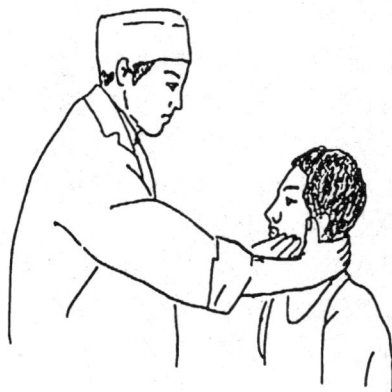

图 5-2　摇法　　　　　　　　　　图 5-3　挤按法

考点与重点 颞下颌关节紊乱综合征的理筋手法

2. 药物治疗

（1）内服中药：治宜益气活血，舒筋止痛，方用蠲痹汤加减。

（2）外用中药：局部可外用云南白药喷雾剂、青鹏膏等。

（3）西药治疗：可口服非甾体抗炎药，也可服用肌肉松弛剂缓解肌肉紧张。

3. 针灸疗法　取下关、听宫、颊车、合谷，配翳风、太阳等穴，进行针刺治疗。

4. 物理疗法　采用超短波、离子导入及磁疗等物理疗法，缓解肌肉紧张和减轻疼痛。

5. 封闭疗法　用 2% 利多卡因 3～5mL 加曲安奈德注射液 20～40mg 做翼外肌封闭。

6.手术疗法 对于症状严重或治疗效果欠佳者，宜施行手术或微创治疗。

生物制剂疗法：生物制剂疗法已经被广泛用于治疗颞下颌关节紊乱综合征，但具体种类和疗效可能因个体差异而异。如透明质酸等，透明质酸具有润滑关节、减少摩擦的作用，能够改善关节功能并缓解疼痛。然而，透明质酸注射通常是暂时性的润滑关节，具有一定的治疗局限性。

（五）预防

1. 避免紧张和焦虑对肌肉和关节的不良影响。
2. 避免开口过大，牵拉损伤关节。
3. 注意面部防寒保暖，避免冷刺激对关节的影响。

医者仁心

平乐郭氏正骨，创始人郭祥泰，字致和，人称"老八先"，平乐郭氏正骨是治疗骨伤疾病的民间中医疗法，是国家级非物质文化遗产代表性项目。平乐郭氏正骨法以"手法复位、小夹板固定、药物外敷、功能锻炼"为核心，其"筋骨并重、动静结合"的理念与现代骨科生物力学高度契合，展现了中医理论的科学性与实用性。

思考题

1. 简述肌筋膜炎的好发部位有哪些？如何治疗？
2. 试述肌纤维疼痛综合征鉴别诊断有哪些？
3. 皮神经卡压综合征的诊断要点有哪些？
4. 简述颞下颌关节紊乱综合征理筋手法治疗。

本章数字资源

主要参考书目

[1] 周红海，于栋.中医筋伤学 [M].北京：中国中医药出版社，2021.

[2] 马勇，毕荣修.中医筋伤学 [M].北京：人民卫生出版社，2021.

[3] 涂国卿.中医筋伤学 [M].北京：人民卫生出版社，2014.

[4] 黄桂成，王拥军.中医骨伤科学 [M].北京：中国中医药出版社，2021.06.

[5] 郭艳幸，鲍铁周.平乐正骨筋伤学 [M].北京：中国中医药出版社，2018.

[6] 梁繁荣，王华.针灸学 [M].北京：人民卫生出版社，2021.

[7] 王月香，曲文春.肌骨超声诊断 [M].北京：人民军医出版社，2013.

[8] 鲍铁周.骨伤防治与康复丛书·颈肩腰腿痛 [M].北京：人民卫生出版社，2021.

[9] 李海，杨春辉，刘东.中医骨伤学理论与实践 [M].北京：中国纺织出版社，2024.02.

[10] 井夫杰，杨永刚.推拿治疗学 [M].北京：中国中医药出版社，2021.06.

[11] 高景华，孙树椿.筋伤疾病诊治经验 [M].北京：中国中医药出版社，2014.